専門医が教える
研修医のための
診療基本手技

編集	大村和弘	東京慈恵会医科大学 耳鼻咽喉科学教室 / 獨協医科大学埼玉医療センター 非常勤講師
	川村哲也	東京慈恵会医科大学教授 臨床研修センター長
	武田　聡	東京慈恵会医科大学 救急医学講座 主任教授

医学書院

専門医が教える 研修医のための診療基本手技

発　行　2018年4月1日　第1版第1刷©

編　集　大村和弘・川村哲也・武田　聡

発行者　株式会社　医学書院

　　　　代表取締役　金原　俊

　　　　〒113-8719　東京都文京区本郷1-28-23

　　　　電話　03-3817-5600（社内案内）

組　版　明昌堂

印刷・製本　大日本法令印刷

本書の複製権・翻訳権・上映権・譲渡権・貸与権・公衆送信権（送信可能化権を含む）は株式会社医学書院が保有します.

ISBN978-4-260-03026-7

本書を無断で複製する行為（複写, スキャン, デジタルデータ化など）は, 「私的使用のための複製」など著作権法上の限られた例外を除き禁じられています. 大学, 病院, 診療所, 企業などにおいて, 業務上使用する目的（診療, 研究活動を含む）で上記の行為を行うことは, その使用範囲が内部的であっても, 私的使用には該当せず, 違法です. また私的使用に該当する場合であっても, 代行業者等の第三者に依頼して上記の行為を行うことは違法となります.

JCOPY　〈出版者著作権管理機構　委託出版物〉

本書の無断複製は著作権法上での例外を除き禁じられています. 複製される場合は, そのつど事前に, 出版者著作権管理機構（電話 03-3513-6969, FAX 03-3513-6979, info@jcopy.or.jp）の許諾を得てください.

■ 執筆者一覧（執筆順）

三浦靖彦	東京慈恵会医科大学 内科学講座（総合診療内科） 准教授
岡崎史子	東京慈恵会医科大学 教育センター 講師
関　正康	東京慈恵会医科大学 内科学講座（総合診療内科）
古谷伸之	東京慈恵会医科大学 内科学講座（総合診療内科） 准教授
及川沙耶佳	京都大学医学研究科 医学教育・国際化推進センター
大村和弘	東京慈恵会医科大学 耳鼻咽喉科学教室／獨協医科大学埼玉医療センター 非常勤講師
濱口明彦	東京慈恵会医科大学附属柏病院 緩和ケアチーム
福島　統	東京慈恵会医科大学教授 教育センター長
鎌田絵里子	上野毛眼科
青木暁宣	日本大学松戸歯学部 顎顔面外科学講座 専任講師
藤井真也	埼玉県立循環器・呼吸器病センター 循環器内科 医長
田村幸大	鹿児島愛心会大隅鹿屋病院 副院長
神尾麻紀子	東京慈恵会医科大学 外科学講座（乳腺・内分泌外科）
折田純久	千葉大学大学院医学研究院 先端脊椎関節機能再建医学講座・整形外科学 特任准教授
川村哲也	東京慈恵会医科大学教授 臨床研修センター長
塩尻俊明	総合病院国保旭中央病院 総合診療内科 部長
本田ひろみ	東京慈恵会医科大学 皮膚科学講座
小林　匡	静岡県立こども病院 小児集中治療科
鈴木美智子	東京慈恵会医科大学 産婦人科学講座
青木　勉	総合病院国保旭中央病院 神経精神科・児童精神科 主任部長
小松孝行	順天堂大学医学部附属練馬病院 救急・集中治療科
吉田　純	東京慈恵会医科大学 内科学講座（循環器内科）/Cedars Sinai Medical Center
西岡真樹子	東京慈恵会医科大学 放射線医学講座
太田智行	東京慈恵会医科大学 放射線医学講座 講師
荻野展広	東京慈恵会医科大学 放射線医学講座
宿澤孝太	東京慈恵会医科大学 外科学講座（血管外科）
小林大晃	東京慈恵会医科大学 感性制御部
中澤　靖	東京慈恵会医科大学 感染制御部 診療医長
織田錬太郎	東京ベイ・浦安市川医療センター 感染症内科 医長
本郷偉元	関東労災病院 感染症内科 部長
山川健太郎	東京慈恵会医科大学 麻酔科学講座 講師
川村大地	東京慈恵会医科大学 脳神経外科学講座

菅　一成	東京慈恵会医科大学 脳神経外科学講座
山本順啓	東京慈恵会医科大学 泌尿器科学講座
仲田健男	東京慈恵会医科大学 外科学講座(呼吸器外科)
畑　太悟	東京慈恵会医科大学 外科学講座(肝胆膵外科)
太田修司	東京慈恵会医科大学 救急医学講座 講師
鹿瀬陽一	東京慈恵会医科大学 麻酔科学講座 准教授
木村斉弘	東京慈恵会医科大学 麻酔科学講座
木山秀哉	東京慈恵会医科大学 麻酔科学講座 教授
武田　聡	東京慈恵会医科大学 救急医学講座 主任教授
佐藤浩之	東京慈恵会医科大学 救急医学講座
牧野陽二郎	東京慈恵会医科大学 形成外科学講座
宮脇剛司	東京慈恵会医科大学 形成外科学講座 主任教授
堀まゆ子	東京慈恵会医科大学 形成外科学講座
余川陽子	東京慈恵会医科大学 形成外科学講座
西村礼司	東京慈恵会医科大学 形成外科学講座
冨田祥一	東京慈恵会医科大学 形成外科学講座 講師
岸　慶太	東京慈恵会医科大学 形成外科学講座

序

「各科の専門医が，研修医にとって特に必要な診察手技を書いた本です」

　的確な問診と身体診察で患者さんを診断まで導く．これは医師である皆さんにとって憧れの像だと思います．そのような願いをもって，いざ身体診察の成書を開くと，山のような診察法があり，その量と奥の深さに圧倒された，そのような経験がある方も少なくないのではないでしょうか．

　この本を開くと，項目別にその分野の専門家が，研修医に必要な手技を専門家の視点で教えてくれるものになっております．一冊丸々読み込めば，病棟で必要とする診察手技はたいてい網羅することができるでしょう．

　私は平成16年に東京慈恵会医科大学を卒業し，当時から患者さんを総合的に診ることを重要視していた総合病院国保旭中央病院で2年間初期研修を行いました．その後同病院の救急救命科で後期研修を行い，その1年後には日本での臨床を離れ，NPO法人 JAPAN HEART を通じてミャンマー，カンボジア，ネパールでの国際医療協力を2年間行いました．簡単に様々な検査を施行できる日本の医療と打って変わり，東南アジア諸国での限られたもののなかで行う医療活動に身を投じたことは私にとって衝撃的な経験で，身体診察の面白さや重要性に特に気づかされました．平成21年に帰国し，東京慈恵会医科大学の耳鼻咽喉科に入局，それ以降は頭頸部の領域をより詳細に診察する技術を現在まで学んでおります．

　専門家になってから，頭頸部の診察のしかたや手技の方法は，それまでの5年間とは全く違ったものでした．徹底的に細部にまでこだわって診察や手技を行っている一方で，大胆に検査や手順を省略するメリハリのある診察や手技は，まさに職人技だと大変感銘を受けたことを覚えております．

　このような経験を経てしだいに，
「技を持っている専門家が集まり，研修医が必要とする身体診察法や手技を，書き合う教科書を作りたい!!」
という気持ちが大きくなっていきました．この企画を4年前に医学書院の七尾清氏にお話ししたところ，ご快諾いただいた当時の喜びは今でも忘れません．早速，私の尊敬する師や，ぜひ原稿を書いていただきたいと思う，信頼できる先生方お一人おひとりに電話をし，直接この本のコンセプトを説明してご協力いただくということを始めました．全員がそれぞれの勤務先の病院で主戦力となっている大変お忙しい先生方でしたが，すべての方々が心から賛同してくださり，総勢48名の先生にご協力いただきました．

　そして，各分野の専門家が，ぜひこれは研修医の皆さんに知っておいてほしいという情報を厳選した本が，ここに完成いたしました．

　本書を企画・編集するにあたって，医学書院とのご縁をいただきましたYMS代表

市川剛先生，力強く背中を押してくださった東京慈恵会医科大学学長 松藤千弥先生，ならびにこの本のコンセプトに賛同してくださり，ご多忙中も何度も校正にお付き合いいただいた執筆者の諸先生方，編集の先生方のご尽力は感謝してもしきれません．

　最後になりますが，七尾清氏，長い編集会議にもじっくりと付き合ってくださった医学書院の大橋尚彦氏，有賀大氏をはじめ関係者の皆様方に心より御礼を申し上げます．

　このような機会をいただくことができた幸運に感謝し，本書が皆様の，そして患者さんの毎日をより輝かせるものとなることを心より祈っております．

　2018 年 2 月

大村和弘

目　次

I　医　療　面　接

1 医師のプロフェッショナリズム————————————三浦靖彦　**2**

　COLUMN 臨床倫理コンサルテーション ……………………………………… **6**

　COLUMN 事前指示(Advance Directive)，アドバンス・ケア・プランニングと意思決定支援 ……… **7**

2 Medical Interview ————————————————岡崎史子　**8**

　COLUMN ストレスコーピング ……………………………………………… **12**

3 診療録記載 ——————————————— 関　正康，古谷伸之　**14**

　COLUMN SOAP を書こう ……………………………………… 関　正康　**21**

4 温度表 ——————————————————————古谷伸之　**23**

5 リスクマネジメント ————————————————及川沙耶佳　**25**

　COLUMN 研修医のためのリスクマネジメント川柳 ………………………… **29**

6 小児の診察のしかた ————————————————大村和弘　**32**

7 臨終の立会いかた —————————————————濱口明彦　**36**

8 フィードバック ——————————————————福島　統　**38**

II　基 本 診 察 法

1 頭頸部：頸部診察 —————————————————大村和弘　**42**

2 頭頸部：口腔内 ——————————————————大村和弘　**49**

3 眼科 ———————————————————————鎌田絵里子　**53**

4 歯科 ———————————————————————青木暁宣　**61**

5 胸部：心臓 ————————————————————藤井真也　**66**

6 胸部：肺 —————————————————————田村幸大　**71**

7 乳房診察 —————————————————————神尾麻紀子　**77**

vii

8	腹部	古谷伸之	82
9	四肢：関節・腰痛	折田純久	89
10	四肢：むくみ・浮腫	川村哲也	95
11	神経	塩尻俊明	98
12	皮膚	本田ひろみ	107
13	小児	小林　匡	111
14	産婦人科	鈴木美智子	120
15	精神科	青木　勉	126

Ⅲ　基本的な臨床検査

1	血液型判定・交差適合試験	小松孝行	132
2	心電図・負荷心電図	吉田　純	136
3	超音波検査	西岡真樹子，太田智行	143
4	ベッドサイドの画像診断 —ポータブル胸部単純写真の意義と読影アプローチ	荻野展広	150

Ⅳ　基本的手技

1	末梢静脈路の確保	宿澤孝太	156
	COLUMN 点滴の挿入のコツ	大村和弘	163
2	動脈血採血・ライン	宿澤孝太	167
3	血液培養	小林大晃，中澤　靖	175
	COLUMN 新しい敗血症の定義		177
4	グラム染色	織田錬太郎，本郷偉元	178
5	中心静脈穿刺のコツ	山川健太郎	182
6	腰椎穿刺	川村大地，菅　一成	188

7	胃管挿入	大村和弘	194
8	導尿・尿道カテーテル挿入	山本順啓	199
9	直腸診	山本順啓	204
10	胸腔ドレーン挿入のコツ	仲田健男	208
11	腹腔穿刺	畑 太悟	213

V 外科・救急手技・ベッドサイド手技

1	酸素投与法	太田修司	218
2	挿管	鹿瀬陽一	222
3	緊急気道確保：非侵襲的	木村斉弘, 木山秀哉	224
4	緊急気道確保：侵襲的	大村和弘	230
5	気管カニューレの入れ替えのしかた	大村和弘	235
6	心肺蘇生法	武田 聡	237
7	カテコラミンの使いかた	佐藤浩之	244
8	局所麻酔のしかた	牧野陽二郎, 宮脇剛司	248
9	針・糸の選びかた	堀まゆ子, 宮脇剛司	254
10	道具の持ちかた・使いかた	余川陽子, 宮脇剛司	258
11	皮膚縫合	西村礼司, 宮脇剛司	262
12	創部の消毒とガーゼ交換	冨田祥一, 宮脇剛司	265
13	術後の診察のポイント	大村和弘	267
14	外傷・熱傷の処置	岸 慶太, 宮脇剛司	269
15	包帯法と捻挫の基礎	折田純久	274

索引 282

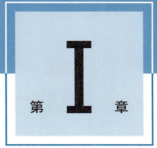

第 Ⅰ 章

医療面接

医師のプロフェッショナリズム

第Ⅰ章■医療面接

本項では，診療手技にとどまらず，患者にとって望まれる医師になるための Tips を，「医師のプロフェッショナリズム」の面から概説します．

1 望まれる医師像とは

西垣らは，日本人の医療に対する信頼と不信の構造について，325 名を対象に，質的分析（グランデッドセオリーアプローチ）を用いた研究を行いました[1]．その結果，①医師の医学的能力に関する要因，②医師の態度・言動に関する要因，③医師−患者の感情・コミュニケーションに関する要因と，大きく 3 つの要因が抽出されましたが，特に，感情面の要因が重要であったと報告しています（表 1）．

医師・患者関係の構築における感情面への配慮は，共感的態度が望ましいといわれています．しかし，共感的態度を涵養する教育法は確立しておらず，今後の大きな課題ですが，後述する臨床倫理的アプローチを習得することが，大きな効果を上げるものと考えています．

Frank らは，Royal College of Physicians and Surgeons of Canada の仕事として，医師のコンピテンシーとして，6 つの Framework をあげました[2]．すなわち，「プロフェッショナルであること」「学者であること」「マネージャーであること」「協力者であること」「コミュニケーターであること」「健康の唱道者であること」です．この 6 つの要素をレーダーチャートにして，どの程度満たしているかを自己採点してみると，自身の長所・短所がわかりやすいでしょう．

表 1 日本人の医療に対する信頼と不信

1. **医師の医学的能力に関する要因**
   医師についての評判・伝聞
   医師の個人的・社会的特性
   適切な処置と治療の結末
2. **医師の態度・言動に関する要因**
   医師の診療態度・接遇
   十分な説明と納得
   患者の利益の優先
   背景要因となる限界性
3. **医師−患者の感情・コミュニケーションに関する要因**
   医師の配慮・共感
   医師のコミュニケーション能力と疎通性
   患者の感情

(西垣悦代，他：日本人の医療に対する信頼と不信の構造─医師患者関係を主体に．対人社会心理学研究 4：11-20, 2004)

2 医師のプロフェッショナリズム

そもそも，プロフェッショナリズムとは何でしょうか？　語源であるプロフェス（profess）とは，信仰を宣言することから発し，公約すること，宣誓することなどを意味します．つまり，専門的職業者であることを社会に宣言するとともに，常に技術を磨き，省察的態度で，生涯研鑽することを公言することにより，社会から地位や報酬を保障されるといった，一連の社会契約・社会的合意を意味するのです．

Arnold らは，医師のプロフェッショナリズムについて，図 1 に示すように，臨床能力・コミュニケーションスキル・倫理的・法律的理解の基盤の上に，卓越性・人間性・説明責任・利他主義の 4 つの柱が立つことによりプロフェッショナリズムが成立すると説明しています[3]．

欧米内科 3 学会・組織合同は 2002 年，新ミ

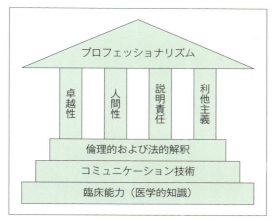

図1 Arnoldらによる医師のプロフェッショナリズムの概念図

表2 3つの原則

患者の福利優先の原則
患者の自律性(autonomy)に関する原則
社会正義(social justice, 公正性)の原則

表3 10の責務

プロフェッショナルとしての能力に関する責務
患者に対して正直である責務
患者情報を守秘する責務
患者との適切な関係を維持する責務
医療の質を向上させる責務
医療へのアクセスを向上させる責務
有限の医療資源の適正配置に関する責務
科学的な知識に関する責務(科学的根拠に基づいた医療)
利害衝突(利益相反)に適切に対処して信頼を維持する責務
プロフェッショナル(専門職)の責任を果たす責務(仲間や後進の育成など)

表4 日本専門医機構 総合診療専門医に関する委員会による総合診療専門医 専門研修カリキュラム(案)

1. 人間中心の医療・ケア
 1)患者中心の医療
 2)家族志向型医療・ケア
 3)患者・家族との協働を促すコミュニケーション
2. 包括的統合アプローチ
 1)未分化で多様かつ複雑な健康問題への対応
 2)効率よく的確な臨床推論
 3)健康増進と疾病予防
 4)継続的な医療・ケア
3. 連携重視のマネジメント
 1)多職種協働のチーム医療
 2)医療機関連携及び医療・介護連携
 3)組織運営マネジメント
4. 地域志向アプローチ
 1)保険・医療・介護・福祉事業への参画
 2)地域ニーズの把握とアプローチ
5. 公益に資する職業規範
 1)倫理観と説明責任
 2)自己研鑽とワークライフバランス
 3) 研究と教育
6. 診療の場の多様性
 1)外来医療
 2)病棟医療
 3)救急医療
 4)在宅医療

レニアムにおける医のプロフェッショナリズム：医師憲章[4]を作成して具体的に原則と責務を提示しました．憲章では，3つの原則(表2)と10の責務(表3)を掲げ，それらの順守を求めています．

わが国では，日本専門医機構 総合診療専門医に関する委員会が，「総合診療専門医 専門研修カリキュラム(案)」を発表し，総合診療専門医が習得すべき項目を発表しました(表4)．これを眺めてみると，先述の海外における医師のプロフェッショナリズムがほぼ網羅されており，総合診療専門医だけでなく，すべての医師に求められる内容でもあり，医師・患者関係を豊かにするヒントが多分に込められているように思われます[5]．

3 臨床倫理、インフォームドコンセント、Shared Decision Making

BeauchampとChildressは，臨床倫理の原則を，自律尊重・無危害・善行・正義と提唱し，現在まで広く支持されています[6]．つまり，患

| 表5 | 悪い知らせを伝える方法：SPIKES プロトコール |

S：Setting（場の設定）
①環境を整える　②タイミングをはかる　③患者の話を聴く技術を働かせる
用例：個室で行う，患者の近くに座る，目を合わせる，挨拶（自己紹介）をする

P：Perception（病状認識）
・患者の病状認識を知る段階　　「患者の認識」と現実の差を埋めていく作業
・患者の教養，感情，語彙を把握する
用例：ご自分の病気をどのようにお考えでしたか？

I：Invitation（患者からの招待）
患者がどの程度の情報開示を求めているのか，心の準備ができているのか確認する段階
用例：病状についてどの程度知りたいですか，包み隠さず話してよろしいでしょうか？

K：Knowledge（情報の共有）
①伝える内容（診断・治療計画・予後・援助）を決定する　②患者の病状認識，理解度に応じて始める，
③情報の提供
・情報を少しずつ提示する　　　　・医学用語を日常語に翻訳しながら説明する
・図を書いたり小冊子を利用する　・患者の理解度を頻回に確認する
・患者の言葉に耳を傾ける
用例：残念な結果なのですが…（間を取る）

E：Emotion（感情への対応）
・患者の感情を Exploration（探索）し対応する段階　・Empathy（思いやり，共感）を持って対応する
・精神的な落ち着きを保つ，実はきわめて重要な段階
用例：今どんなお気持ちですか？　驚かれたことでしょう

S：Strategy/Summary（戦略/要約）
①今後の計画を立てる　②面談のまとめを行い，質問がないか尋ねる　③今後の約束をし，面談を完了する

者の意向，患者の「いのちの物語」を傾聴し，尊重すること（自律尊重），そのうえで，最も安全な治療法を提案すること（無危害）です．その提案される治療法は，患者にとって最良の結果をもたらす治療法であり（善行），保険制度の面からも，社会的通念に照らしても，受容可能なものである（正義）という流れが望ましい医療であることを示しています．倫理と聞くと，躊躇してしまう医療者が多いのですが，実は皆が日々実践していることであり，決して難しいものではありません．患者と家族の物語を理解しようとする姿勢が，医師・患者関係を豊かにすることにつながるのです．

従来，医師の説明責任，そして患者側の積極的な治療への参画を表明するものとして，インフォームド・コンセントがあげられてきましたが，近年では説明書，同意書を渡すのみで，十分な説明が行われないなど，インフォームド・コンセントの形骸化も一部で指摘されています．そのような背景を受け，清水は，インフォームド・コンセントの新たな形として，情報共有－合意モデル（相互参加型）を提案しています[7]．つまり，医療者からのエビデンスに基づいた説明と提案を受け，患者・家族が，自分たちの意向を表明するとともに，なぜその選択肢を選びたいのかなど，自分たちの物語を医療者に伝え，両者が話し合いを行い，最終決定に至ることが望ましいと説明しています．これは，米国腎臓学会が提唱している Shared Decision Making に相当するものであり[8]，意思決定プロセスとして望ましい姿であろうと筆者は考えています．このプロセスを通して，患者・家族には深い理解が得られるとともに，医療スタッフに対して「自分たちの思いを理解してくれ，そのうえでの最良の方法を考えてくれている」という実感を与えることができ，信頼感が増すと思われます．

4 告知の仕方と臨床倫理コンサルテーション

また，プロフェッショナルを目指す医師には，難しい，致死的な疾患に遭遇した際における「悪い知らせの伝え方」にも精通しておいてほしいと思います．最近では，SPIKES[9]やSHARE[10]と呼ばれる対話法を使い，患者の気持ちに共感しながら説明を行うことが望まれています．わが国では，SHARE が一般的に知られているようですが，SPIKES は，**表5**に示すように理解しやすくまとまっており，幅広い疾患に応用可能であることから，すべての医師が一読すべき内容です．

また，高次医療機関であっても，人生の最終段階（終末期）にある患者・家族の気持ちに配慮したケア（スピリチュアル・ケア）を提供できる体制の提供が望まれるとともに，対応に苦慮する場合には，多職種で討論する体制（臨床倫理コンサルテーション）が整えられていることが，患者・家族にとっての最善の方針を決めるために役立ちます[11]．

日常診療のなかに臨床倫理の概念を取り入れることは，医療者・患者（患者家族）関係を良好に保つために最良のものであり，患者・家族には「多職種で，ここまで自分たちのことを理解しながら，最良の道を考えてくれた」という満足感につながり，信頼関係も向上し，「豊かな患者−医師・医療チーム関係」を構築するのに大いに役立つでしょう．

同時に，医療に対するクレームや訴訟も減り，病院のリスクマネジメントにもつながるものであることを付け加えておきます[11]．

▶ おわりに

本項では，身体診察手技の解説を離れ，身体診察手技をマスターしたうえで，さらに望ましい医師像に近づくために，プロフェッショナリズム，臨床倫理的アプローチを身につけることの必要性について概説しました．読者の省察・自己研鑽の一助になれば幸いです．

引用文献

1) 西垣悦代，他：日本人の医療に対する信頼と不信の構造—医師患者関係を主体に．対人社会心理学研究 4：11-20, 2004
2) Frank JR, et al：The CanMEDS initiative：implementing an outcomes-based framework of physician competencies. Med Teach. 29：642-647, 2007
3) Arnold L, et al：What is Medical Professionalism? *In* Stern DT (ed)：Measuring Medical Professionalism. Oxford university press, 2006
4) ABIM Foundation. American Board of Internal Medicine et al：Medical professionalism in the new millennium：a physician charter. Ann Intern Med 136：243-246, 2002
5) 日本専門医機構総合診療専門医に関する委員会：総合診療専門医に関する委員会からの報告．平成27年4月20日 http://www.japan-senmon-i.jp/document/150421.pdf（2017年2月6日閲覧）
6) Beauchamp T, et al：Principles of Biomedical Ethics, 5th ed. New York, Oxford University Press, 2001
7) 清水哲郎：生物学的＜生命＞と物語られる＜生＞—医療の現場から．哲学 253：1-14, 2002
8) Renal Physician Association, et al：Clinical Practice Guideline on Shared Decision-Making in the Appropriate Initiation of and Withdrawal from Dialysis. http://www.aacn.org/WD/Practice/Docs/CP_Guideline_Decision_W_Dialysis.pdf（2017年2月6日閲覧）
9) Baile W, et al：SPIKES — A six-Step Protocol for Delivering Bad News：Application to the Patients with Cancer. Oncologist 5：302-311, 2000
10) Fujimori M, et al：Preferences of cancer patients regarding the disclosure of bad news. Psychooncology 16：573-581, 2007
11) 三浦靖彦，他：一般病院における終末期の治療方針の決定−病院内倫理コンサルテーションの設立・運営について．病院 70：742-746, 2011

1 医師のプロフェッショナリズム

COLUMN

臨床倫理コンサルテーション

・回復可能な病態であるのに，家族が積極的治療を拒絶しているとき，どうしたらよいのか
・この患者には，どこまで積極的に治療したらよいのか
・患者の希望が自らの考える最善の医療に反するとき，どうすればよいのか
・患者の意向と家族の希望が異なる場合，どうすればよいのか
・この患者に心肺蘇生をおこなうべきなのか
・自宅で最期を迎えたいといっているが，退院させてしまってよいのか
・身寄りの無い認知症患者の治療方針を誰がどう決めるのか
・いったん始めた延命治療は決して中止してはいけないのか

　このように，ガイドラインや自身の経験則だけでは対処できない問題が臨床現場には山積しています．

　倫理コンサルテーションとは，主に，医療従事者が，臨床現場において生じた倫理的問題に関する不安や対立を解消するために，個人やグループにより，助言を与えるものと定義されています．近年，各医学会などから，終末期医療に関するガイドラインが発表されていますが，すべてのガイドラインのなかで，「終末期の治療方針決定においては，個人の判断に頼らず，医療チームでの判断が望ましい．また，医療チームによる判断が困難な場合は，倫理委員会などに対して助言を求めることが望ましい」旨が述べられています．つまり，臨床現場における倫理的な問題（終末期に限らない）に対して，合理的な判断を提供するための支援，いわゆる倫理コンサルテーションの必要性が高まっており，病院機能評価においても，臨床における倫理的問題を解決するシステムを構築することが求められるようになってきています．

　現在，病院内に，このような倫理コンサルテーション機能をもった部署を構築している施設は徐々に増えてきていますが，全国からの相談を受け付けるシステムも熊本大学の門岡らを中心に構築中ですので，ぜひ活用ください(http://www.medicalethics.med.tohoku.ac.jp/hecnetwork/consultation.html)．

COLUMN

事前指示(Advance Directive)，アドバンス・ケア・プランニングと意思決定支援

　自律尊重原則を，終末期の場面で表明する手段が事前指示です．事前指示とは，「将来自らが判断能力を失った際に自分に行われる医療行為に対する意向を前もって意思表示すること」を指します．その方法としては，代理人指名(proxy directive)と，内容指示(instructional directive)に分かれます．そして，その指示した内容を文書に残したものがリビング・ウィルです．

　具体的には，以下の例などがあげられます．

・「慢性呼吸不全で療養中だが，病気が悪化したときは，人工呼吸器の使用を含め，考えうるすべての医療行為を行ってほしいと，配偶者に伝えておく」

・「具体的な医療行為は想像できないが，自分が判断能力のない病状に陥ってしまったら，自分に行われる医療行為に関するすべての決定権を A という人物に任せると，指示しておく」

・「癌の末期状態で，治癒の見込みがなくなったら，痛みを抑える治療は十分して欲しいが，いわゆる延命治療はして欲しくないと文書にして残しておく」

　事前指示により，本人の望まない形の医療行為を受けることを回避できるでしょうし，また，本人の望む医療行為を，周囲の誤解により受けられなくなるという危険を回避できます．

　事前指示は，自己決定できなくなった場面を扱っていますが，近年普及し始めたアドバンス・ケア・プランニングは，自己決定が可能な現時点から死を迎えるときまでを対象とするものです．医療行為についてだけでなく，どのような場所で，どのような生活を営み，どのようなケアを受けたいかなどについて，今のうちから考えておくものであり，「エンディングノート」「終活」ブームに乗って普及し始めていますが，その決定プロセスを支援することもわれわれ医療・介護従事者に求められています(意思決定支援)．

（三浦靖彦）

第I章 ■ 医療面接

2 Medical Interview

1 医療面接は何のためにするのか？

　医療面接の役割は，①信頼関係の構築，②患者情報の収集，③患者のマネジメントといわれています．しかしそれだけではありません．医療面接の成書はすでにたくさんあるので詳細はそちらを読んでほしいと思いますが，本項では研修医が陥りがちなピットフォールについて，そして医療面接の第四の役割，面接による癒しについて述べたいと思います．

2 人は見た目が9割？

　医療面接はコミュニケーションスキルです．スキルであるということは，訓練すれば上達するということです．皆さんには上達のための努力を惜しまないでほしいと思いますが，その前に最も大事な「非言語性コミュニケーション」というものが存在します．あなたの立ち居振る舞いから醸し出されるもの，この効果は絶大です．人は人の情報のうち55％を視覚的情報，つまり見た目から得ているのです．聴覚的情報（声のトーンなど）が38％であり，いわゆる言語性コミュニケーションは7％しか関与していません．第一印象は6秒で決まり，覆すのには90分かかるといわれています．

　若い研修医が信頼を得るのには特に見た目が大事．図1と自分の日頃の姿を比べてください．患者は髪や爪が整い，ピシッとした白衣をきている医師に信頼感を寄せます．茶髪で白衣の前ボタンを外してひらひらとしている医師を見かけますが，「みっともないからやめてほしい」と患者からの投書をしばしばいただきます．カラフルなシャツが白衣から透けて見えるなど，もってのほかです．無地のシャツにネク

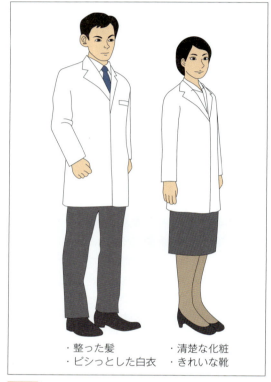

・整った髪　　・清楚な化粧
・ピシっとした白衣　・きれいな靴

図1　人は見た目が9割？

タイか，ケーシーとしましょう．
　女性医師は髪をきちんと束ねること．垂れた前髪は不潔です．化粧に関してもしばしば苦情が来ます．鏡でぜひ，命を預ける医師たるメイクかどうか確認してください．胸元もなまめかしくなく，スカート丈にも注意しましょう．男女とも，靴は汚れたスニーカーやクロックスではいけません．院内専用の靴を是非用意してください．猫背の研修医が多くみられますが，背筋が伸びているだけで信頼感が増します．ここまで書いたことは訓練の必要がない，今日からすぐ実行できることです．ぜひ，取り組んでほしいと思います．

ところでそもそも，信頼感とはなんでしょうか？　患者にとって目の前の医師が，自分を尊重してくれる（自律尊重），自分によいことをしてくれる（与益），自分に危害を加えない（無危害）と感じることで，この医師の介入を受け入れようと思えることです．ぜひそう思われるよう頑張ってください．

3 医療面接の開始

皆さんは病室を訪れ，初対面ならまず「初めまして，医師の○○です．□□さんですね」と言って面接を開始するでしょう．挨拶，自己紹介，患者確認は開始の3点セットですが，このとき，気をつけてほしいことがあります．

まず，「場の設定」です．大部屋はカーテンで仕切られただけで情報はダダ漏れです．こんなところで個人的な話をしたいと思うでしょうか．同室の患者同士は仲良しという場合もあるでしょうが，一言，「これから□□さんのお話をいろいろお聞きしたいのですが，別室にしましょうか，こちらでよろしいですか？」と聞いてください．それから，「同じ目の高さ」は重要です．患者はベッドで寝ているのに，あなたは立っていたとしたら，相当な圧迫感があります．せめてベッド脇に腰かけるようにしましょう．

病室に入った瞬間から，一刻も早く出たがる医師がいます．これでは患者も安心して話せません．忙しいのはわかりますが，今，この時間はこの患者のための時間だ，と思ってください．その雰囲気が患者を安心させるのです．ここで1つコツがあります．それは「ペーシング」です．ペーシングとは相手の話し方，状態，呼吸などを合わせることです．静かに話す患者には静かに，明るい患者には明るく，こちらの空気も合わせていきます．ペーシングするにはよく観察する必要がありますので，患者理解が進みます．また，人は似たものに信頼を寄せるという特性があるので，あなたがペーシングすると患者の信頼を得られやすくなります．

4 会話を促進させる配慮

会話を促進させるためには，まずは適切な開放型質問が有効です．OSCEでは「今日はどうされましたか？」「詳しくお話しください」などの開放型質問を指導されたかもしれません．日々の病棟での医療面接では「お加減はいかがですか？」が定番でしょう．しばしば「お変わりないですよね」という医師がいます．これは開放型質問のようで，実は閉鎖型です．患者はYes/Noでしか答えられないからです．しかもこの質問に，いいえ，と言うのは勇気がいります．軽微な変化が聞き出せなくなるから要注意です．

会話のなかでは，あいづち，促しが重要です．あいづちで「わかりました」を連発する医師がいますが，この言葉は会話を切ってしまいます．うなずくだけで十分な場合もあります．ある若い医師があいづちに「ほんとですか？」を連発して，患者を怒らせたことがあります．自分が普段の会話でどのようなあいづちを使っているか，確かめてください．「はい」「なるほど」「そうなんですね」他にもいろいろあるでしょう．是非研究してみてください．あるいは患者の言葉を復唱して，患者「熱が出たんですよ」医師「熱が出たんですね」というようなあいづちは，共感的な態度にもなります．そして，「それでどうされましたか？」「どうぞ続けてください」という促しでさらに患者のストーリーを聞いていくのです．

面接を通してアイコンタクトは重要です．メモに必死になっている医師を見かけますが，患者が話している間，特に話し初めはなるべく目を見るのがよいでしょう．しかし，じっと目を見つめるのは圧迫感がある場合もあります．眉間や鼻の頭を見ながら会話すると圧迫感は薄らぎます．

5 医療面接のコンテンツ

医療面接のコンテンツについてはもうOSCE

2　Medical Interview　**9**

表1	医療面接のコンテンツ

1. 主訴を十分につかむ
   ①どこが Location（Where）
   ②どのような性質 Quality（What）
   ③どの程度 Quantity or severity（How）
   ④症状の経過 Timing
   ⑤症状の起きる状況 Setting（What circumstance）
   ⑥症状を増悪，寛解させる因子 Factors
   ⑦随伴症状 Associated manifestations
2. 受療行動（他院への受診，服薬状況）を明らかにする
3. 心理社会的側面の情報（心配，希望）を得る
4. 解釈モデルを尋ねる
5. 既往歴・健診歴を得る
6. 常用薬・サプリメントを聞く
7. 家族歴（血縁関係者，同居人）を得る
8. アレルギー歴（薬，食物）を得る
9. （女性の場合）月経歴を聞く
10. 嗜好（飲酒，喫煙など）を聞く
11. 生活習慣（1日の過ごし方）を聞く
12. 社会歴（職歴，職場環境）を聞く
13. 生活環境（人間関係など）・家庭環境（ペット，家族構成など）を聞く
14. システムレビューを行う

で叩き込まれていることと思います．**表1**にコンテンツを示します．また，特に症状についての情報を得るのに有用な質問は LQQTSFA や OPQRST2 などを学習していることでしょう．これらの項目は忘れないでほしいですが，囚われすぎてこの順番でしか話をきけない研修医がいます．型は身に着けたあと，捨てることが大事．会話の流れのなかで，自然にこれらの情報が集められるようにしてほしいと思います．そのためには患者の言葉尻を逃さないことです．医師「今まで手術や入院がありましたか？」患者「いえ，私はないんですけど」と聞いたら，医師「私はない，というのはご家族ではどなたかがありましたか？」と家族歴の聴取に移ります．患者のその他の情報はあとで聞けばよいのです．

6 聞き方に特にコツのあるコンテンツ

A 既往歴

「今までに大きな病気はありませんか？」定番の質問ですが，われわれが思う「大きな病気」と患者が思うそれとはかなり隔たりがあります．筆者は虫垂炎の手術の既往を，この質問で聞き出せなかったことがあります．患者にとっては「たかが盲腸」なのです．高血圧，脂質異常症で内服していてもそれを病気と思っていない人も多くいます．また，健診では立派な糖尿病なのに，病院に受診していなければそれを病気と認識してない人もいます．既往歴を聞くときには「過去の入院，手術」「健診歴」「常用薬」で聞いてください．

B 月経について

若い研修医が月経について質問するのはなかなか大変なようで，「差し支えなければお聞かせいただきたいのですが」という枕言葉を耳にします．悪くはありませんが，差し支えあっても必要なら教えてもらわなければなりません．タバコやお酒を聞くのと同じトーンで「生理は順調ですか？」とさらっと聞いても，特に問題は起きません．

C 家族歴

月経などよりも，ぜひ配慮してほしいのは家族歴です．ご家族について聞き始めて患者の顔が曇る場合があります．「実は，養父母に育てられまして，血のつながりはないんです」．これに対する返答は，その場の空気次第です．「そうでしたか，すみません」がいいか「大事なことをお聞きしました．ありがとうございます」がいいか，試行錯誤してみてください．筆者はかつて，大部屋の患者にご家族の死因を聞いたとき「答えなければなりませんか？」と言われたことがあります．特に遺伝疾患を疑っていたわけではなく，ルーチンで聞いていたので

「いえ，失礼しました．結構ですよ」と返しましたが，かなりあとになって「実は，妹が自殺したんです」と2人きりのときに告白されました．われわれは，亡くなるのは病死に決まっているとどこかで思っています．しかし，自殺，事故，事件，災害，いろいろな場合があります．家族歴のときこそ「差し支えなければお聞かせいただきたいのですが」の一言が必要であると思います．

D 解釈モデル

解釈モデルとは病気・症状の原因，経過，治療についての患者自身の考え，希望や期待のことをいいます．解釈モデルを聞き出すために有用な質問を表2に示します．この質問をすべてする必要はなく，状況に応じて選択します．医師は診断がついて治療方針が決まってしまうと，どうしても患者の希望や期待を無視しがちです．聞いてあげても治療や経過に影響がないかもしれません．しかし，これを日々，聞き取ることは患者の信頼感を得るのに非常に大事なことです．また，こんなこともあります．患者「ニトロを使ったら，30分してとっても気分がよくなったんです．あの薬はよく効きます！」．それは薬が効いていないということですよ，と言いたくなるのをぐっとこらえて，医師「30分して効いたように感じたのですね」と患者の解釈は一度，きちんと受け止めてください．患者教育をどうしたらよいかも医療面接の大事な役割の1つですが，患者が何をどう理解しているかがわからなければ教育のしようもありません．そのためにも，解釈モデルを患者の言葉で日々，収集してほしいと思います．

以上，みてきたように，医師個人のもつ価値観や，言葉の定義，医学的知識は，患者のもつそれとはまず間違いなく異なっています．それだけで齟齬をきたすのです．何事もこちらの既成概念を捨てることが大切です．言葉の定義でいえば，「たまに痛くなる」という表現がそのままカルテに書いてあることがありますが，患

表2　解釈モデルを聞き出すための質問
1.　病気の原因は何だと思いますか
2.　なぜそのとき病気が始まったと思いますか
3.　この病気はあなたにとってどのような意味を持つと思いますか
4.　どのくらい重い病気だと考えていますか
5.　どのような治療を受けたいですか
6.　治療を受けた結果，どうなることを望みますか
7.　この病気について一番の問題は何ですか
8.　この病気について最も心配なことは何ですか

者の「たまに」とあなたの「たまに」，さらに次にカルテを読む医師の「たまに」は全く頻度が違うでしょう．「みぞおち」が痛いという患者，当然痛いのは心窩部だと思って話を進めていたものの，患者の言う「みぞおち」は前胸部だったことがあります．言葉も絶対ではありません．情報を正確に受け取ることは難しいですが，医療の入り口の一番大事なところです．しっかり確認しながら進めてほしいと思います．

7 患者の話が止まらないとき

OSCEの模擬患者は聞かれたことしか答えないことになっていますが，実際の患者は話し始めたら止まらないことも多くあります．時間があるときはぜひ，聞いてあげてください．一度じっくり聞いてあげると，「この先生は必要なときには話を聞いてくれる先生だ」と認識してもらえるので，次からはさほど長引きません．逆に，いつもそそくさと退室していると「この先生には会ったときに話しておかないと，すぐいなくなる」と認識され，いつでも話が止まらなくなります．患者の話が始まってしまったがどうしても時間がないときには「大事なお話なので聞かせていただきたいのですが，今は時間がないのです．あとで必ず伺いますのでその時でよろしいですか？」と約束し，そして必ずそれを守るのです．誠実であること，信頼感はそこから育まれていきます．

2　Medical Interview　11

▶ おわりに─医療面接が患者を癒す

研修医は忙しい．しかし，研修医の本分は患者の御用聞きだと筆者は思います．指導医が日に2回，回診するなら，あなたは日に3回，回診する．なんだかわからないが，私のことを気にかけていてくれる，患者にそう思ってもらえたらようやくあなたは患者の主治医になれたということです．そして回診の最後には「ほかに何か，お困りのことはないですか？」と一言いってください．この開放型質問で話し始める患者がいたら，あなたとの信頼関係が構築されている証拠ですし，相当困って耐えかねていたと思っていいでしょう．医師にはいろいろ言ってはいけない，とほとんどの患者は思っています．権力勾配は，あなたがそう思っていなくてもすでに初めから存在しているのです．あなたが身を低くしなければならない．それを忘れないでください．

そして，このとき語られる内容は，身体のことよりも，家族や仕事，患者の抱える不安のことなどで，おそらくあなたが聞いてあげても何にも役に立たないでしょう．医師は手立てがないと途端に不安になり，不機嫌にさえなる人もいます．しかし，患者は解決をあなたに求めているわけではありません．「先生に聴いていただけて，楽になりました」．大事なのは傾聴です．「大丈夫ですよ」「考えすぎですよ」「心配ありません」などの解釈は述べる必要はありません．むしろ述べてはいけないのです．患者はただ受容してほしいのです．「そうお考えなのですね」「そう思われるのも，無理はありません」という支持的態度が患者を癒します．医療面接に満足できると，その後の治療効果や精神状態に大きく影響があることがわかっています．是非，医療面接というスキルを真摯に磨いてほしいと願っています．

COLUMN

ストレスコーピング

研修医には様々なストレスがかかります．それへの対処のことを，ストレスコーピングといいます．研修医はぜひ，様々なストレスコーピングの方法を知り，うまく対処してほしいと思います．

1. ストレッサーに対して対処する

ストレスの元になる事柄（ストレッサー）に対しては，3つの対処があります．

①問題を解決する：解決可能なことであればもちろん解決するのがよいのですが，そうもいかないのでこのコラムを書いています．

②環境を変える：例えばオーベンとうまくいかないとき，解決しようがない場合もあるでしょう．そういうときには何らかの方法でその環境自体を変えることが大事な場合もあります．逃げたって構いません．

③考えない：解決しそうにないが，環境も変えられない．そういうときには，忘れるしかありません．正確には，考えない時間をなるべくたくさん作ることです．自宅に戻ってまでその件を考えてはいけません．

2. 認知を変え，行動を変える

ストレッサーをどう捉えるのか？　その捉え方を変え，行動を変えれば対処が可能なこともあります．

①認知の仕方を変える：もうだめだ，自分なんて，そう認知してしまいがちな研修医ですが，柔軟な思考が大切です．もうだめだ，という思い込みをするくらいなら，なんとかなるに違いない，という思い込みに変えることもできます．あえて楽観的に捉えなおしてみるのです．実際，なんとかなるものです．

②対処方法を見直す：新たな方法，新たなスキルでなんとかできる場合もあります．

③自己コントロール力を信じる：小さいことでも1つずつ成し遂げれば自己効力感を持つことができます．他人は変えられないが，自分の心持ちは変えられます．

④ソーシャルサポートに頼る：身近な人でも，院内のカウンセラーでも相談窓口は必ずあります．ぜひ助けを求めてください．

3. ストレス反応に対処する

　ストレスがあると，心，身体，行動に様々な変化が起きます．日頃から自分のストレス反応はどのように現れるのか(うつになるのか，下痢するのか，過食になるのかなど)，知っておくことも大事です．

①食う，寝る，遊ぶ：ストレスで辛くなったらぜひ，食べて，寝て，遊んでください．眠れない，食べられない，となったら，コーピングの段階ではありません．躊躇せずに精神科を受診すること．

②心身のリラックス：ゆっくりの入浴，ジョギングなどがよいでしょう．心地よいと思えることをしましょう．

③感情を表現・発散する：受け止めてくれる相手がいればそれもよし，1人で思い切り叫んだり，歌ったり，泣いたりしても構いません．書きなぐるのもよいでしょう．自分の外に出すことが大切です．

④リラクゼーション：マインドフルネス瞑想が最近注目されています．ゆっくりの深呼吸でも効果があります．ストレッチやマッサージを受けるのもよいでしょう．

　一番大切なのは，自分が今，ストレスを抱えていると気づくことです．日頃から研修医同士，声を掛け合っていきましょう．ストレスコーピングはスキルです．磨けば今後の医師人生が少し楽になるはずです．

（岡崎史子）

3 診療録記載

第Ⅰ章 ■ 医療面接

　私たちはPOS（Problem Oriented System：問題志向型システム）に基づいて診療を行っています．POSとは，1968年にL. L. Weedが提唱した，患者の持つ医療上の問題に焦点をあわせ，その問題をもつ患者の最高のケアを目指して努力する一連の作業システムのこと[1]です．このシステムは，POMR（Problem Oriented Medical Record：問題志向型診療記録），POMRの監査，診療と記録の修正・改善の3つから成り立ちます．ここではPOMRについて，筆者の所属する大学で学生教育に用いる教材[2]を参照に解説します．

　POMRは，①基礎データ，②プロブレムリスト，③初期計画，④経過記録，⑤要約（サマリー）で構成されます．重要なことは，「すべては計画のため」ということです．自分の担当する患者が最善で最良の経過をたどるためには，「計画」をたて遂行することが必須です．その「計画」をたてるために「考察」をし，その「考察」をするために「情報」の収集をします．主に入院診療における記載方法を述べますが，④経過記録では外来診療にも通ずる点がありますので，外来診療における記載にも触れます．

1 基礎データ

❶ 主訴

　患者が特に苦痛や恐れを感じ，医療による改善を訴えている症状や病態．目立つ訴えではなく，医療の道標となる患者の思いが優先し，その内容が主訴です．

❷ 現病歴

　患者が入院するまでの，主訴と関連した経過．このなかでは，主訴についての経過が十分に説明されていること，主訴や関連した経過の詳細が明確であること，経過に時間的な空白がなく連続していること，経過の事実だけでなく患者や医師の判断が明確であること，が必要です．したがって，時系列の事象のみの箇条書きでは不適切です．

❸ 解釈モデル

　患者が理解している病因や病態，あるいは検査や治療．そして，診療や検査，治療に対する患者の希望．

❹ 既往歴

　既往疾患と治療歴，薬剤使用歴．薬物アレルギー・食物アレルギーについては，薬剤名と食品名は具体的に記載し，どのような症状が現れたかについても記載しましょう．輸血歴，接種歴，海外渡航歴も確認しましょう．

❺ 家族歴

　同胞それぞれの疾患．

❻ 家族性疾患

　類症（患者の疾患と関連した疾患）の有無や疾患系統（がん，動脈硬化，遺伝疾患など），感染症（肝炎，結核などの水平・垂直感染）．

❼ 生活歴

　患者さんは日常生活に戻るために入院生活を送っています．日常生活に戻るためには，入院前の生活内容を食生活や嗜好品，運動習慣を把握することが必要です．また，職業やQOL（生きがい，趣味，志向）は治療選択上でも重要な項目となります．

❽ システムレビュー

　最近の症状の有無を，問診で素早くチェックします．症状のある項目は〇で囲み，ない項目は✔をつけます．症状のある項目の詳細は，システムレビューの全項目を一通り聴取したあとに，引き出し線をつけて記載します．現病歴と重複する際は，「現病歴に記載」とするとよいでしょう．

14　第Ⅰ章 ■ 医療面接

⑨ 身体所見

ルーチン診察，重点診察，スクリーニング診察があります．ルーチン診察は，身長や体重，バイタルサインが含まれます．重点診察は，標的疾患と関連した専門的な診察であり，現在直面している問題点を明らかにするものです．疾患・病期分類，予後評価，合併症，鑑別診断を念頭において診察し，記載します．スクリーニング診察は，症状のない臓器あるいは症状の経過と関連の薄い箇所の診察です．見逃された病態あるいは重点診察では，予測できなかった主病態の発見，治療に伴う副作用の予測のためにも必要です．入院以後起こりうる身体変化の基準となりえます．

⑩ 検査データ

血液検査や尿検査などは，重要な項目について，適切なタイミングで採取したものを一覧にしましょう．単回で行ったものはそれぞれを列挙しましょう．画像検査や生理検査，病理検査は，可能であればスケッチするとよいでしょう．電子カルテの場合には，データをピックアップして時系列にして添付する，また，キーとなる画像を添付することが必要でしょう．

2 プロブレムリスト，初期評価

これまでに得た情報（基礎データ）の評価，考察を記載します．評価はプロブレム別に記載しますが，評価すべき内容ごとに小項目を設けるとよいでしょう．入院時現在，何が評価できるか，あるいは何が評価できていないかを明らかにし，根拠をもって初期計画につなげることが大事です．

❶ 初期プロブレムリスト

疾患や心理・社会的な問題も含めた医療上何らかの関係がある「患者のすべての問題点」を抽出します．「病歴聴取や身体診察，検査が不十分であること」が問題である場合は，プロブレムとしてあげましょう．

おそらくたくさんの項目があがったプロブレムリストができると思います．しかし，すべて

を同時に対応することは困難です．病歴聴取が不十分であっても，患者の容体が生命の危機に瀕するような場合は，治療を優先することは当然といえるでしょう．したがって，プロブレムの優先性を把握するため，active なプロブレム（現在直面しているもの）と inactive なプロブレム（直面はしていないが留意すべきもの）に分けてあげましょう．そして，重要性と緊急性の二軸を用いた二次元展開図にプロットするとよいでしょう．ただし電子カルテを使用する場合は，二次元展開図はテンプレートが用意されていないと記載が難しいかもしれません．その場合は，プロブレムリストのナンバーで重要性や緊急性の優先度がわかるようにするとよいでしょう．

❷ プロブレムリストの改訂

なお，プロブレムは診療の経過とともに変化します．解決されるものもあれば追加されるものもあります．複数の症候がある疾患でまとまることもあります．

3 初期計画

記載のポイントは，行うべき事柄を箇条書きであげること（考察や理由づけの記載は避ける），計画（プラン）別に述べること（プロブレム別の記載は避ける）です．担当する患者の計画が一目で把握できるような記載を目指しましょう．

❶ 診断プラン（Diagnostic Plan：DxP）：疾病診断（DxP）とモニタリング（MxP）

疾病診断（DxP）は，鑑別診断，疾病・病期分類，合併症などの診断のためのプラン．モニタリング（MxP）は，疾病の推移のモニタリング，あるいは合併症や副作用のモニタリングのためのプラン．バイタルサインの測定や心電図モニターなどです．

❷ 治療プラン（Therapeutic Plan：TxP）

薬物治療や外科治療，あるいは食事療法や運動療法，リハビリテーション．

❸ 教育プラン（Educational Plan：ExP）

教育やインフォームドコンセント（IC）について．疾患の認識や検査に関する教育や IC，治療に関する教育や IC を記載します．

ここまでの記述をもとに，入院診療録の例を図1に示します．

図1　入院診療録の例

初期問題リスト
記載日：2016年4月1日

No.	Active（記載日）	Inactive（記載日）	発症／診断日
1	肺炎（4月1日）		3月30日
2	関節リウマチ（4月1日）		2015年10月／2015年11月2日
3	不十分な身体診察（4月1日）		4月1日
4	名古屋から出張中（4月1日）		___／4月1日
5		左肩関節脱臼の既往（4月1日）	2000年12月／2000年12月

記載日：2016年4月5日

No.	Active（記載日）	Inactive（記載日）	発症／診断日
1	肺炎（4月1日）		3月30日
2		関節リウマチ（4月5日）	2015年10月／2015年11月2日
3		名古屋から出張中（4月5日）	4月1日
4		左肩関節脱臼の既往（4月1日）	___／4月1日

2次元展開図

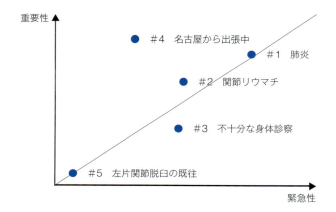

基礎データ
40歳　男性
【主訴】左の腰と背中が痛い
【現病歴】関節リウマチのため，他院より定期的な加療を受けていた．出張のため，2週間前より東京に滞在中だった．2日前の日中に腰や背中の痛みを自覚した．その夜は痛みのためあまり眠れなかった．そのまま休めばよくなるかと思い，昨日は1日自宅で横になり休んだ．咳をすると響くため，動くことがつらかった．その日の夜も左の腰と背中に痛みがひどかったため，本日当院を受診した．当院外来での診察では，38℃の発熱と左下肺野に coarse crackles を聴取し，胸部単純X線にて左肺炎の診断に至り，肺炎加療のため入院となった．
【解釈モデル】リウマチとは違う痛みで心配だった．痛みがとれて楽になりたい．出張中であり，なるべく早く退院し，名古屋に帰って療養したい．
【既往歴】40歳　関節リウマチ（名古屋の病院よりプレドニゾロン 5 mg／日 メトトレキサート 8 mg／週で処方）．25歳　左肩関節脱臼（スノーボードで転倒）
【家族歴】特記事項なし
【生活歴】職業：会社員　2週間前より名古屋から東京へ出張中．
　食生活：もともと昼食は外食，夕食も遅い時間が多い．今は出張中のためすべて外食．
　喫煙：なし　飲酒：ビール 350 mL／日
　住居：駅前のマンションの4階．
　QOL：休日に子供とよく遊ぶ．サッカー観戦が好き．
　社会歴：管理の仕事が多く，ストレスは強い．

【システムレビュー】

基礎データ

システムレビュー	Review of Systems（ROS）
1. 全身的	体重変化，倦怠感，熱感，悪寒，発汗，口渇，多飲，食欲，過食，拒食，温度過敏
2. 皮膚	発疹，かゆみ，黄疸，腫瘤，浮腫，創傷・癩痕，レイノー，毛・爪の変化，褥瘡
3. 血液	貧血，出血傾向，リンパ節腫脹，易感染性
4. 頭頸部	外傷，圧痛，頭鳴，毛髪，頸部痛，肩こり，甲状腺の異常
5. 眼	視力，視野，色覚，複視，目のかすみ，痛み，眩視，飛蚊症，炎症，眼脂
6. 耳	難聴，耳鳴，耳痛，耳漏，めまい（回転性，非回転性）
7. 鼻	副鼻腔炎の既往，鼻閉，鼻漏，後鼻漏，鼻出血，嗅覚異常
8. 口腔・咽喉頭	歯・歯肉の治療の既往，出血，舌の異常，味覚異常，唾液分泌の低下，咽頭痛，のどの違和感，口臭，嗄声
9. 心血管・呼吸	胸痛，動悸，咳，痰，喀血，息切れ・呼吸困難，喘鳴，不整脈，跛行
10. 乳房	乳房腫瘤，乳房痛，分泌物，乳頭・乳輪部びらん
11. 消化器	腹痛，腹部膨満感，食欲，胸やけ，げっぷ，吃逆，悪心，嘔吐，吐血，嚥下困難，誤嚥，下痢，便秘，血便，便の変化，痔
12. 背部	背部痛，腰痛，変形
13. 泌尿器	血尿，膿尿，乏尿，頻尿，多尿，夜間尿，失禁，排尿困難，排尿時痛，性器痛，ED
14. 産婦人科	妊娠の可能性，最終月経 _____，初潮 _____ 歳，閉経 _____ 歳，月経の異常，月経困難，性器出血，妊娠 ___ 回，出産 ___ 回，流産 ___ 回，帯下，骨盤痛
15. 神経	頭痛，意識障害，高次脳機能障害（知能低下，健忘，失語など），構音障害，運動麻痺・筋力低下，不随意運動，感覚障害，起立・歩行障害，痙攣
16. 筋・骨格	筋肉痛，筋萎縮，骨痛，骨折，関節痛，関節腫脹，関節の変形，脱臼
17. 精神	不安，妄想，気分（抑うつ・爽快），意欲，睡眠障害，幻覚，妄想，見当識障害

日付　　　　　　　　　記載者

基礎データ

1. General Appearance
　　　　　　　全体像・皮膚
2. 頭頸部
　　　　　　　眼瞼・眼　耳
　　　　　　　口腔・舌
　　　頭頸部リンパ節
　　　　　　　甲状腺
3. 胸背部
　　　　　　　胸郭・肺
　　　　　　　心臓
　　　　　　　乳房
4. 腹部
　　　腹部視診・蠕動音
　　　　　　　鼓音帯
　　　　　　　腹壁触診
　　肝臓・脾臓・腎臓
5. 神経
　　　高次脳機能・言語
　　　　　　視野・眼底
　　瞳孔・眼球運動・眼振
　　　顔面感覚・表情筋
　　　聴力（気導・骨導）
　　　　　　咽頭・舌
　　頸部・髄膜刺激症状
　　　　　　運動機能
　　　表在・深部反射
　　　　　　協調運動
　　　　　　不随意運動
　　　　　　感覚機能
　　　　　　立位・歩行
　　　　　　自律神経
6. 四肢
　　関節・動脈・静脈瘤

日付　　　　　　　　　記載者

（つづく）

3　診療録記載　17

図1 入院診療録の例（つづき）

【身体診察】
　ルーチン診察…身長 175 cm，体重 70 kg，意識清明，血圧 130/72 mmHg，脈拍 65 回/分・整，体温 38.6℃，呼吸数 24 回/分，SpO$_2$ 98%（室内気）
　重点診察…General Appearance：苦悶様表情
　　　　　　胸部：左下肺野で Coarse crackles 聴取，心雑音なし
　　　　　　背部：左背部に Coarse crackles 聴取し，同部位に叩打痛あり
　スクリーニング診察…
　　　　　　頭頸部：眼球結膜黄染なし，眼瞼結膜貧血なし，口腔内に特記所見なし，頸部リンパ節腫脹なし，甲状腺腫大なし
　　　　　　腹部：平坦・軟，圧痛なし
　　　　　　関節：左手第2・第3指MP関節に軽度の圧痛あり，その他上肢関節には圧痛なし，下肢その他は未診察
　　　　　　下腿浮腫なし
　　　　　　神経：未診察
　　　　　　皮膚：皮疹なし

【検査データ（単位省略）】
　WBC 10,000，Hb 13，PLT 25万，AST 45，ALT 50，LDH 350，BUN 24，Cr 0.9，CRP 5.8
　尿中肺炎球菌抗原陰性，尿中レジオネラ抗原陰性，マイコプラズマ抗原検査陰性
　胸部単純X線：

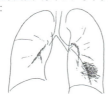

初期評価
#1　肺炎
　①治療と効果
　比較的徐脈を呈していることと画像所見より非定型肺炎を疑う．セフトリアキソン 1 g/日とドキシサイクリン 200 mg/日の投与を開始する．同様の症状のある人との接触歴を確認する．明日の疼痛や発熱の程度，呼吸数，血液検査，胸部X線で初期評価を行う．
　②症状のコントロール
　疼痛に対して鎮痛薬を希望すれば，ロキソプロフェンを使用する．
　③原因菌検索
　原因検索として，クラミドフィラ抗体価，血液培養，喀痰培養を提出する．
#2　関節リウマチ
　手の関節に圧痛を認めるが，発熱に伴い症状が増悪している可能性がある．肺炎の加療に並行し，関節所見を継続で確認する．著明な増悪がなければ現在内服のプレドニゾロンとメトトレキサートを継続する．
#3　不十分な身体スクリーニング
　未施行の関節所見をとり，リウマチの活動性について評価する．
#4　名古屋から出張中
　本人は早期の退院と名古屋へ戻ることを希望している．抗菌薬の静注から内服へ切り替えが可能となれば退院を検討したい．地元の病院に肺炎加療の経過観察を依頼するために，紹介状作成も検討する．

初期計画
DxP）　　DxP）　　接触歴の確認，関節所見，神経所見（4月2日）
　　　　　　　　　血液培養（4月2日に培養陽性か否かの確認）
　　　　　　　　　クラミドフィラ抗体価，喀痰培養（4月7日以降に結果確認）
　　　　MxP）　　バイタルサイン・SpO$_2$ 測定×3/日
　　　　　　　　　血液検査，胸部X線（4月2日）
TxP）　　　　　　セフトリアキソン 1 g キット/1時間　16時　5日分
　　　　　　　　　ドキシサイクリン(100) 2T/2x　朝夕食後　5日分
　　　　　　　　　ロキソプロフェン(60) 1T/1x 疼痛時頓用
　　　　　　　　　前医より継続
　　　　　　　　　プレドニゾロン(5) 1T/1x　朝食後
　　　　　　　　　メトトレキサート(2) 2T/2x 朝夕食後　木曜日に
　　　　　　　　　メトトレキサート(2) 2T/2x 朝夕食後　金曜日に
ExP）　　　　　　名古屋での療養について

4 経過記録

「SOAP」の形式で叙述的に記録します．入院診療や外来診療に共通していることは，

①診察したらすぐ記載（1日の終わりにまとめとして記載するのではありません）

②記載したら必ずサイン（電子カルテの場合は「サイン」の作業は不要かもしれません．しかし研修医の皆さんは，紙カルテと同様に指導医に記載内容をチェックしてもらい，正式な記載として指導を受ける必要はあります）

③SOAP の記載は順序にこだわらなくてよい（必ず S → O → A → P である必要はなく，O → S → A → P → A のように項目を繰り返してもよいです）

A 入院中の日々の診療での記載（図2）

❶ S：Subjective

「患者のみが知る」情報を記載します．なお，患者の言葉であってもなくてもよいです．

・主訴：「入院時の初期診療」と同様．
・症状：痛みや苦痛，患者本人が気にしている身体的な変化について（医師が診断のために介入して生じる圧痛などは含めません）．患者本人が自己診断した疾患名は「貧血」などと記載しましょう．
・臨床経過：患者自身が体験し理解している範囲の臨床経過．症状の変化や治療による影響も含めます．
・解釈モデル：「入院時の初期診療」と同様．
既往歴，家族歴，生活歴：「入院時の初期診療」で記載しますが，入院中に新たに判明したことがあれば記載しましょう．

❷ O：Objective

「S 以外のすべての情報」を記載．ここにはA：Assessment は書きません．

・身体所見：視診，触診，打診，聴診など，医師が介入することによって患者から直接得られた情報．
・反応：会話や診察などによる患者の反応や，その他患者の様子．

・患者以外の人物から得た情報：診療に関わるスタッフや家族などを含みます．
・臨床経過：医師や看護師が客観的に確認した経過や，行った医療行為など．
・検査データ：ただし，患者から聞いた，未確認の検査結果はSに記載します．

❸ A：Assessment of data

入院時初期評価を踏まえて，SとOの評価をし，考察を記載します．すべてのプロブレムについて，プロブレム別に記載します．ただ，毎日すべてのプロブレムをするわけではありません．例えば，ある治療の効果を判定するのに数日かかるとすれば，その間は追加の評価はしないで経過をみることもあります．そのように，評価をしていないプロブレムも，タイトルは記載するようにしましょう．また，評価すべき内容ごとの小項目をたてると，見落としが防げるでしょう．

記載の流れは，SとOより現状の評価をし，目標をたて，計画する，となります．患者に関することのみを簡潔に記載しましょう．例えば，教科書にあるような一般知識や，診療に影響のない内容を記載することはさけましょう．また，単に「経過をみる」と記載することも具体性や計画性がないため避けましょう．

❹ P：Plan

行うべき事柄を箇条書きにします．プラン別に，DxP（診断プラン）および MxP（モニタリングプラン），TxP（治療プラン），ExP（教育プラン）を記載します．これは入院時初期計画と同様です．

B 外来診療での記載

初診時から，「入院中の日々の診療での記載」と同様にSOAP 形式で記載します．外来診療時に注意することを述べます．

❶ S：Subjective

診察開始時は Open Question で述べられることが多いので，主訴はSの冒頭に記載されます．ただし，必ずしも「主訴」とタイトルを付ける必要はありません．既往歴，家族歴，生

3　診療録記載　19

```
4月4日 10：00
S   痛みはほとんどなくなりました．痛みの薬も飲まないで大丈夫です．
    退院できたら名古屋の自宅で少し療養しようと思います．
O   血圧 130/72 mmHg，脈拍 65 回/分・整，体温 36.6℃，呼吸数 12 回/分，SpO₂ 97%（室内気）
    胸部：crackles なし　心雑音なし
    関節：手指その他関節の圧痛や腫脹なし
    血液培養は陽性の連絡なし
A   #1．肺炎
    症状は改善し，疼痛時頓用薬も使用せずにいる．採血や X 線も同様に改善がみられる．抗菌薬は，セフトリアキソン
    を明日まで静注し終了とし，ドキシサイクリンは計 10 日の内服予定とする．明後日の退院を希望されていることも
    あり，明日に採血で炎症の評価と副作用の有無をチェックする．
    #2．関節リウマチ
    関節症状の悪化なく経過している．前医よりの内服加療を継続とする．
P   DxP)
    DxP)        採血，胸部 X 線（4 月 5 日）
    MxP)        バイタルサイン・SpO₂ 測定　×2 回/日

    TxP)        ドキシサイクリン（100）2T/2x　朝夕食後　5 日分
    ExP)        名古屋のかかりつけ医療機関への診療情報提供書作成

4月5日 9:30
S   昨日と変わりなく過ごしています．
O   血圧 128/68 mmHg，脈拍 70 回/分・整，体温 36.5℃，呼吸数 12 回/分，SpO₂ 98%（室内気）
    胸部：crackles なし　心雑音なし
    関節：圧痛なし
    血液培養：陰性
    採血：WBC 6,800，PLT 22 万，AST 30，ALT 40，LDH 218，BUN 18，Cr 0.8，CRP 1.2
    胸部単純 X 線
```

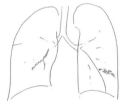

```
A   #1．肺炎
    症状の悪化なく，落ち着いている．採血では副作用を示唆するものなく，炎症も改善している．X 線も浸潤影は縮小
    している．明日の退院とする．
    #2．関節リウマチ
    内服加療を続ける．
P   TxP)        ドキシサイクリン（100）2T/2x 継続
```

図2　入院中の日々の診療での記載例

活歴，解釈モデルは，タイトルを付けて記載するとわかりやすいです．もし，既往歴などに該当する事柄がない場合は，「なし」と記載しましょう．また，時間がないなどのためその診察時は問診できなかった内容は「〜は未問診」など明らかにしましょう．

❷ O：Objective

身体診察の合間や直後に，速やかに記載しましょう．必ず最初に General Appearance を記載しましょう．

❸ A：Assessment of data

プロブレムに番号をふり，プロブレムごとに記載しましょう．

❹ P：Plan

プラン別に記載します．次回の外来診療時の留意点などを記載すると，次回の診察が円滑に進むでしょう．

5 要約（サマリー）

　主治医が不在となる週末に向けての中間サマリーや，退院後の外来診療を円滑にするための退院時サマリーがあります．詳細は割愛しますが，プロブレムごとに簡潔にまとめる必要があります．

引用文献

1) 日本POS医療学会　ウェブサイト内eラーニングより http://www.pos.gr.jp/elearning.htm（2017年6月30日閲覧）
2) 東京慈恵会医科大学臨床実習入門ワーキンググループ（監），古谷伸之（編著）：POSポケットガイド2015（筆者の所属する東京慈恵会医科大学で学生教育に使用）

（関　正康，古谷伸之）

COLUMN

SOAP を書こう

（関　正康）

　本項では，診療録の記載の仕方をSOAP方式に則って解説しました．読者の皆さんは医学生の頃より診療録記載の指導を受けて，そして臨床実習を経て現場に立ち，日々診療の実践とともに診療録記載をしていると思います．しかし，上級医のように診療録を上手に書けない，と思っている人は多いのではないでしょうか．または，記載内容が正しいかどうか自信がなく診療録を書くのをためらう，あるいは考察や計画については上級医の記載に任せてしまう，という人もいるのではないでしょうか．筆者自身も医学生や初期臨床研修医であったとき，同じようなことがありました．記載した内容が誤っているのではないか，上級医に確認してから記載しよう，などと思ってしまうと，積極的に診療録を書かなくなってしまいがちです．

　そこで，本書の読者の皆さんには積極的に頑張って診療録を記載してほしいと思います．もちろん，診療録の記載は医師の責務であり当然のことです．頑張って書いてほしい理由の1つは，記載した診療録の内容をお互いが把握することが，診療に関わるスタッフとのコミュニケーション手段となるためです．多忙な日々のなかでは，病棟と外来のどちらにおいても，上級医とディスカッションする時間はどうしても限られます．そのため，診療チームは診療録を記載することを通して問題点を共有し，解決をはかることが必要です．

　2つ目の理由として，SOAP方式で診療録を記載することが，学習者の成長につながることがあります．医学教育の考えかたのなかに，RIMEモデルという医学生や研修医といった学習者がどのように成長していくかの概略評価モデルがあります．このモデルによると，初学者はまず，情報を正しく収集し報告すること（R：Reporter）から始まります．有名な「ホウ・レン・ソウ（報告・連絡・相談）」にも通じます．収集できるようになると，次にその情報を考察するようになります（I：Interpreter）．考察できるようになると，行動に移れるようになります（M：Manager）．さらに，行動がとれるようになると他者への指導ができるようになります（E：Educator）．この成長過程は，診療録をSOAP方式で記載することと似ています．つまり，SOAPを丹念に実践すること自体が成長につながるはずです．

3　診療録記載

RIME モデルと SOAP

RIME		対応する SOAP
Reporter（報告者）	情報を正しく報告できる	S：Subjective、O：Objective
Interpreter（解釈者）	自分で適切に考えられる	A：Assesment
Manager（実践者）	具体的な行動に移せる	P：Plan
Educator（教育者）	他の人に教えられる	他者の SOAP を指導する

　本書を読んでいただいている初期臨床研修医をはじめとした皆さんには，SOAP に則った診療録の記載を通して，診療に関わるスタッフとコミュニケーションをとり，A や P を立てることで自分たちの成長を促していっていただきたいと思います．頑張ってください．

参考文献
佐藤健太：「型」が身につくカルテの書き方．p3，医学書院，2015

4 温度表

1 概念と基本構成

A すべての医療者が共有するプラットフォーム

温度表は医師のほか看護師や他の医療職種が共通に入力し確認するプラットフォームです．患者に対する医療者の共通認識を形成することを意識します．

B 生体情報の推移を確認する

患者の断面的な情報でなく，連続的な推移を確認することにより，イベントの前兆や微細な変化を確認するとともに，長期的変動についても評価を心がけます．

C 複数の情報の時間関連性を評価する

複数の情報を並列に確認することにより，各々のパラメータの関連性を評価することが可能です．薬剤熱など時間的因果関係が重要な判断に有効です．

2 温度表の使いかたの実際

A 体温の推移を評価する

体温の推移を評価する際には，熱型分析を行います．最も多くみられる熱型は，間欠熱，弛張熱，稽留熱ですが，熱型名にとらわれず熱型分析を行うことで病態の診断を行うべきです．

熱型分析の基本は，1日の一番低い体温を結んだベースラインと1日の変動です（図1）．ベースラインが平熱である間欠熱では，全身状態は良好ですが，カテーテル感染症の初期など間欠的な熱源曝露がある状態と考えられます（表1）．

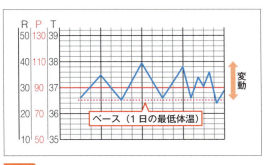

図1 熱型分析の基本
R：呼吸数，P：脈拍，T：体温

発熱のタイミングなどの分析により発熱の原因を特定します．全身状態の悪化とともにベースラインが上昇し，弛張熱となります．敗血症などのように，持続的な熱源曝露が起こると常に発熱した状態である稽留熱となります．

その他，特徴的な熱型を呈する疾患があります．インフルエンザでは，3日間の発熱のあと，1日間の間欠期があり，次に1日の辛くない発熱で収束します（図2）．

B 体温と脈拍の連関を評価する

通常，脈拍は体温とともに増加し，37℃のとき70±20拍/分，1℃上昇ごとに20拍/分ずつの増加を認めます．一般の細菌感染症ではこのように変化しますが，体温に比べ明らかに脈拍が少ない場合を相対的徐脈，多い場合を相対的頻脈と称します（表2）．

C 呼吸数を評価する

呼吸数は計測が難しいためか忘れられがちですが，1分間測定するよりも，数回分の呼吸時間を測定して逆算するほうが短時間で正確に評価できます．呼吸評価をSpO$_2$だけに頼ってしまうと，酸素化障害以外のあらゆる呼吸器疾患

表1 熱型分析

ベースライン	変動	熱型名	体温の推移	病態
平熱（37℃以下）	1℃以上	間欠熱		基本の身体状況は良好．間欠的な熱源への曝露がある．例）間欠的菌血症，薬剤熱など．
発熱（37℃以上）	1℃以上	弛張熱		基本的身体状況が悪化しつつあり，熱源への曝露も増加した，間欠熱から稽留熱への移行期の状態．
発熱（38℃以上）	1℃以内	稽留熱		基本の身体状況がさらに悪化．持続的な熱源曝露がある．例）敗血症，大葉性肺炎，腫瘍熱，点滴製剤などによる持続的薬剤熱など．

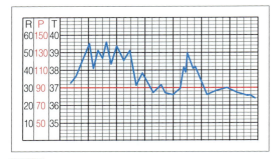

図2 インフルエンザの熱型

R：呼吸数，P：脈拍，T：体温

表2 相対的頻脈と相対的徐脈

	病態
相対的頻脈	甲状腺機能亢進症，心不全，脱水，頻拍性不整脈，ショック，脚気，不安，など
体温脈拍一致	70 ± 20 bpm　1℃上昇ごとに20 bpm 増加
相対的徐脈	クラミジア感染症，マイコプラズマ感染症，チフス，薬剤熱，Still病，徐脈性不整脈，β遮断薬の使用など

を見逃すばかりでなく，酸素投与下の呼吸状態の変化にも気づかないことがあるため，モニタリングを習慣化すべきです．中枢性の呼吸刺激は酸素濃度には依存せず，咽頭や気管，胸郭の感覚に依存します．温度表で呼吸パターンの把握は困難ですが，呼吸数の経時変化，特に呼吸数の増加は病態変化の初期評価として重要です．

D 他のパラメータの検討

温度表では上記のほか，治療内容の推移，血圧，体重，尿量，排便回数・性状，食事量／飲水量などを一覧表示することが可能です．病態に応じて，モニタリングに必要なパラメータを選択し，記載・一覧します．

（古谷伸之）

第Ⅰ章 ■ 医療面接

5 リスクマネジメント

医療現場において医療者が医療行為という介入を行う限り，「予期しなかった有害事象」が起こりうる可能性は避けられません．昨今の医療の複雑化・多様化に伴い，専門科や職種を超えたチーム医療の必要性が重視され，個人としてだけではなくチームとして安全に配慮した医療を提供する能力が求められています．

また，社会の「安全」に対する意識が高まっている背景もあり，私たちは医療行為が及ぼすリスクについて長い時間軸で考えながら医療行為を行う必要があります．そのような点からも，リスクマネジメントは十分に理解しておきたい事柄です．

1 用語の説明

医療安全について理解を深めるために必要な用語を以下にまとめます（表1，2）．

2 人はなぜ間違えるのか

いくつかの報告をまとめると，少なくても10件の入院に1件の割合で（多くても3件の入院に1件）医療事故が起こっており，そのうち半数は防ぐことができた（preventable）といわれています[4]．人はなぜ間違えるのか？　その特性を人間工学の観点から考えてみましょう．

われわれ医療者は，外界からの情報を様々な要因から捉え（input），それを身体的，認知学的，社会・行動学的な能力に移行させ（transformation），最終的な変化として出力しています（output）（図1）[5]．医療安全に留意しながらこのような複雑なシステムを日々こなしているのですが，そのなかで transformation processes に何らかの障壁があると間違いが発生し，医療事故につながると考えられています．

表1 医療安全に関する用語

医療事故
疾病そのものではなく，医療行為の過程において発生した患者の有害な事象をいい，医療行為や管理上の過失の有無を問わない．合併症，医薬品による副作用や医療機器・材料による不具合も含む[1]

医療過誤
医師および医療関係者が患者に対する医療を行っている過程で，不注意などの過失により患者に不利益をもたらした事故をいう[2]

インシデント
患者の診療やケアにおいて，本来あるべき姿から外れた行為や事態の発生を意味する．患者に傷害の発生しなかったものも含まれる

アクシデント
インシデントのうち，（インシデントによる影響に対処するために）濃厚な処置や治療を要したもの，患者に永続的な障害や後遺症が残ったもの，患者が死亡したもの[3]

ニアミス
医療現場において患者に望ましくない影響が及ぼされる危険があったが，事前に回避されたか，もしくは偶然に実行されなかったもの

医療紛争
医療事故もしくは医療事故と誤解されることにより患者側と医療機関側との間に人間関係のもつれが生じ，争いが起こること．訴訟に発展するもの・発展しないものをともに含む

裁判外紛争解決
身の回りで起こる様々な紛争について裁判を起こすのではなく，当事者以外の第三者に関わってもらいながら解決をはかること

例①：身体的な障壁として睡眠不足や疲労があり，簡単な計算ミスを起こす．

例②：認知学的な障壁として外形が類似しているものがそばにあり，取り間違える．

例③：社会・行動学的な障壁として相手との人間関係が悪いため，間違いを指摘できないなどのコミュニケーションエラーが起こる[6]．

25

表2 インシデント影響度分類

レベル	傷害の継続性	傷害の程度	傷害の内容
レベル5	死亡		死亡（原疾患の自然経過によるものを除く）
レベル4b	永続的	中等度～高度	永続的な障害や後遺症が残り，有意な機能障害や美容上の問題を伴う
レベル4a	永続的	軽度～中等度	永続的な障害や後遺症が残ったが，有意な機能障害や美容上の問題は伴わない
レベル3b	一過性	高度	濃厚な処置や治療を要した（バイタルサインの高度変化，人工呼吸器の装着，手術，入院日数の延長，外来患者の入院，骨折など）
レベル3a	一過性	中等度	簡単な処置や治療を要した（消毒，湿布，皮膚の縫合，鎮痛剤の投与など）
レベル2	一過性	軽度	処置や治療は行わなかった（患者観察の強化，バイタルサインの軽度変化，安全確認のための検査などの必要性は生じた）
レベル1	なし		患者への実害はなかった（何らかの影響を与えた可能性は否定できない）
レベル0	—		エラーや医薬品・医療用具の不具合がみられたが，患者には実施されなかった

レベル3bより上のレベルをアクシデントと定義しているものが多い．
（国立大学附属病院医療安全管理協議会：インシデント影響度分類を一部改変）

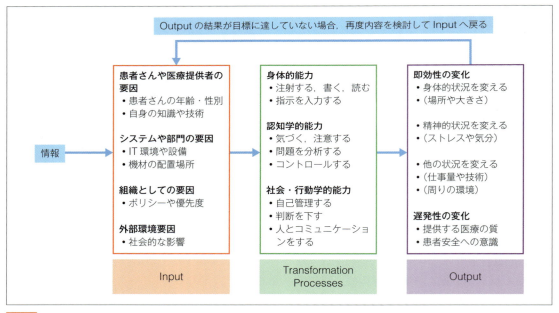

図1 医療者の医療安全における認知情報処理モデル

（Karsh BT, et al：A human factors engineering paradigm for patient safety：Designing to support the performance of the healthcare professional. Qual Saf Health Care. 15：i59-i65, 2006 より作成）

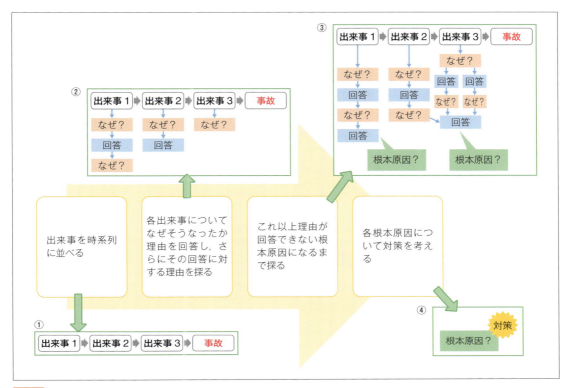

図2 RCAの流れ

3 間違いが起こりやすい状況とは？

2003年に米国で行われた自己申告による調査では、半数以上の研修医が何らかの有害事象を経験しており、手技の施行時と薬剤投与時に多くありました．また、医療事故が起こった原因としては、長時間労働（19％），指導の不足（20％），仕事の引継ぎ時（15％）という理由が多く，外来患者のみを診るローテーション期間中よりも入院患者を担当するローテーション期間中のほうが有意差を持って有害事象が多かったことが報告されています[7]．ここで大切なことは、間違わないようにする、ということよりも自分が間違いをしやすい状況や状態を理解しておくことです．自分の身体的・精神的な状態を把握し、体調コントロールに努める．これもプロとしての大事な仕事です．

ただ、万が一間違いをしてしまったときは、なぜそのような間違いが起きたのかをヒューマンエラー、システムエラーの両方の観点から冷静に振り返り、原因を分析して潜在的な自分の「くせ」や「陥りやすいピットフォール」を理解しましょう．この自己振り返り（self-reflection）は医療者として非常に重要なスキルです．

4 自分に合った原因分析のツールを持つ

事故が起こったときに、それがなぜ起こったのか、再び起こらないようにするにはどうしたらよいのか、ということを探るツールは多数存在します．そのなかで自分が使いやすいと思うツールを持ち、他者と共同で分析を行いながら問題解決能力を培うことが大事です．ここではRoot Cause Analysis：RCA（根本原因分析）というツールについて簡単に紹介します．

図2のように事故に至る流れを時系列で書き

出し，それぞれの出来事について原因分析をします．ここで大事なことは，ヒューマンエラーの観点やシステムエラーの観点など広い視点から原因分析を行うことです．広い視点を持つためにも，この作業を他者と共同で行うことに意義があります．そしてこれ以上「なぜ？」という問いが立てられなくなったら，その回答が根本原因である可能性を考え，対策を考えます．このとき，コストや簡便性，実現可能性を考慮しながら有効で効果的な対策を考えるようにしましょう[8]．

5 医療安全を構築する文化

　自分の間違いや失敗を人に言いたくないというのは一般的な人間の感情であり，特に研修医の頃は忙しく，インシデントレポートを書いてもどのように活用されているのか，書くとどんなメリットがあるのかわからず，気が進まないという人も多いことでしょう．

　しかしインシデントレポートの目的は間違いを犯した個人を特定することではなく，間違いが起こるパターンを同定し，改善の努力をどこに向けるべきか示すことです[9]．医学以外の分野における高信頼性組織（原子力発電所や航空管制システムなど）に目を向けると「失敗から学ぶという姿勢」が揺るぎないものとなっており，医療現場においても積極的にM&M（morbidity and mortality）カンファレンスなどを導入している施設では，医療安全に対する意識が高まるということが実証されています．これからは医療安全を意識した職場環境を構築していくために，どんな些細なことでもインシデントレポートを提出し「報告する文化」を積極的に作っていく姿勢が必要なのです．

　公益財団法人の日本医療機能評価機構のウェブサイトに「医療安全情報」というページがあります．研修医の皆さんもぜひ定期的にチェックをしてください（http://www.med-safe.jp/contents/info/）．

引用文献

1) 国立大学付属病院における医療上の事故等の公表に関する指針（改訂版）. http://www.univ-hosp.net/guide_cat_04_15.pdf（2017年2月1日閲覧）
2) 秋藤洋一：医療事故の概念とリスクマネジメント. 医学のあゆみ 別冊 医療リスクマネジメントに向けて：3-6, 2003
3) ローラン・ドゴース（著），入江芙美（訳）：なぜエラーが医療事故を減らすのか. pp138-139, NTT出版, 2015
4) Wachter RM：Chapter 1. The Nature and Frequency of Medical Errors and Adverse Events. *In* Wachter RM（ed）：Understanding Patient Safety, 2nd ed. McGraw-Hill Education/Medical, 2012
5) Karsh BT, et al：A human factors engineering paradigm for patient safety：Designing to support the performance of the healthcare professional. Qual Saf Health Care. 15：i59-i65, 2006
6) 河野龍太郎：医療におけるヒューマンエラー. pp34-46, 医学書院, 2004
7) Jagsi, R et al：Residents report on adverse events and their causes. Arch Intern Med 165：2607-2613, 2005
8) 森本剛，他（編著）：医療安全学. pp58-64, 篠原出版新社, 2010
9) Reason J（著），佐相邦英（監訳）：組織事故とレジリエンス 人間は事故を起こすのか，危機を救うのか. pp91-92, p153, 日科技連出版社, 2010

COLUMN

研修医のためのリスクマネジメント川柳

　医学部を卒業して研修医になると途端に生活が変わります．寝不足，空腹，疲労，病院と家の往復…．気を張りながら働いて，時に自分の無力さに落ち込み，気晴らしをしたくても仲間は皆忙しそうで…と，色々大変な毎日でしょう．そんなときは川柳でも作ってみてはどうだろう？　鬱々とした気分を少しでも吹き飛ばす作品ができるかもしれません．今回は，このコラムの場を借りて「医療安全」や「リスクマネジメント」という重厚感のあるテーマに関する tips を，実体験も踏まえながら 5-7-5 のリズムにのせてみたいと思います．

1.「確認を！　上の名前と　下の名前」

　皆さんは外来診療を待つ側になったことはあるでしょうか．患者さんは長時間待っているとよく「次は自分が呼ばれるものだ」という心理状態になります．そして名字の始まりが同じ文字（例：高橋さんと高木さんなど）というだけで自分が呼ばれたと錯覚し，診察室に勢いよく入って来られることもあります．

　特に新患外来などでは医師も患者も初対面なので注意が必要です．ぜひリスク回避のためにフルネームを確認してください．さらにいうと，こちらから患者さんのフルネームを言って確認するよりも患者さんに自らフルネームを名乗ってもらうほうが間違いが少なく安全です．

2.「要注意！　言った・言わない　大問題」

　医師-患者間のコミュニケーションで最も揉めるのが「言った・言わない問題」です．「先生，あのときただの風邪だって言っていたのに…」．「○○さんには風邪をこじらせて肺炎になっていると伝えたのだけどな…」．

　どちらが勘違いをしているとしても，こうなったらお互いいい気分はしないものです．説明した内容はすべてカルテに記載したり，患者さんがきちんと理解しているか確認をするということは医師として最低限身につけるべきスキルですが，コミュニケーションのモデルとして Schulz von Thun が考案した「4 つの嘴と 4 つの耳モデル」というものがあります．つまりメッセージには内容（事象に関する情報），自己顕示（送り手の人としての情報），訴え（受け手にしてほしいこと），行為者の関係（受け手をどう見ているか）という 4 つの側面があり，送り手と受け手の両方ともこの 4 つの面のうち 1 つを強調する可能性があるというものです．さらにやっかいなのは，送り手には受け手がどの面を強調して受け取ったかを予測する手段がないということです．色々な（時には苦い）経験を積んでコミュニケーション能力を高め，この「言った・言わない問題」削減を目指したいものですね．

3.「ちょっと待て　説明前に　撮影日」

　外来で画像検査の結果を説明するとき，撮影日をチェックする習慣はついているでしょうか？以前撮影した画像をその日撮ったものだと思いこんで説明してしまう，なんてことも忙しい現場では起こりえます．リスク回避という意味からも，必ず撮影日・患者さんの名前（もしくは ID）を確認してから画像の説明をするようにしましょう．

4.「バイタルは？　タキ・ブラディ・ハイポ　来ますから」

　単調＆混雑外来というのがたまに訪れます．風邪，風邪，風邪，インフルエンザ…の無限ループのような外来である．気をつけてほしいのはそういうときこそピットフォールが潜んでいるということです．タキは tachycardia（頻脈），ブラディは bradycardia（徐脈），ハイポは hypotension（低血圧）ですが，筆者も上記のような単調＆混雑外来の合間に，熱を主訴に来た人が PSVT（発作性上室性頻拍）だったという経験があります．どんなに忙しくても，血圧・脈拍・体温・SpO_2（可能なら見た感じで呼吸回数も！）などのバイタルについては忘れずにチェックをしたいものです．

5.「処方薬　ダブルチェックで　皆ハッピー」

　患者さんは外来で処方箋をもらったあと，病院や自宅近くの調剤薬局で薬を受け取ります．
（患者）「あれ，先生に湿布３袋頼んだのに１袋しか出されていないわ〜」
（薬剤師）「え〜，そうなんですか？（もう！また電話して聞かなきゃ！）」
という会話が繰り広げられているかどうかわかりませんが，少なくとも患者さんが病院を出てしまったあとにこのようなことが起こると，色々な人に迷惑をかけるということは知っておきたいですね．外来で処方内容や量を患者さんとしつこいくらい確認する，これは患者さんのみならず，患者さんの家族，薬剤師さん，そして自分たちも皆ハッピーにする行為なのです．

6.「出ていたよ　ほかでも同じ　眠剤が」

　同じ患者さんに複数の医療施設から薬が処方されているということはよくあります．特に睡眠薬や精神安定薬などについては他の医療機関から何が出ているかよく注意して処方をするようにしてください．お薬手帳のチェックは完璧ではないにしても，重複処方を防ぐ一番簡単な方法です．
　また，臨床的に適用とされる範囲より多くの薬剤が使用されることを「polypharmacy」といいますが，医師として患者さんをよくする薬以外は出したくないものです．

7.「緊張で　聞けないことが　多すぎて」

　まるで初恋の川柳のようですが，そうではありません．患者さんのなかには病院に来ると緊張して聞きたいことの半分も聞けないという人がいます．対策として聞きたいことをメモに書いてくる人もいたりしますが，多くはありません．医師たるもの，患者さんが何か聞きたそうな顔をしていたり，過度に緊張をされている様子のときにはどんなに忙しくても「何か聞き忘れたことはありませんか？」と優しく声をかけられる余裕を持ちたいものです．

8.「キーパーソン　毎回違うよ　どうしよう」

　筆者が沖縄にいた頃，大家族のおじい（沖縄でお爺さんを親しみを込めて呼ぶ言いかた）を外来で診る機会がありました．家族皆に愛されていたおじいは毎回異なるご家族に連れられて外来へ来られました．ご家族と相談をしながら薬の調整などをしていましたが，ご家族のなかでも連れて来られる方によって見解が違ったり，おじいの病状についての理解度も異なっていたりとなかなかにぎやかな外来でした．幸いにもおじいはいつもにこにこしていて，薬の微調整をしたところで全く体調に変化はなく，沖縄のおじい・おばあの強い生命力を感じずにはいられない思い出深い外来患者さんでした．
　話が逸れましたが，もし悪性腫瘍などの診断名の告知や治療方針の決定などデリケートな問題が

絡む場合には，ご家族のなかでキーパーソンは1人の方にお願いし，なるべく他のご家族にはその方から情報共有をしてもらいましょう．しかしながら，ご家族のなかでも様々な事情があったりするのでケースバイケースではあります．どのような場合でもご家族に話をするときは，話の内容や同席者をきちんと記録に残し，キーパーソンの方にコピーをお渡しするなどして情報共有を積極的にしましょう．

9.「わかりません　最初はみんな　わかりません」

研修医の頃はわからないということが恥ずかしいこともあるでしょうが，知ったかぶりよりも何倍もかっこいいですよ．そして，どんなカリスマ医師でも最初はわからないことがあったのです．わからないということがわかる，これは大きな一歩です．

10.「ヒヤリとも　ハッ！ともしない　研修医」

わからないということがわからない．研修医になりたての頃は皆，そうでしょう．しかし1度か2度，ヒヤリ，ハッ！とする経験をすると，そこからものの見かたがかなり変わることがあります．何事も経験であり，経験してみないとわかりません．本コラムではリスクマネジメントについて注意喚起をする川柳を紹介してきましたが，どうか過度に回避的にならず，どんどん挑戦してください．矛盾しているじゃないか，と思われるかもしれませんが，リスク回避ばかりにとらわれているといつまでたってもヒヤリともハッ！ともしないままになってしまいます．上級医を見て，上級医から学び，上級医に相談をしながらいろいろな経験をして，患者さんに対しても自分自身に対しても本当の安全を提供できる医師になってほしいと心から願っています．

（及川沙耶佳）

第Ⅰ章 ■ 医療面接

6 小児の診察のしかた

　小児がよく受診する科として，小児科，皮膚科，歯科，耳鼻科などがあるとは思いますが，この4科のなかで耳鼻科は一番と言ってよいほどストレスがかかる診療科になります．本項で書くような小児の診察の方法について述べられたものが意外に少なく，完全にこの方法は筆者のオリジナルですが，経験上はとても有効ですので，ぜひ使ってみてください．

　筆者が研修医のときは，子どもはしっかりと動かないように押さえつけ，喉の奥を見るときは舌圧子を咽頭後壁に押し付けて「オエっ」となった反射を利用して見るのがコツだ．などと教わりました．動いて口を開けない子どもは片手で下顎を思いっきり掴んで，痛みで口を開けさせるんだ，などとも教わりました．

　確かにこれで効果が出る診察もあるのかもしれませんが，痛がっている子どもを見て親も悲しい顔，診察する自分も嫌な気分になってしまいます．そんなあるとき，ミャンマーで先天奇形の子どもたちに対して外科系の医療活動をしていた際にふと，子どもの距離を大切にしてあげると診察がスムーズにできるということに気がつきました．それ以来試行錯誤を加えながら，日本の診療室バージョンに改良したところ，かなり多くの方に喜んでもらえることがわかりました．そこで本項では，小児の診察をスムーズに行うコツをお伝えしたいと思います．これさえ守ることができれば，基本的に小児の診察は抑えずに行えますし，子どもは診察を頑張ってできたと自信にも繋がり，親からも感謝されるのでよいことづくしです．

　意思疎通のはかることができる3歳以上の子どもの診察，喉頭ファイバー，異物除去に至るまでかなり高い確率で患児を抑えずに行っています．

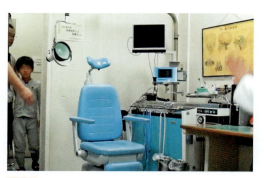

図1　挨拶

　小児科希望で耳鼻科を回ってくれる研修医の先生方も，筆者の小児の診察を見て多少のお世辞もあるかもしれませんが，とても喜んでくれています．

　この診察の根底に流れる原則というのは，子どもの自主性，自律性を重んじて，診察を理解してもらうことです．大人に対しても同様ですが，子どもの診察になると途端にこれが著しく欠如しがちです．そうならないように，1つずつ見ていきましょう．

STEP1 挨拶（図1）

　子どもへのアプローチはまず部屋の扉を開けた瞬間に行います．扉から一番離れた場所（机がある位置よりもさらに遠方）に椅子を置き，子どもが入ってきたと同時に「こんにちは」と笑顔で挨拶をします．これは，子どもが嫌だと思ったときに逃げることができる場所で，私のことをまず認識してもらうということを大切にしています．

　部屋に入りたがっていない子どもの場合は無理やり部屋に入れないようにします．なかには親が無理やり抱っこして部屋に入れてしまうことがありますが，その場合はもう1度外に出て

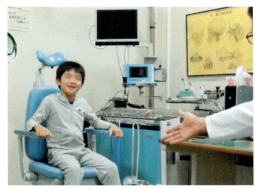
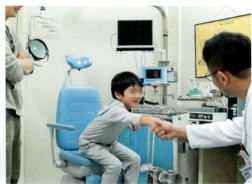

図2 スキンシップ

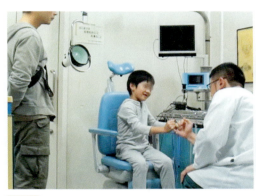
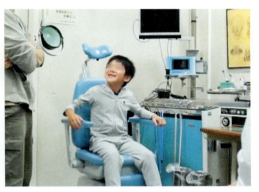

図3 約束

行ってもらい，部屋の扉は開けたままで，場合によっては待合の廊下に立った状態で挨拶をして，子どもの足で入ってもらうようにします．

STEP2 子どもに挨拶をする

自己紹介をしながら，子どもが何かしら答えることができる質問を用意して，自分の意思で会話のキャッチボールをしてもらうように仕向けます．

たいてい，年齢や下の名前は小さい子どもでも習っていますので，「大村〇〇くーん」とか「何歳ですか？」というような質問をします．

STEP3 スキンシップ（図2）

どんな方法でもよいですが，子どもから医師への距離を近づけてもらえるように，少し離れた場所に手を広げて握手をするゼスチャーをします．このときに自分から距離を縮めて私の手と握手をしてくれる場合は，OKです．躊躇していたり戸惑っている場合は次のSTEPに進むか，まずはお母さんと握手をしたり，子どもの足の先を軽く触ったりしながら，安心感をもってもらいます．

STEP4 約束（図3）

筆者の場合は指切りしながら（スキンシップ）約束をします．

「先生は，〇〇君の痛いことをしません．でももし痛かったり怖いと思ったりしたら，手をあげて教えてください．そのときは診察を一度おやすみします．だから耳・鼻・喉の診察をさせてください」というような具合です．これは，文字の通り無理やり診察をしないという約束になります．たいていSTEP3までうまく行

6 小児の診察のしかた 33

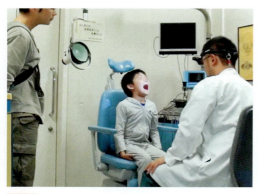

図4 はじめは器具を使わずに診察

えていればこれでかなり安心してもらえます．安心したときの顔がこの笑顔です（図3）．

STEP5 説明

診察をする場所が決まれば，それに使う道具の説明をします．

子どもの場合は説明しても今ひとつわからないこともあるので，どれか器具を自分に使ってみるというのが一番効果的だと思っています．

耳鏡なら耳へ，鼻鏡なら鼻へ，舌圧子は口へ実際に入れてみます．そして全然痛くないことを伝えます．

STEP6 診察

● 6-1 無理やり押さない

実際の診察のときに注意することは，決して押したり，力を子どもにかけないことです．例えば背もたれに寄りかかってもらったり，首を横に向けてもらうときも，あくまでも自分で動かしてもらうようにします．これを背もたれ側に体を押したり，首を横に向けるように押すと途端に子どもが怖がります．

● 6-2 最初は器具を使わないでみる（図4）

子どもの一般診察で器具を必ず使わなければみれないというのはありません．道具を使わないでこの子の診察をどこまでできるのか？ ということをしっかりと試してください．例えば，鼓膜や外耳道は耳鏡を使わずペンライトだけでみえることがほとんどですし，鼻は子どもに「豚の鼻やって」と言えば，鼻鏡を使わず粘膜の程度や異物の具合もみることができます．口もこちらが両手をあげて何も持っていないポーズをしながら，口を大きく開けて舌を出していれば子どもも真似して口を開けてくれます．咽頭炎の有無や魚骨異物も大抵は舌圧子を使わずある程度評価できます．

まず子どもに全くストレスをかけない状態で，できる限りの情報を得るようにしましょう．そのうえで器具を最小限使います．

● 6-3 器具を使うのは，まず痛くないところで，最小限に

器具を使われるのは，子どもは慣れていないと怖がります．そのため，この器具が痛くないものなんだということを口で言うのではなく，自分の口・鼻・耳に入れて見せてあげましょう．その後，舌圧子を含めすべての器具は必ず最初は手，その次は顔というように徐々に診察の場所に近づけていきます．舌圧子を口の中に入れるときも，まず最初は絶対に痛くない場所に舌圧子を置いて「痛くない？」と聞きます．例えば大人の診察の項でも書きましたが，口の診察の場合はまず頬の粘膜です．

もしそのときに子どもが「痛い」と言ったら，「そんなわけないでしょ」と診察を進めるのではなく，「痛い」というのは診察への拒否の言葉と捉えてください．必ずいったん器具を置いて一段階前のSTEPに戻ります．もう1度顔に舌圧子を当ててみて痛いかを聞く．痛くないと答えたら，また頬粘膜に舌圧子を当てて，痛いかと聞く．こうして少しずつ患児の不安を取っていきます．

ここまでのSTEPをやってくれれば，かなりの患児の診察をスムーズに行うことができると思います．ある程度信頼関係もできていますので，痛い思いも1度くらいは我慢してくれます．大人でも嫌がる人がいる喉頭ファイバーも，3歳からこの写真のように頑張ってやって

くれます(図5).

　ただし，痛い手技は大人の場合は2回，3回くらいは我慢してくれますが，子どもは1回が上限なので，手技の精度を高めておくことは最低限必要です．失敗は許されません．

　もちろん，それでも嫌がる子どもや，ろくな説明もなく痛い経験や怖い経験をさせられた子どもは，仕方なしに抑えることもあります．ちなみに，嫌がる子どもでもSTEPをしっかりと進めていく方法というのも存在しますが，上記の方法を使えばほとんど大丈夫だということと，嫌がる子どものSTEPを進めるのは，数種類の方法を使って試行錯誤をしながら進めていっているのが現状なので，このような本に書けるレベルではありません．

　ただ自分が親になって子どもへの診察をしっかりとしてくれる医師にかからせたいとさらに強く思うようになりましたので，小児の基本診

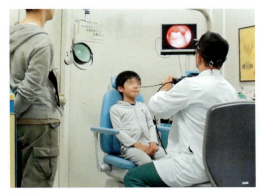

図5　喉頭ファイバーで診察を頑張る様子

察方法を項目に入れてもらうように，お願いしました．

　ちなみにこのような手順を踏んだほうがよい年齢は経験上10歳くらいまでだと思います．一見体が大きく必要ないかなと思っても，指切りをしたり，約束をしたりすると，とても安心したよい顔をしてくれます．

〔大村和弘〕

第Ⅰ章 ■ 医療面接

7 臨終の立会いかた

1 グリーフケアを意識する

あなたは，自分の肉親の死に立ち会ったことがありますか？　あるとすれば，その場面をどのように思い出すでしょうか？

死のなかには十分なアドバンス・ケア・プランニング（→7頁参照）を経て本人も家族も覚悟した死もあれば，人生の頂点で突然鬼籍に入ることになる不条理な死もあるでしょう．また幼い子の死はいつでもとても受け入れがたいものです．

どのような死も主人公はその亡くなる方であり，それを受け止めなくてはならないのは家族あるいは親しい友人です．そして，死は家族にとって大きな喪失体験ですので，その後家族が立ち直っていく悲嘆の過程において臨終の時の状況が大きく影響することがあります．

例えばDNAR（do not attempt resuscitation）オーダーのある患者さんがいたとします．いよいよ死が迫ったということになり，ご家族を呼び集めたところ，お子さんが1人だけ到着しない状態で患者さんの心拍が停止してしまいました．このときにあと10分で到着するご家族の到着を待たずに死亡を宣告してしまえば，この方は「親の死に目に会えなかった」という悔いを一生背負っていくことになるかもしれません．

とすれば医師として臨終に立ち会うとき，死を正しく診断することはもちろん大切ですが，遺族のグリーフケア*を意識して行動することも同様に大切です．

> *家族との死別など，親しい人との離別体験による深い苦悩，すなわち悲嘆（グリーフ）から回復する過程への支援．

2 看取りの場面のポイント

これらを踏まえて，看取りの場面で私が心がけていることをお示しします．

①病室内に心電図モニターがあると，臨終の場面において医師も看護師もそして家族さえもそちらばかり気になって主人公であるはずの患者さんに目が向かない状況になってしまうため，モニターはベッドサイドに置かないようにします（図1）．

②死が数日以内に迫っていると思われる兆候（意識の低下，下顎呼吸，死前喘鳴など）が現れたとき，キーパーソンである家族に「残念ながら残された時間は数日以内と思われます．必要な方にお会いになっておいてください」などと説明します．

③いよいよ臨終が迫ったときには，必要なご家族に集まっていただくよう告げます．

④最期のときを患者とご家族で過ごしていただく間，どうしてよいかわからないご家族も多くいますので，ご家族には患者の手を握る・手足をさするなどしてもよいし，「最後まで耳は聞こえているそうですから」と患者に話しかけてもよいことを説明します．

⑤「ご本人とご家族のプライベートな時間を大切にするために自分は別室で待機していますので，必要な方がそろったらナースステーションに声を掛けてください」と説明し，担当看護師に状況を説明したうえで必ず連絡がつく状態で待機します．

⑥心電図モニター上心停止となり，ご家族が揃ったのちに病室を訪れます．

⑦ご家族のなかに小児がいる場合でも，お別れの体験をすることが大切なので，できれば病室に入っていただきます．

⑧死の三兆の確認：静かに「拝見させていた

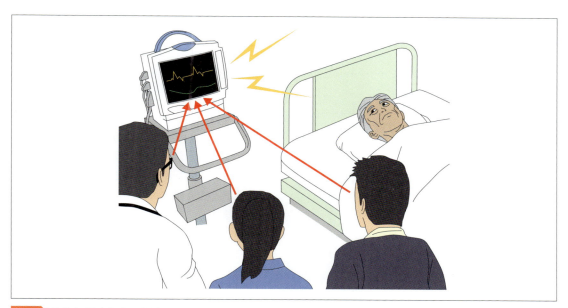

図1 蘇生処置をしない場合のモニターの不適切な位置

ベッドサイドにモニターがあると，医療者も家族もモニターの波形・アラームばかりが気になり，主人公の患者が不在となってしまう．

だきます」と告げ，ゆっくりと胸部視診・聴診で心拍・呼吸が停止したことを確認したうえで十分明るいペンライトで左右瞳孔の対光反射の消失を確認します．

⑨「残念ながら」「大変長く頑張りましたが」など前置きをしたうえで，正確な時計で時刻を確認し，「○時○分，ご臨終です」と皆に聞こえるようにはっきり宣告したうえで患者に一礼します．看病をしていた家族がいれば「大変頑張りましたね」など声をかけて，ねぎらいます．死亡宣告した時刻は絶対に忘れないようにします．

⑩死後，中心静脈カテーテルの抜去などの処置もありますが，まずはキーパーソンに「しばらくご家族だけでお別れをしてください．あとで処置がございますのでよろしければお声掛けください」と告げて医療者は退室します．ただし，気管挿管されている場合は，「これはすぐに抜いて差し上げましょうか」と声をかけ，家族が同意すればすぐに抜去します．

⑪家族から声が掛かったら，主だった方に別室にお移りいただき，病状経過を説明します．その際，病理解剖をさせていただく依頼も忘れずします．病理解剖をさせていただくことは，生前の患者・家族と医師の信頼関係を示す勲章であることはもちろんですが，別の側面もあります．東京高裁平成10年2月25日判決では，「一般に，解剖が，患者の死因解明のための最も直接的かつ有効な手段である」と判示され，医師が，死因解明にあたり解剖の提案をしてその実施を求めるかどうかを遺族に検討する機会を与えることが，具体的事情によっては法的義務と認められる，と指摘されています．

⑫病理解剖を実施しない場合は速やかに，実施する場合は解剖に立ち会い，その結果を含めて死亡診断書を記載・交付します．このとき，死者の氏名の漢字や生年月日が戸籍と一致しないと役所で死亡届が受理されないため，記載した死亡診断書を必ず遺族に見せ確認していただきます．

⑬可能であれば，病院からの出棺に病棟スタッフとともに立ち会います．

（濱口明彦）

第Ⅰ章 ■ 医療面接

8 フィードバック

1 フィードバックのしかた

　好ましい行動に対するフィードバックでは，「その好ましい行動」に対して，①「その好ましい行動」を確認し，②学習者が「その好ましい行動」をどのように思っているかを聞き，③「その好ましい行動」に有益な効果があることを説明し，④今後とも学習者が「この好ましい行動」を続けていくことを確認します．

　好ましくない行動に対するフィードバックでは，「その好ましくない行動」に対して，①「その好ましくない行動」を確認し，②学習者が「その好ましくない行動」をどのように思っているかを聞き，③「その好ましくない行動」がなぜ好ましくないかを説明し，④今後，学習者が「その好ましくない行動」を避けるようにすることに納得を得ます．

2 フィードバックは形成的評価である

　研修医が2年間で，指導医も研修医も合意している「到達目標」を身につけるために研修期間中に頻繁に，しかも現場で行う形成的評価としてフィードバックは重要です．positive feedback，すなわち，よい行いを今後も継続してもらうためのフィードバックでは，指導医が研修医の「その好ましい行動」に対して，どうして「好ましい」と判断したかを研修医にわかるように説明し，次に研修医がその行動を「好ましい」と思うかどうか研修医の省察を引き出し，なぜ「好ましい」のかを指導医と研修医の双方が納得できるまで対話することで，研修医がこの「好ましい行動」を今後とも継続することができるようにします．negative feedbackでは，「好ましくない行動」を研修医が今後繰り返さないために，研修医にその行動が好ましくないことを納得してもらうことを目的にしています．筆記試験や客観的臨床能力試験（OSCE）とは異なり，現場での行動を評価するのは文脈のなかでの評価であり，真正の評価でもあります．この真正の評価を形成的評価として積み上げることで，研修医が2年間という限られた期間で「到達目標」を達成するための支援を行うのです．

3 フィードバックはフォーカスの当たった行動を対象にする

　研修医にその行動が「好ましい」のか，「好ましくない」のかを理解してもらうためには，「その行動」にフォーカスを当て，研修医がどの行動についてフィードバックを受けているのかがわかるようにしなければなりません．

　そのためには，フィードバックはできるだけその行動がなされたときに行うことが望ましいでしょう．医学生の臨床実習ではよく，医学生が月曜日にしでかした失敗を，金曜日の反省会で指導医が注意することを見かけますが，これでは医学生がどの行動について評価されているのかがわからないために，指導医の評価が「いちゃもん」にしか聞こえません．フォーカスの当たっていないフィードバックは「いちゃもん」なのです．

　「いちゃもん」にはフィードバックを受ける側の納得性が得られないため，その後の行動の変化を期待できないばかりか，指導医は医学生や研修医からの信頼を失うことになります．医学生や研修医がそのフィードバックによって自分自身が成長したと感じれば，指導医としての尊敬を得るでしょう．

4 フィードバックは「省察」を促す手段である

よいフィードバックは研修医の「自己省察」を引き出します。フィードバックでは、指導医が「その行動」を研修医にどう思うかを問うことから始まります。自分の行動を振り返ることを求めているのです。同僚や患者・家族に対する自分の行動を振り返ることで、自分がなぜその行動を起こしたのか、自己分析をすることは経験学習において重要な要素です。行動を起こすという判断には、価値判断が伴い、その価値判断は研修医自身の持っている知識と経験が基盤となっています（知識なくして判断はできません）。自分の行動がどのような知識と経験から出てきたことなのかを省察することで、成長途上の研修医を省察的実践家に育てることになるのです。自分が経験したことを振り返り、自分の課題を見つけ、それを解決する力を養成することが生涯学習の基盤作りです。自分の経験から学べる医師は、他者の失敗からも学ぶことができるでしょう。フィードバックは省察という学習過程を踏むことにより、生涯学習能力をも育てる手段となるのです。

5 フィードバックは研修医が振り返られる環境で行う

フィードバックは「その行動」について指導医と研修医が対話することから始まります。研修医が自分の行動を振り返るには、指導医の話を聞ける環境、自分の行動を振り返ることのできる環境はなければなりません。特に negative feedback では、自分自身が気づいていないことを指摘されることになるため、指導医がなぜ「好ましくない」と考えるのかを推し量る時間と周りを気にしないで済む安全な環境が必要です。気づいていないことを指摘されたとき、研修医の頭のなかはまず、「なぜ」から始まり、指導医は何を言っているのかの分析に進み、どうして指導医はそのような価値判断をするのか

指導医の思考をなぞり、次に自分の行動を振り返り、自分なりの結論を得ようとします。研修医がこの思考過程を踏むには最低 15 秒はかかるでしょう。研修医の思考過程を待つだけの度量が指導医には求められます。そして研修医にはゆっくりと指摘事項の分析をする時間が必要です。フィードバックには納得性が不可欠です。この納得性を研修医から引き出すためにはフィードバックを行う環境も重要な視点となります。

6 フィードバックは指導医をも育てる

フィードバックは、指導医が研修医の行動を観察していることが前提となります。他者の行動を観察し、その行動の問題点やよい点を判断する活動は、指導医自身の省察をも促しています。他者を見て、自分を振り返り、自分の問題点に気づくという省察的実践を日々行っている指導医と、そうでない指導医とはおのずと判別可能でしょう。研修医の行動を観察する目をもつ指導医は、同僚の行動や患者・家族の行動も他者の行動としてそこから学んでいるのです。また、フィードバックする、しないには価値判断が関係しています。指導医が研修医にフィードバックを行うには、自分自身の価値判断とそのよりどころについても自問自答しています。これも省察的実践にあたります。このような経験を多く積むことで、指導医は医師としての能力を積み上げていくことになるのです。

7 グループでのフィードバックは教育的である

これまで指導医と研修医の 1 対 1 でのフィードバックを念頭に述べてきましたが、フィードバックには、グループ内で行うものもあります。医学生の医療面接演習では、1 人の医学生が模擬患者への医療面接を行い、それを他のグループメンバーが観察して、医学生同士で同僚

評価を行うことが多くあります．このセッションは，他者の行動をどのように観察するか，またその観察結果をもとに，相手の気づきを促すフィードバックとはどのように行うかのトレーニングとなります．

相手の気づきを促し，相手の行動変容を引き出すためには，相手の納得を得るコミュニケーション力が求められます．すなわち，自律性支援です．研修医も患者も同じですが，継続的に自分の行動を変えるためには，自分が決めたというステップが重要です．人に言われたからやる，指導医が怖いからそうする，では継続的な行動変容にはつながりません．自分が納得して，自分で決めたことだから，やるしかないという段階にもっていく技は医師にとって大事な能力です．気づきを促すためには，相手の価値観や考え方を受け入れる力が必要となります．ディスカッション（discussion）という言葉は，パーカッション（percussion）やコンカッション（concussion）を語源としており，ともすれば相手をたたきのめすようなニュアンスを含みます．相手の価値観や考え方を知るためのコミュニケーションは，ダイアローグ（dialog）でなければなりません．フィードバックはダイアローグを介したものでなければならないのです．

参考文献

1) Dent JA, et al：A Practical Guide for Medical Teachers, 4th ed. Churchill Livingstone Elsevier, 2013
2) Swanwick T：Understanding Medical Education Evidence, Theory and Practice, 2nd ed. Wiley-Blackwell, 2014

（福島　統）

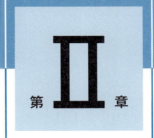

基本診察法

1 頭頸部：頸部診察

1 頸部を面の集まりで見る

本項では，頸部の診察のコツをお伝えします．そのコツはずばり，頸部を面の集まりで見るということです．

言い換えると，頸部を構成する大きな筋肉と構造物を理解することで頸部の診察が非常に楽になります（図1）．

大きな筋肉：胸鎖乳突筋，僧帽筋

その他構造物：

【骨】下顎骨，鎖骨，舌骨

【軟骨】甲状軟骨，輪状軟骨，気管

これだけの構造物の名前および場所がわかれば，頸部の診察がとても楽になります．もちろん，他に知っておけばよい構造物の場所は以下に示すものなどがありますね．

【血管】頸動脈，外頸動脈

【唾液腺】耳下腺，顎下腺

これらものちほど触診のしかたと，確認のしかたをお伝えします．さて，まずは頸の解剖を見てみましょう（図2）．

ここで重要なのは，筋肉と骨が作る溝があることです．例えば，図3a の白で示した，胸鎖乳突筋が鎖骨と胸骨に付く際に二股になっていること，緑で示した僧帽筋，白で示した胸鎖乳突筋，鎖骨がおりなす三角形，頸部の正中部分を見ると，左右の前頸筋の間は青で示した舌

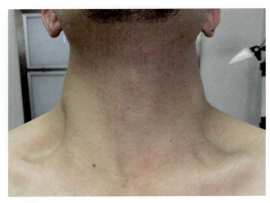

図1 頸部の観察

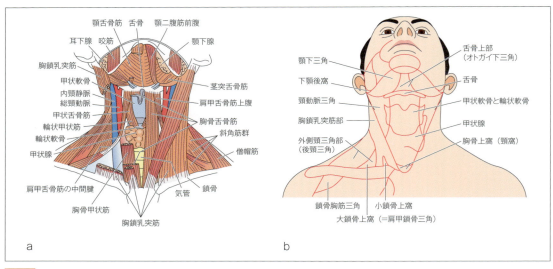

図2 頸部の解剖

骨，茶色の甲状軟骨，オレンジの輪状軟骨，気管があること，などがあります．

図3b を見てみると，名前が付いている三角や，〜窩というのは，この筋肉と骨・軟骨が作る場所を指します．この三角や〜窩を平面としてしっかりと意識することが一番重要です．

ぜひこの写真を見ながら，三角形やくぼみの部分を指で押してみてください．筋肉の上は指が入らないですし，このくぼみの部分は指が簡単に入ります．

ここまでが頸部の診察で必要な最低限の知識になります．

この三角形をイメージできたら，その三角形の奥にどのような臓器があるのかを簡単に覚えておきましょう（図4）．顎下腺や甲状腺，頸部動静脈などがありますね．

2 触診に必要な知識

この知識をもって，診察に移る…前に今度は触診をする際に必要な情報のおさらいをしてみたいと思います．頸部が腫れているとき，どのような点に注意して診察をしていきますか？

この際は，5W1H ならぬ，3W1H が必要です．
Where：どの場所に，What：何の組織が，How：どのように，Why：なぜ腫れているのか，ですね．

where どの場所に？

頸部といっても広い範囲がありますので，場所を示すまたは上級医に伝えるには，シェーマで示す方法と解剖学的な名前を用いる方法があります．解剖学的な名前としては，胸鎖乳突筋後縁，鎖骨上縁とか，胸鎖乳突筋後縁，甲状軟骨の高さなどです．

もちろん，名前の付いている場所であれば，鎖骨上窩とか顎下三角などという表現でもよいかもしれません．例えば鎖骨上窩の Virchow リンパ節などのように，婦人科系のリンパ節転移を疑うものも有名ですね．

シェーマで伝える方法としては，筆者は図5に記載しているシェーマを利用しています．このシェーマの特徴は，胸鎖乳突筋・僧帽筋，下顎骨・鎖骨，甲状軟骨をしっかりと明記しているところにあります．

あまり複雑にしてもシェーマは使いにくいので，自分が使いやすく，しかし，ある程度の精度で人に伝えることができるものを自分なりに作るのもよいかもしれません．

最後に，この図では伝わりませんが，重要なことの1つに，この場所というのは，深さも含まれます．表在にあるのか，深部にあるのか，リンパ節であれば，胸鎖乳突筋の裏にある，内

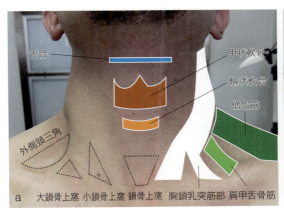
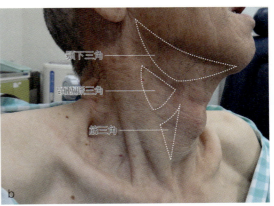

図3 頸部を面の集まりでみる

1 頭頸部：頸部診察

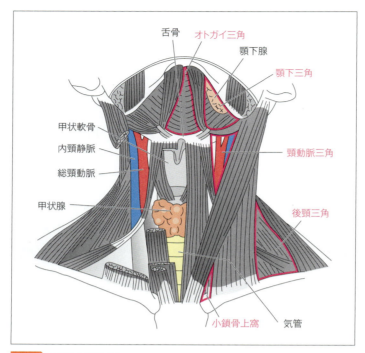

図4 頸部の三角形

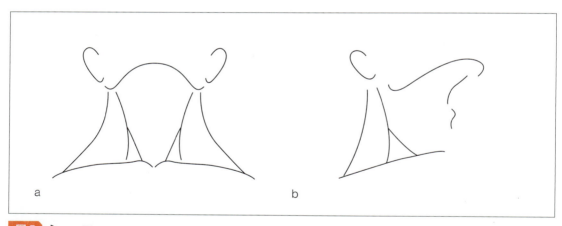

図5 シェーマ
a：正面．b：側面．

頸静脈周辺の深頸リンパ節なのかによって考える疾患が変わってきます．胸鎖乳突筋の裏の深頸リンパ節などの腫脹の場合はやはりリンパ節転移を考えてしまいますし，表在のリンパ節だと反応性を考えてしまいます．

what 何の組織が？

頸部には筋肉，顎下腺，甲状腺，血管，リンパ節などがあります．おおよその場所がわかるとそこにある組織が絞られてきます．場所と組織はリンクしますので，ぜひ写真を見て，組織の場所を覚えましょう．

なお，甲状腺に関しては，気管とBerry靱帯というもので強固にくっついていますので，嚥下とともに動きます．これは甲状腺の診察の際に有用な判断方法の1つになりますね．

how どのように

どのようにと言われてもなかなかピンと来ないと思いますが，評価する項目としては①可動性，②痛み・発赤・熱感，③硬さ・波動の有無，を見ています．

①可動性というのは，特に腫瘍などで周囲の組織に浸潤している場合や，蜂窩頭頸部診察の織炎などのように炎症が広がっていて可動しないような場合は，組織全体が硬くなり可動性が悪い評価になります．一方で，リンパ節のみの腫脹，甲状腺のみの腫脹など周囲組織への波及がない場合は比較的動きます．

②痛み・発赤・熱感は炎症ですので比較的評価しやすいです．ただ，炎症が実は腫瘍性病変にともなって起きていることなどもありますので，これが治ったからといって安心はできません．特に繰り返しての同じエピソードがある場合は画像での評価などを追加する必要があるでしょう．

③硬さ・波動の有無の評価は難しいです．硬いか柔らかいかというのは五感になりますし，波動なども本当に緊満している嚢胞などは腫瘍性病変に間違えてしまうこともあります．ただ，明らかに波動があるもの，明らかに石のように硬いものなどもありますので，ぜひいろいろな疾患を診察してみて，自分のなかでのレパートリーを増やしてみてください．

why なぜ腫れているのか

腫脹の原因は①炎症性腫脹，②腫瘍性腫脹，③反応性腫脹，の3つに分かれますね．

①これがおそらく一番多いとは思いますが，炎症を示唆する四兆候は診察で確認できますので，発赤・腫脹・発熱・疼痛があれば，治療に反応して軽快してくるはずです．ただし，繰り返す炎症を起こしている経過がある場合は，唾

石，下咽頭梨状窩瘻，腫瘍などのその他の原因を探しましょう．

②これが一番重要になってきます．可動性が消失していたり，明らかに硬ければ簡単に疑うことができますが，リンパ腫などはあまりリンパ節が硬くないこともありますので，明らかに増大のあるもの，頸部いたるところにリンパ節腫脹のあるもの，群発しているもの，頸静脈周辺や深部での腫脹は（腫瘍性病変の可能性が高いため）なおさら追加精査が必要になります．リンパ節であれば原発巣の評価も合わせて行いましょう．

③これは除外診断になりますので，5mm程度で縮小傾向などという場合以外は念のため検査が必要となることが多いです．

3 いよいよ診察へ

さあ，いよいよ診察です．①視診，②触診，③場合により聴診，の順番で進めていきます．

A 視診

視診は図3，4の平面の構成図を今一度見て，実際の頸部と照らし合わせてみてください．

図6の首はどうでしょうか？　もうおわかりですね．左側の女性は顎下三角が腫れていますね．ここにある臓器は，顎下腺かリンパ節になります．

右側の女性はどうでしょうか？鎖骨上窩に腫脹がみられますね．ここにある臓器は甲状腺かリンパ節になります．

このように，視診の時点で何が腫れているのかを考えながら，問診や次に必要な診察を考えます．

B 触診

次は触診です．触診の順番としては以下のようになります．

① 浅い位置の診察（図7）

一本一本の指の腹で，頸部全体を押していき

1　頭頸部：頸部診察　**45**

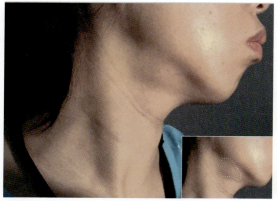
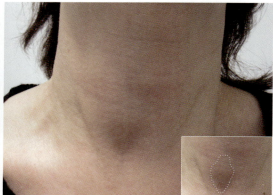

図6　実際の患者の頸部

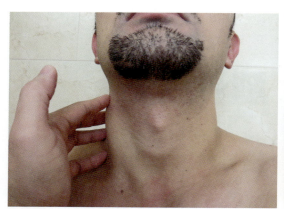

図7　浅い位置の診察

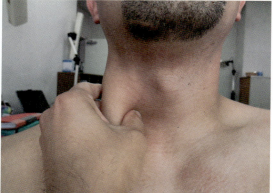

図8　深い位置の診察

ます．このとき，筋肉と筋肉のない場所をしっかりと感じ，筋肉のない場所に何か腫脹しているものがないかを見ます．

頸動脈の位置を触ると痛がる人もいますし，両側同時に押してしまうと意識消失してしまうこともあるので，注意してください．

❷ 深い位置の診察（図8）

今度は，深頸部の診察のために，胸鎖乳突筋をしっかりつかんで，持ち上げながら，その奥にあるリンパ節や腫瘍性病変がないか見ます．

❸ 顎下部・鎖骨上窩の診察（図9）

その後，顎下部と鎖骨上を指でほるように診察をします．下顎骨や鎖骨に指を引っかけるようにその奥にあるリンパ節や腫瘍を診察します．

顎下部は特に反応性に腫脹しているリンパ節を触知することが多いエリアです．下顎骨や鎖骨が近い場所なので，骨との癒着がないかどうか見ることも重要です．

❹ 鎖骨上窩の診察（図10）

鎖骨上窩に指を入れて，気管が偏移していないかどうかを見ます．偏移している場合は，肺がんや頸部リンパ節転移などを考えます．

❺ 甲状腺の診察（図11）

甲状腺は気管にくっついていますので，嚥下とともに指に触れるようにします．

これらの所見をまとめて，カルテであれば，先ほどのシェーマに書き込みます．図12のように記載して，終了になります．

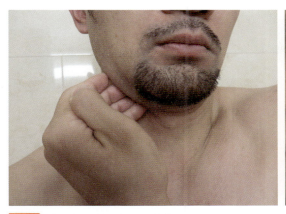
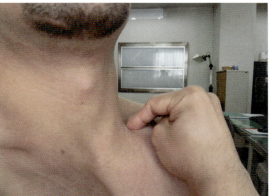

図9 顎下部，鎖骨上窩の診察

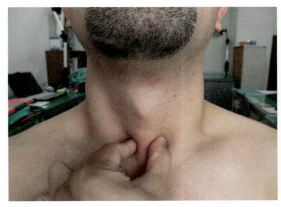

図10 鎖骨上窩の診察

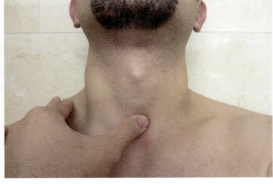

図11 甲状腺の診察

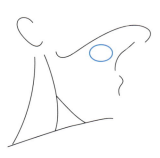
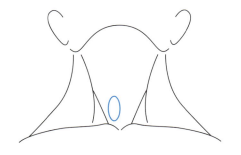

顎下三角に2cm×1.5cm大
弾性硬　可動性良好
顎下部リンパ節疑い

右の鎖骨上窩に2cm×1cm
弾性　波動触知
嚥下に伴い動く
甲状腺嚢胞疑い

図12 顎下部，鎖骨上窩の診察

1　頭頸部：頸部診察　47

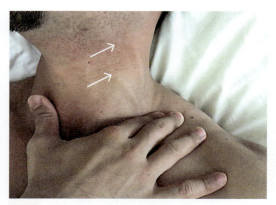

図13 頸部圧迫で外頸静脈が目視できる

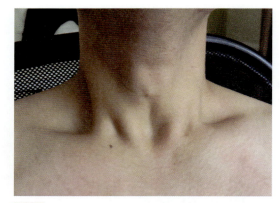

図14 吸気時の陥没，上気道狭窄を示唆する所見

4 さらに一歩先へ！！

A 静脈ルートとしての外頸静脈

　筆者は今は耳鼻咽喉科をやっていますが救急救命科で1年間働いていたことがあったので，一時的な点滴ルートとしての外頸静脈には非常に助けてもらいました．

　特に，外傷の患者で血圧も保てず，末梢の血管確保が難しいときに，図13のように頸のつけねを圧迫すると外頸静脈が怒張するので，比較的簡便に点滴をとることができます．ただ，合併症としての気胸はこのような患者は命取りになりますので，確実にそのような合併症の起こらない場所での血管確保が重要なことはいうまでもありません．

B 目で見る呼吸

　呼吸回数を測る際に，胸の動きを見るだけでなく，ぜひ吸気時や呼気時に今回勉強した三角形の部分が陥没や怒張していないかどうか見てください（図14）．呼吸努力がある場合は，この三角形が陥没や怒張してきますので，注意が必要になります．

（大村和弘）

2 頭頸部：口腔内

第Ⅱ章■基本診察法

本項では，顔面の診察（主に口腔内）について述べていきます．

1 口の診療

口は反射が起きる場所なので，診察の際にとても重要なことがあります．それは，反射を起こさないで診察をするということです．

私が研修医のとき，上級医から「舌圧子を無理やり喉の奥につっこんで，反射を起こして喉の奥を見るんだ」と習いましたが，どう考えてもそれは間違えです．特に口腔内の炎症が強くて開口障害があるような症例で，上記のような方法でしか喉の奥が見れないとなると，診察自体ができないばかりでなく，その診察をすることで患者の状態を悪化させてしまう場合があります．

では，どうすれば反射を起こさないのか？
①患者との呼吸を合わせる
②舌圧子の使いかた，および診察の順番
③最初は優しく，刺激を少なく
④評価するポイントをしっかりと決める

この4つになります．どれ1つ足りなくても，よい診察にはなりません．必ずこの4つを守りましょう．

さて，皆さんは口腔内の診察に舌圧子を使っていますか？ 実はほとんどの患者で舌圧子は必要ありません．というのも舌圧子を使わなくても大抵の患者の咽頭後壁は見えますし，評価ができます．

では，口腔内のどこを評価していますか？

A 口腔内診察のステップ

STEP1 口全体

まずは口を開けてもらい，この段階でどの程度口腔内の観察ができるのかを確認します．

そして，患者との呼吸を合わせることが大切になります．

図1aは口をただ開けたときのものです．この写真だとある程度観察はできるのですが，ここで患者に「あー」と言ってもらいましょう（図1b）．

患者にストレスをまったくかけずに，口腔内

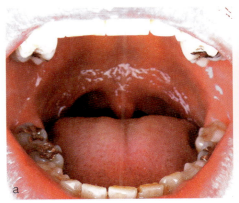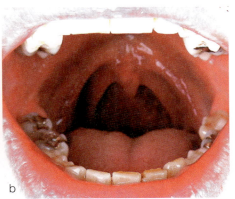

図1 口全体の診療
a：通常の口腔内．b：「あー」と声を出した状態の口腔内．

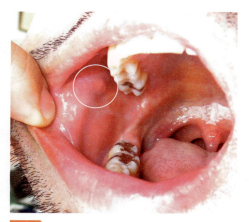

図2　頬粘膜の診療

の診察がかなりの範囲までできますね．このときに皆さんが「せーの」と言ったタイミングで患者が「あー」というようにしてもらってください．ここで皆さんの掛け声と患者の「あー」という声を出すタイミングや，「あー」というのをやめるタイミングがうまく合うまで，しっかりと続けます．

STEP2　頬粘膜（図2）

STEP1で頬の粘膜が全部観察できるときは必要ありませんが，緊張が強くて舌に力が入ってしまっている人や，そもそも解剖学的に咽頭後壁が見えない人の場合は，舌圧子を使わなければなりません．

ただ，いきなり舌圧子を反射の起きる場所に置くことは絶対に避けなければいけません．まず患者にこれから何を口に入れるのか？ということを説明する必要がありますね．ただ，忙しい外来中にわざわざこれが舌圧子です．特に痛いものではありませんなどと1人ひとりに説明するのは，効率的ではありません．

そのため，舌圧子が痛くないもので怖いものではないということを暗に患者に伝えるべく，まず舌圧子を使って頬の粘膜を見ます．頬の粘膜であれば絶対痛くないですし，反射などによるストレスもかかりません．

ついでに頬の粘膜にあるものとして，唾液腺の開口部があります．顎下腺炎・耳下腺炎などの患者や，口腔の乾燥を訴える患者など，必ず顎下腺・耳下腺を押して唾液の性状や流出の有無を見ることが必要になります．場合により双手診を使用することもあります．

STEP3　舌

舌は，表面の性状を見るのですが，舌の先端を硬口蓋に当ててもらい，顎下腺からのWharton管開口部（図3a）の観察や，舌の側面に癌ができやすいので，舌側面を観察し，場合によっては図3bのように舌を引っ張って舌縁の奥を見ます．

上記3点をおさえて，実際の口腔所見とシェーマの関係を図4で示しています．

2　耳の診察

耳を診察することはあまりないとは思いますが，OSCEでも耳鏡の使いかたに関しての項目はありますし，今一度思い出してみましょう．この方法がわかり外耳炎と中耳炎の評価ができると日常診療に役立つと思います．

診察に入る前に，耳鏡の持ちかたおよび患者の体勢をお伝えします．まず患者の体は正面を向けて座ってもらいます．そのうえで首だけを横に向けてもらいましょう（図5）．この理由は2つあります．①いちいち患者の左右に移動する手間が省ける，②患者が痛がったときに肩をすくめることがあり，処置などをする際には器具が肩に当たってしまい，危ない場合があるためです（図6）．

そのため，耳鏡の持ちかたに関しても図7のように工夫をすることでスムーズに診察ができます．

診察のコツとしては，左手で外耳道を外側上方に牽引し，右手の小指で耳鏡を患者の距離をしっかりと一定に保つことです（図7）．

外耳道の大きさや走行は人によって違いがあ

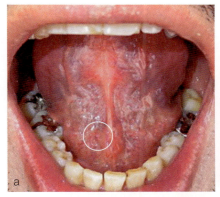
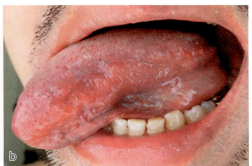
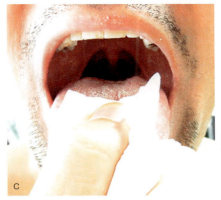

図3 正常の口腔内

a：白丸はWharton管開口部．
b：舌を引っ張って舌縁の奥を見る．
c：親指を上にして舌を持つと舌を引き出しやすい．

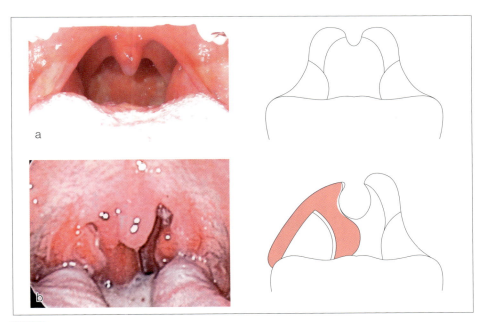

図4 実際の口腔所見とシェーマ

a：右扁桃周囲炎＋咽頭側索炎の実際の口腔写真とシェーマ
b：右の口蓋扁桃に白色の膿が付着しており，前口蓋弓から後口蓋弓の腫脹，口蓋垂の腫脹も伴っている．

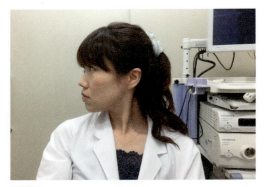

図5 耳鏡診察時の患者の体勢

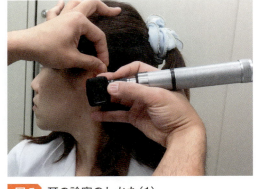

図7 耳の診察のしかた(1)

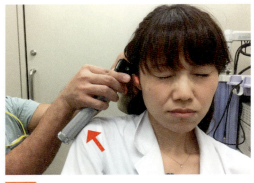

図6 横から行うと器具が肩に当たってしまう

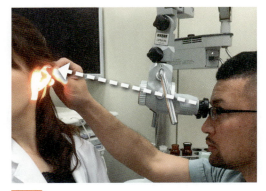

図8 耳の診察のしかた(2)

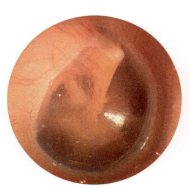

図9 正常鼓膜の所見

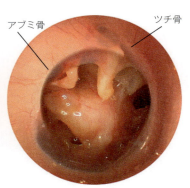

図10 鼓膜の裏の構造物

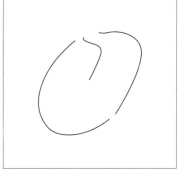

図11 カルテの記載例

りますが，診察の際には目の位置は下から少し上を見上げる形で，やや外側向きに行います（図8）．

この方法を使って，ぜひ耳の診察を少しずつやってみてください．鼓膜の所見は図9のように見えます．図10は鼓膜の裏にある構造物に

なります．耳小骨や耳管開口部が見えます．

耳のカルテは図11のようにシンプルに記載されることが多いです．

（大村和弘）

第Ⅱ章■基本診察法

3 眼科

眼科学的検査のほとんどで特殊な検査器具を用いますが，今回はベッドサイドでもできる眼科診察法を記します．

1 問診

問診は，いかなる場合でも重要です．症状からある程度の診断がつくといっても過言ではありません．

2 視診

眼瞼・眼球の異常の有無を確認します．

A 眼瞼下垂

まずは下斜視眼・強度遠視眼や眼球後退症などの偽眼瞼下垂を除外します．原因としては，上眼瞼挙筋麻痺をきたす動眼神経麻痺，Müller筋麻痺を起こす Horner 症候群，重症筋無力症，コンタクトレンズによる眼瞼下垂，老人性眼瞼下垂などがあげられます．

B 眼球突出

診断の遅れが失明につながることがある急性眼球突出に注意しましょう．1〜2週間の急性発症，疼痛，視力・視野障害をきたした場合は，副鼻腔炎からの波及による眼窩蜂窩織炎や眼窩膿瘍などを考え，すばやい診断と治療が重要になります．

小児の急性発症では横紋筋肉腫にも注意します．慢性眼球突出には，眼窩腫瘍や甲状腺眼症があります．

C 外傷

眼瞼腫脹が高度で開瞼困難な場合には，開瞼器で慎重に開瞼し眼球を観察します．

眼球穿孔が疑われる場合は，無理に開瞼すると穿孔創から眼球内容が脱出することがあるので，眼科医に任せたほうがよいでしょう．

眉毛外側部への鈍的外傷では，視神経損傷の合併も考えられますから，視力・視野・瞳孔異常の有無を確認し，異常があれば眼科へ依頼してください．

下眼瞼内側部に切創がある場合には涙小管損傷に注意しましょう．眼瞼縫合はその構造を理解している眼科医あるいは形成外科医に任せるほうがよく，緊急の場合には，仮縫合を行い，後日，依頼してください．

3 視力検査

視力検査には視力表を用いますが，ベッドサイドでは視力表はありませんから，重篤な障害，つまり光覚（比較的強い光がわかる），手動弁（眼前での手の動きがわかる），指数弁（指の数がわかる）の有無を確認します．指数弁はおよそ 0.02 の視力に相当します．また，新聞を読めれば視力 0.4 程度です．

4 視野検査（対座法）

被検者と 50 cm ほど離れて対座し，図 1 に示すように，被検者は片眼を遮閉し，検者は閉瞼し，相対する互いの眼を固視します．2 人の間で等間隔になる平面上の 4 象限にて，指の数がわかるかを調べます．また，より詳しく検査を行うときには，8 象限において，指先を視標として，指先を周辺から中心に向かって移動させ，指先がみえたら答えさせてください．検者の視野の範囲と比較し，異常の有無を確認します．

垂直経線を境に耳・鼻側で差がある場合には頭蓋内病変の疾患の存在を考え，精査を行いま

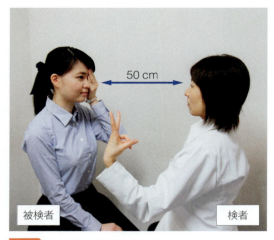

図1 視野検査（対座法）

〈検査方法〉
被検者は片眼を遮蔽し，検者は閉眼し，相対する互いの眼を固視する．
等間隔になる4象限で指の数がわかるかを調べる．異常があると疑われるときには8象限において，指標とする指先を周辺から中心に向かって移動させ，指先が見えたら答えさせる．
〈判定方法〉
検者の視野の範囲と比較して異常の有無を確認．
垂直経線を境に耳・鼻側で差がある場合は頭蓋内病変の疾患が疑われる．

す．両耳側半盲では下垂体近傍疾患を，同名半盲では視放線から後頭葉障害を疑います．また，水平経線での上下差は視神経疾患を疑わせます．

5 瞳孔検査

輻湊反射をなくすために被検者に2m以上の遠くを見てもらい，視線を遮らないようにし，瞳孔の形・位置や大きさ・反応を検査します．大きさ・反応の測定では，被検者眼の外側あるいは下方から，瞳孔計をなるべく患者に近づけて測定しますが，患者に触れないように注意してください．

A 瞳孔不同症（瞳孔の出力系異常）

必ず明所・暗所両方で検査します．暗所の検査は半暗室で行ないます．明所検査はペンライ

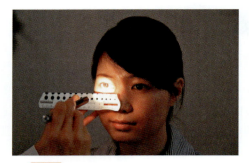

図2 瞳孔検査

トを下方から両眼に均等に光が入るようにして測定します（図2）．

副交感神経系異常の動眼神経麻痺では，瞳孔不同は明所で目立ちます．交感神経系異常のHorner症候群では，暗所で明瞭になり，軽症な眼瞼下垂もみられます．Argyll Robertson瞳孔では，両眼性で縮瞳しています．対光反応は欠如しますが，輻湊反応は保たれます．瞳孔緊張症 tonic pupil（Adie症候群）は，中年女性の片眼に多くみられ，深部反射の欠如を伴います．瞳孔はその多くで散瞳しますが，長期間経過すると縮瞳傾向を示します．対光反応は欠如もしくは遅延し，輻湊反応は存在しますが，反応は緩徐（いわゆるtonic）であり，時間をかけて縮瞳します．開散による散瞳でtonicがわかりやすいです．各種疾患における瞳孔不同症の特徴を表1に示します．

B 対光反応（入力系異常）

半暗室において遠くを見せてください．弱い光だと反応が分かりづらいため，眼底鏡などの十分に明るい光を片眼の瞳孔へ入れ，瞳孔反応を観察します（図3）．網膜や視神経が完全に障害されたときには患眼の直接瞳孔反応と健眼の間接瞳孔反応は欠如しますが，輻湊反応は保たれます．

C 相対的瞳孔求心路障害 relative afferent pupillary defect（入力系異常）

対光反応検査と同様に，半暗室において遠く

表1 瞳孔不同症の主な疾患と鑑別点

	瞳孔径	瞳孔不同の大きさ （明暗所での比較）	対光反応	輻湊反応
生理的瞳孔不同	0.5 mm 以下	変わらず	迅速	正常
動眼神経麻痺	散瞳	明所	欠如・減弱	欠如・減弱
瞳孔緊張症	散瞳	明所	tonic	tonic
Horner 症候群	縮瞳	暗所	迅速	正常
Argyll Robertson 瞳孔	縮瞳	変わらず	欠如・遅延	正常

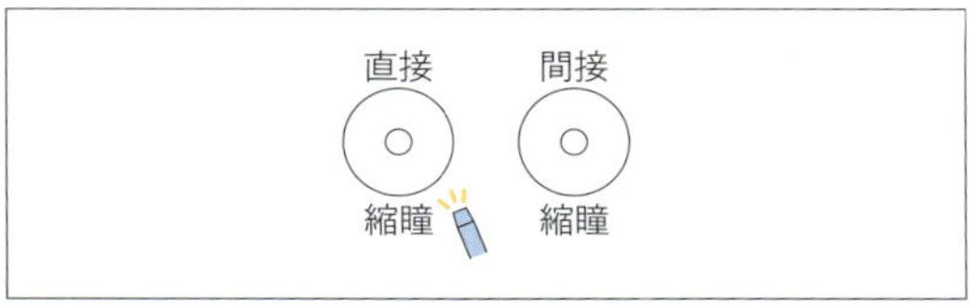

図3 対光反応の検査法

入光眼の反応が直接反応で，対側眼の反応が間接反応．
〈検査方法〉
半暗室で2m以上遠くを見せ，視線を遮らないように，光を片眼の瞳孔へ入れる．弱い光だと反応が分かりづらいため，眼底鏡などの十分に明るい光を片眼の瞳孔へ入れる．

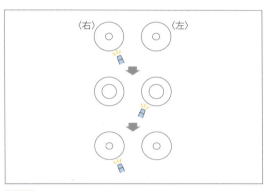

図4 相対的瞳孔求心路障害（RAPD）

左 RAPD 陽性の例．
〈検査方法〉
光を片眼に3秒間入れたあと，他眼に光をすばやく移す．これを3往復くらい連続して行う．
〈判定方法〉
両眼が縮瞳したままであれば RAPD 陰性．
右眼に光を入れた時に右が縮瞳し，左にいれた時に左が散瞳すれば，左 RAPD 陽性で，左の入力系異常，視神経障害を強く疑う．

を見てもらい，十分に明るい光を片眼に3秒間入れ，光をすばやく他眼へ移します．これを3往復くらい連続して行います．光を反対眼に移動させても，両眼ともに縮瞳したままであれば陰性とします．この検査は他眼に対する相対的な反応であるため，陰性であっても正常とは限らず，両眼の同程度の障害でも陰性を示します．片眼性の視神経交叉部より前の視神経障害や広範な網膜障害では陽性となります．軽微な障害でも鋭敏に評価できる簡便な検査法です（図4）．

6 輻湊検査

検者の指を被検者の顔正面から鼻根部へ近づけ，輻湊障害の有無を検査します（図5）．正常では眼前5〜10 cm まで可能で，このときに縮瞳が起こるか（瞳孔輻湊反応）についても観察します．

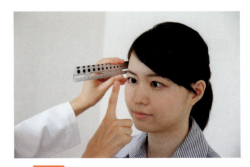

図5 輻湊検査

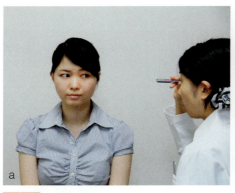
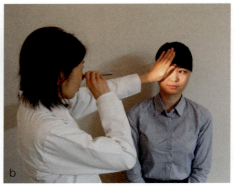

図6 眼球運動検査
a：検者は，目の前にペンライトを保持し，自分も眼球運動をさせたい方向に動く．被験者の顔が動かないように注意する．
b：角膜反射が瞳孔領からずれたら，その位置で cover uncover test を行う．
患者に像がずれることを確認する際，どの方向に一番ずれが大きいかを患者に答えてもらう．

次に，近方から遠方を見てもらい，開散異常を観察し，開散時の瞳孔の拡大も調べます．

7 眼位・眼球運動検査

A 第一眼位検査

半暗室で，ペンライトを30〜50 cmの距離の正面で固視させ，第一眼位を角膜反射（ペンライト光の角膜上の反射）で確認します．先天性斜視あるいは麻痺性斜視がなければ，角膜反射は両眼ともに瞳孔領にあります．麻痺性斜視では代償性頭位をとるので，頭位にも注意しましょう．

B 眼球運動検査

第一眼位を確認したあと，第二眼位・第三眼位の8方向での眼球運動を確認します（図6a）．眼球を動かすときに顔を動かすことがあるので注意しましょう．

下方視では，眼瞼を挙上させることも重要です．ペンライトを手で動かすのではなく，検者の目の前にペンライトを保持し，自分も眼球運動をさせたい方向に動くことによって正確に角膜反射のずれを確認できます．

角膜反射が瞳孔領からずれれば，眼球運動制限があることがわかり，その位置でcover uncover test（目を交互に隠す図6b）を行うと，眼球が動くことがよりわかりやすくなります．この方法はきわめて鋭敏な方法です．患者に像がずれることを確認し，どの方向に一番ずれが大きいかを答えてもらうことで障害筋の同定に役立ちます．

原因は，①神経麻痺，②神経筋接合部障害，③筋障害に分けられます．単筋障害では神経麻痺が多く，比較的簡単に鑑別されます．海綿静脈洞疾患などでみられる複合神経麻痺では，神経筋接合部障害や筋疾患との鑑別に注意が必要です．

❶ 神経麻痺
【核下性麻痺】
神経支配筋は次の通りです．
　　動眼神経：内直筋・上直筋・下直筋・下斜筋・上眼瞼挙筋・瞳孔括約筋
　　外転神経：外直筋
　　滑車神経：上斜筋
眼球運動制限を認めたときに鑑別すべき重要な疾患を示します．
　　動眼神経麻痺：眼瞼下垂あるいは瞳孔異常にも注意を要します．後交通動脈瘤が原因のこと

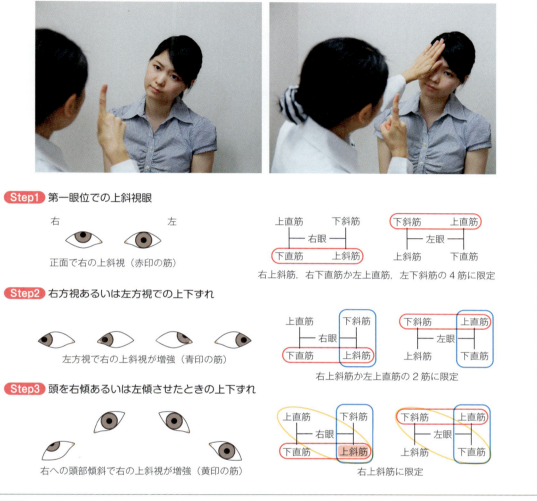

図7 Parks three step test（右上斜筋が麻痺筋の症例）

もあり，緊急に頭蓋内疾患の精査が必要になります．散瞳を伴わない動眼神経麻痺では，糖尿病による虚血性神経麻痺のことも多く，3～6か月で自然治癒します．しかし瞳孔異常がないからといって，頭蓋内疾患の検査をしなくてよいわけではありません．

外転神経麻痺：頭蓋内圧亢進症に伴ううっ血乳頭に注意します．糖尿病による虚血性神経障害も多くみられます．先天性疾患であるDuane症候群Ⅰ型では外転障害が生じ，内転時瞼裂狭小を伴います．眼位は，内方偏位を示す外転麻痺とは異なり，正位や外方偏位のこともあり鑑別点となります．Ⅱ型は内転障害で，Ⅲ型では，外・内転ともに障害されます．

滑車神経麻痺：臨床でよく遭遇します．多くは頭部外傷後あるいは虚血性神経障害でみられます．この診断にはParks three step testが有効です．

①第一眼位での上下ずれ，②右方視あるいは左方視での上下ずれ，③頭を右傾あるいは左傾させたときの上下ずれの変化を調べます．右上斜筋麻痺の例を図7に示します．

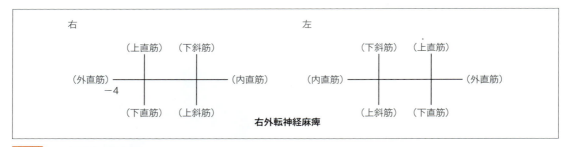

> 図8　眼球運動の記載例

記載方法の一例である．正常（0）から完全麻痺（−4）までの5段階で示すとわかりやすい．

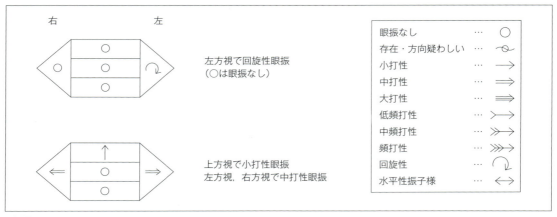

> 図9　眼振の記載例

左右の眼で所見が異なる場合は左右眼について別々に記載する．

【核上性麻痺】

MLF症候群：動眼神経核と外転神経核の間の内側縦束障害で起こり，患側の内転障害・対側外転眼の単眼性眼振・輻湊正常が三徴候です．第一眼位は正位です．血管障害では，高齢者に多く，片側性で60％が自然治癒します．両側性のときは，若年性に好発する多発性硬化症に注意が必要となります．

PPRF（paramedian pontine reticular formation；傍正中部橋網様体）障害：障害側への注視麻痺で，健側への共同偏視もみられます．MLF症候群あるいはPPRF障害の軽症例では，衝動性眼球運動（すばやく眼を動かす）の速度低下のみを示すことがあります．

Fisher症候群：外眼筋麻痺・運動失調・腱反射消失を三主徴とする疾患です．瞳孔散大は50％にみられます．眼球下転は比較的保たれることが多いです．球麻痺を呈することもあるので要注意です．GQ1bIgG抗体が陽性であり，Guillain-Barré症候群の亜型と考えられています．運動失調は1か月後，眼筋麻痺は3か月後に回復し，半年後にはほぼ全例が消失する予後良好な疾患といわれています．経過中にGuillain-Barré症候群への移行例もあります．

❷ 神経筋接合部障害

重症筋無力症：初発症状は，日内変動を伴う眼症状（眼瞼下垂・眼筋麻痺）が70～80％です．片眼・両眼どちらでも発症し，神経支配に一致しない眼球運動制限がみられます．ペンライトで上方限度まで注視させ，眼瞼下垂の増悪がみられれば，上方注視負荷試験陽性で重症筋無力症の可能性が強くなります．片方の上眼瞼を持

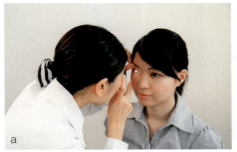
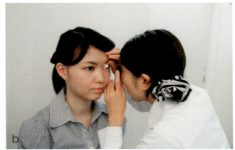

図10 眼底検査

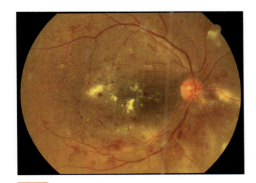

図11 糖尿病網膜症

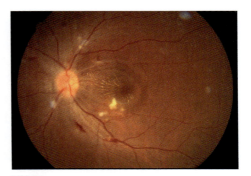

図12 高血圧網膜症

ち上げると他方の眼瞼下垂が増強する (Enhanced ptosis 陽性) こともあります．アセチルコリン受容体抗体陽性例が80%にみられますが，眼筋型では陽性率が低いです．眼筋型の20%が全身型に移行するといわれています．

③ 筋障害

甲状腺眼症：両眼性ですが，片眼例もあります．甲状腺機能は正常のことも多くあります．症状は NOSPECS（①no sign，②one sign no symptom，③soft tissue involvement 眼窩周辺組織の腫脹・浮腫，④proptosis 眼球突出，⑤extraocular muscle involvement 眼球運動障害，⑥corner involvement 角膜障害，⑦sight loss 視力・視野異常）で表され，程度は 0，a，b，c で分類します．下直筋・内直筋の肥厚が主に起こり，上転・外転障害が著明のことが多いです．Forced duction test（牽引試験）は陽性となり，他の麻痺性眼球運動障害の疾患とは容易に鑑別されます．

Blow out fracture 眼窩吹抜け骨折：眼窩に手拳・膝やテニスボール，軟式野球ボールが当たると薄い眼窩内壁・下壁が骨折し，骨折裂隙に外眼筋あるいはその周辺組織が陥入し，眼球運動制限をきたします．Forced duction test が陽性です．

C 異常眼球運動

眼球運動を検査するときに，衝動性および滑動性眼球運動，眼振を含めた異常眼球運動を観察します．詳細は成書を参考にしてください．眼球運動および眼振の記載方法の例を図8, 9 に示します．

8 眼底検査

眼底検査から全身疾患が見つかることもしばしば経験されます．

直像鏡を用い，視神経乳頭や網膜の状態を観

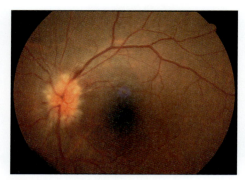
図13 うっ血乳頭

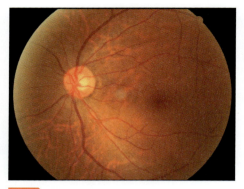
図14 正常眼底

察します．暗室にて，被検者に正面を固視してもらい，右眼の検査では，被検者の右に立ち，右手で直像鏡を持ち，人差し指を直像鏡の視度調整ダイヤルにあて，中指を被検者の右頬に固定します．被検者の視線を遮らないように，視線の約15°外側から直像鏡を覗くと視神経乳頭が見えます(図10a)．左眼に対する検査では，逆に左側から検査します(図10b)．視神経乳頭の色調や境界の明瞭さを観察します．次に，4本の主な網膜血管を末梢に向かって観察し，動脈硬化・交叉現象・血管炎の有無を検査します．最後に，網膜の状態を観察します．黄斑部の検査は縮瞳するので最後がよいでしょう．

糖尿病網膜症(図11)や高血圧網膜症(図12)は有名ですが，多くの膠原病で眼底異常所見を呈します．また，中枢神経疾患も視神経乳頭に異常を示します．脳圧亢進症では，早期では症状も少なくうっ血乳頭(図13)のみを示すことも多いです．また，多発性硬化症，抗アクアポリン4抗体陽性脊髄炎で，視神経炎を合併します．なお，正常眼底も図14に示します．

▶おわりに

ベッドサイドでの眼科学的検査は限られますが，これらの検査法を十分にマスターすることで，検査器具を使う場合と同等やそれ以上の正確な所見が捉えることができます．日ごろから検査法を習得することが肝要です．

（鎌田絵里子）

第Ⅱ章 ■ 基本診察法

4 歯科

1 口腔の診査の特徴

口腔は粘膜から，歯，骨などの硬組織まで様々な器官で構成される(図1)ため，その特殊性を理解し，診査しなければなりません．直視できるため，視診や触診で確認しやすく，現病歴や症状の誘発因子を確認することで，ほぼ診断は可能です(図2〜5)．

2 歯痛，炎症

歯原性(歯が原因の痛み)／非歯原性(全身疾患関連や，顎骨炎症などの顎骨部の痛み)の鑑別が重要です．つまり，他疾患を歯痛として感じている可能性(全身状態の把握と，口腔・顎顔面領域の炎症所見の有無)を考慮します．

A 歯髄炎(歯の内部の炎症)と歯根膜炎(歯の周囲の炎症)の鑑別

❶ 歯髄炎
①鋭痛．炎症時の痛みは間欠的で強い拍動痛(ズキズキすると表現)．
②放散性疼痛・定位が悪い．打診痛(±)．疼痛錯誤／患歯明示不能．
③末期では激痛のため体動不能となることあり．
④疲労・空腹・睡眠不足などのため体調変化や，日中より夜間の痛みが強い．
⑤初期は冷水，末期は熱いもので発痛．

❷ 歯根膜炎
①比較的鈍痛の自発痛．ほぼ一定の強さが持続．
②限局性疼痛・定位がよい．打診痛(＋)．患歯明示可能．
③器械的刺激(打診・咬合)で疼痛誘発．
④根尖性歯根膜炎の歯は失活により変色(茶

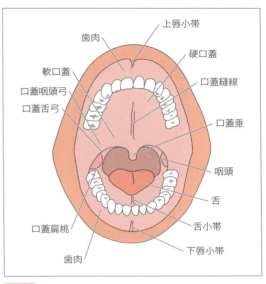

図1 口腔内の器官

色〜黒色)を認めることあり．
⑤かつて治療された痕跡(冠・充填物)があることが多い．
⑥顎下リンパ節(所属リンパ節)の圧痛を訴えることが多い．

B 炎症の波及範囲と対応

歯根膜炎→歯槽骨炎→顎炎と，炎症は進展していくため，顎顔面に炎症が波及しているか，歯・歯周組織のみに限局しているのかの判断と全身疾患の有無について精査し，歯科口腔外科への対診が必要か否かを判断します．根本的除痛(原因療法)は歯科処置が必須となります．

診断困難な場合は抗菌薬・消炎鎮痛薬などを処方し，改めて歯科口腔外科受診を指示します．

対診する場合，可能であればパノラマX線写真の撮影を行います．または，CT X線撮影をする場合は，鎖骨上まで範囲を拡大して撮影します．

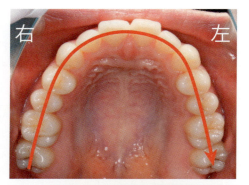
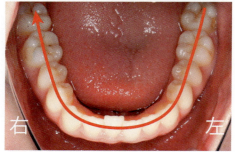

図2 口腔内写真と診察の順序

口腔内診査の順序は 右上→左上→左下→右下 であり，順序は永久歯でも乳歯でも変わらない．

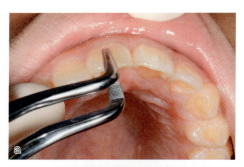
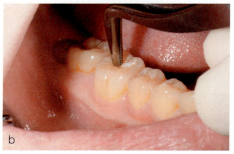

図3 動揺度の診査

a：前歯部．b：臼歯部

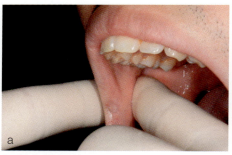
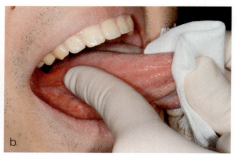

図4 双指診（a）と舌触診（b）

参考

①基本的に原因歯の治療は歯科医師が行わなければ症状改善しません．

②通常，歯痛は突然に生ずるものではなく，自覚症状はかなり以前からあります．

③症状が急性増悪すると耐え難い放散性疼痛となり，痛みのため身体を動かすこともできない（体動不能）状態となります．

④顎炎で膿瘍形成，あるいは形成しそうな場合は切開・ドレナージが必要です．抗菌薬投与で帰宅させることは，病状を単に遅延させるに過ぎません．

3　顎関節脱臼

下顎頭が頭蓋骨の関節窩から前方に脱臼している状態．片側ないし両側同時に起こります．以下の所見を認めることが多くあります．

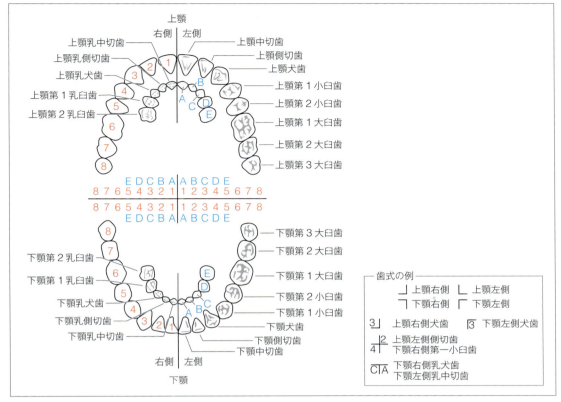

図5 歯の記号と歯式

歯の名称は歯式にて表す．永久歯は数字，乳歯はアルファベットの大文字を使用．
＊歯式は対面にいる人が口を空いた状態で表現するため自分とは逆になることに注意！

①関節窩（耳珠前方1cm付近）の前方に膨隆を触れる（脱臼した関節頭）．
②下顎正中が健側によっている（患側下顎頭が前方転位しているため）．
③咬合が不安定であり，臼歯部が欠損している，もしくは無歯顎であることが多い．

◤前方脱臼の整復法（図6, 7）

①壁を背にして患者を床に座らせます．
②後頭部を壁に押し当て，動かないように指示します．
③施術者は手袋を装着し，両手母指にガーゼを巻きつけます（素手では行いません）．
　理由　1．歯牙の鋭縁で指が傷つく
　　　　2．指が痛いと十分に力が入らない
　　　　3．歯牙がない場合には指が滑脱する

④患者の正面に立ち，母指を口腔内に挿入して第2大臼歯～あるいは第3大臼歯部に置き，左右の第2指と第3指で下顎下縁を把持し，第4指と第5指をオトガイの下へ置きます．
⑤次いで，下顎骨関節突起を後下方に移動するように強く力を加え，下顎の動きを感じたならば，施術者は患者に噛み締めるように指示しながら第4指・第5指でオトガイを上方に回転させるように押し上げ，患者の閉口運動を補助します．
⑥すべての操作が順調であれば急に抵抗感が消失し，関節突起は下顎窩内に整復されます．
⑦整復後は再脱臼防止のため，下顎を弾性包帯の固定やバンテージを装着します．また，大開口の制限を指示します．

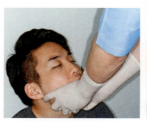
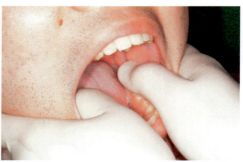

図6　Hippocrates 法

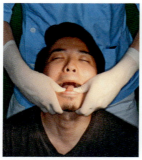
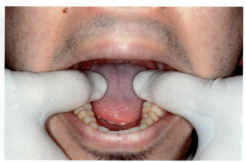

図7　Borchers 法

■整復のコツ

①整復は手指のみの力では無理なことが多いので，施術者の体重を預けられるような位置で，低めの背もたれがある椅子や，背もたれがなくても壁に背中をつけられる状態，または，壁際の地べたに患者を座らせます．その位置は施術者が腕を伸ばして顎を把持した状態でも，下顎が施術者の腰の位置より下方に来るように設定します．

②腕を真直に伸ばして下顎を後下方に押し下げます．

③強い力を急に入れると，患者も反射的に力が入ってしまうために徐々に行うようにしましょう．

4　周術期口腔機能管理（口腔ケアを必要とする患者）

日本口腔ケア学会では「口腔ケアとは，口腔の疾病予防，健康保持・増進，リハビリテーションによりQOLの向上を目指した科学であり技術である」と定義しています．

周術期口腔機能管理は，2012（平成24）年度の改定で歯科診療報酬に収載されるようになりました．その目的は，「がん等手術患者の周術期における，歯科医師の包括的な口腔機能の管理等を評価（術後の誤嚥性肺炎等の外科的手術後の合併症等の軽減が目的）」することであり，歯科単独ではなく医科歯科連携に対して設定され，疾患の治療ではなく予防に対する診療報酬となっています．

現段階での周術期口腔機能管理が必要となる患者（対象）は，がん等の全身麻酔による手術，放射線治療，化学療法，緩和ケアを実施する患者（予定している患者も含む）です．がん等の全身麻酔による手術（周術期口腔機能管理を必要とする手術）とは，具体的に全身麻酔下で実施される，頭頸部領域，呼吸器領域，消化器領域

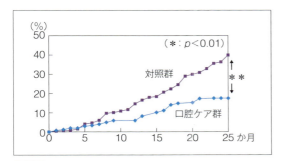

図8 期間中の発熱発生率

期間が長くなるにつれ，口腔ケア群と対照群の発生率の差が大きくなっていた（$p<0.01$）
（米山武義：要介護高齢者に対する口腔衛生の誤嚥性肺炎予防効果に関する研究．日歯医学会誌 20：58-68，2001）

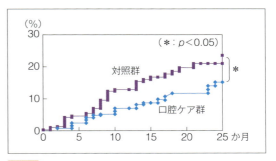

図9 期間中の肺炎発症率

期間が長くなるにつれ，口腔ケア群と対照群の発症率の差が大きくなっていた（$p<0.05$）
（米山武義：要介護高齢者に対する口腔衛生の誤嚥性肺炎予防効果に関する研究．日歯医学会誌 20：58-68，2001）

等の悪性腫瘍の手術，臓器移植手術または心臓血管外科手術等と，骨髄移植手術をさします．

■ 周術期機能管理によるメリット（図8～10）

① 誤嚥性肺炎や敗血症などの合併症予防や早期改善：長期入院・安静による廃用症候群予防，QOLの向上，死亡率の減少，早期退院により入院期間短縮，医療費の削減．
② 口内炎予防による口腔環境の保全：経口摂取の維持，早期再開．
③ 口腔内トラブル発生前にブラッシング指導：口腔衛生状態，セルフケアの質向上．
④ 放射線治療，化学療法による口内炎等粘膜炎や口腔乾燥症の予防，症状軽減：重篤化する前に対応．
⑤ 挿管時や周術期，入院期間中の動揺歯脱落，誤飲，誤嚥防止：周術期の口腔内トラブル防止．
⑥ 保存不可能歯抜歯や，齲蝕・歯周病治療，義歯調整等の早期介入，早期治療開始：破折歯，動揺歯，義歯不適合等の口腔内トラブル改善，原因療法．

5 まとめ

① 外傷・炎症・抜歯後出血：基本的に歯科・歯科口腔外科対診．

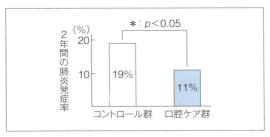

図10 口腔ケアと老人性肺炎の発症率

（米山武義：要介護高齢者に対する口腔衛生の誤嚥性肺炎予防効果に関する研究．日歯医学会誌 20：58-68，2001）

② 歯痛：患者が辛そうな場合は対診．
③ 歯式：必ず部位明記．
④ 問診：局所麻酔・抜歯経験の有無．出血傾向のチェック．
⑤ 顎顔面領域に骨折を疑う場合：X線診断．
　1）単純撮影：頭部2方向，Waters，軸位など
　2）CT；頭部CT撮影の際，下顎骨下縁まで範囲拡大と，3D-CT
⑥ 投薬：歯科保険適用薬品で．
⑦ 必ず当日または翌日にかかりつけ歯科または歯科口腔外科受診を指示．
⑧ 周術期口腔機能管理：歯科，歯科口腔外科依頼．

（青木暁宣）

第Ⅱ章■基本診察法

5 胸部：心臓

診察法のなかで，最も身につきにくい領域です．なぜなら診察の主体が，「音」であり，きわめて主観的な判断になってしまうからです．

ここでは診察の Tips と，その限界について触れたいと思います．視診，触診は先人たちの凄まじい積み重ねにより編み出されてきたスクリーニング法ですが，残念ながら日常診療で汎用されているとは言いがたいです．その理由として現在の循環器病学は，画像診断の発達（心エコー，心電図，心臓 CT，MRI）にパラダイムシフトし客観的所見を重視しており，確かにその疾患各論に基づいて治療が行われています．しかし，そのなかでも「音」の聴診だけはいまでもきわめて有用です．なぜか？

よくあるパターンでは「心エコーで重症の弁逆流があります，手術適応は…」などという話です．心エコーでカラードプラの調整が適正でなく，逆流ジェット信号を高度に拾ってしまっているケース．聴診すると何のことはない Levine Ⅱ度の心雑音…聴くからに重症ではない（少なくとも臨床上問題になってくる中等症以上の弁膜症は Levine Ⅲ度以上）…「心エコー病」を作り上げてしまっているわけです．**表1** に Levine 分類を示します．

ST 上昇型の急性心筋梗塞でも，聴診はきわめて重要です．のちに触れますが，心筋梗塞の合併症である①腱索断裂による急性僧帽弁逆流症（MR），②心室中隔穿孔（VSP）などのスクリーニングには，心エコーよりも心雑音聴取のほうがより優れています．

とりわけ聴診は診断モダリティが増えたいまもきわめて重要です．前置きが長くなりましたが，そのようなイメージを持って本項を読んでいただければ幸いです．

表1	心雑音の音量（Levine 分類）
Levine Ⅰ度	極めて微弱で注意深い聴診で聞こえる程度の雑音
Levine Ⅱ度	弱いが，聴診器をあてるとすぐに聴こえる程度の雑音
Levine Ⅲ度	振戦を伴わない高度の雑音
Levine Ⅳ度	振戦を伴う高度の雑音
Levine Ⅴ度	聴診器の端を胸壁にあてるだけで聴こえる雑音
Levine Ⅵ度	聴診器を胸壁に近づけただけで聴こえる雑音

1 視診・触診・聴診

①視診，②触診，③聴診の順に述べます．

その後，「胸痛」「呼吸困難」を診る際には，どのようなことに留意して実践するかをお伝えします．健診で診察する場合と，いままさに胸痛を訴えている患者を診察する場合はやはり根本的にやるべきことが異なります．急を要する状態では，念頭に置くものを鑑別しつつ，短時間で診察を終えて次のステップに移らなければなりません．ただ，

①視診：高齢者の明確な訴えでない胸部症状では帯状疱疹なんてこともある．見るべし．

②触診：心尖拍動，振戦の触知（触知すれば Levine Ⅳ度以上の雑音）

→正直あまり使えない　体格でも変わると割愛します．何も診断機器のないところで勝負するならまだしも，そうでなければ，重要度は高くありません（先人に怒られてしまいそうですが）．また若い女性の場合ですとやりづらいので無理はしません．循環器の専門医でここにこだわる人はあまりいないのが現状です．

③聴診：被写体を出して説明します．まずは解剖学的位置を想像して聴診してください（**図1，2**）．

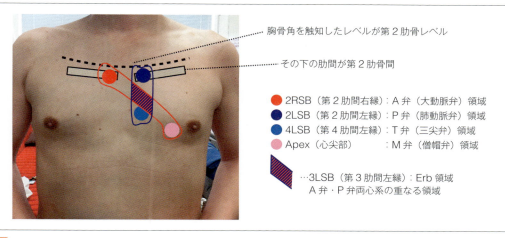

図1 体表からの解剖学的位置

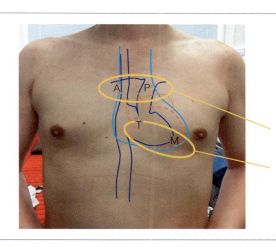

図2 解剖学的位置と心音の関係

領域がわかれば①心音・過剰心音の確認，②心雑音の確認を行う．過剰心音はどちらもうっ血や拡張障害のため、左室に流入する血液による「左室の拡張期の衝撃音」である．当然心尖部で聴きやすい．Ⅲ音は急速流入期，Ⅳ音は心房収縮期での過剰心音である．

聴診器のベル型と膜型の違いについて

ベル型：特に低音成分を聴取するときに用います．Ⅲ音，Ⅳ音，拡張期雑音（拡張期ランブル）をよく聴取します．

膜型：膜が低音成分を減衰させるため高音成分の聴取がしやすい利点があります．上記以外の高調な音をよく聴取します．

A Ⅰ音，Ⅱ音の判別（図3）

まずⅠ音，Ⅱ音の判別をしなければなりません．「そんなのわかるよ〜」と思っていても頻脈の場合は，判別は難しくなります．

Ⅰ音とⅡ音の間はⅡ音とⅠ音の間より短いことで聴き分けます．頻脈の場合は判別が難しく

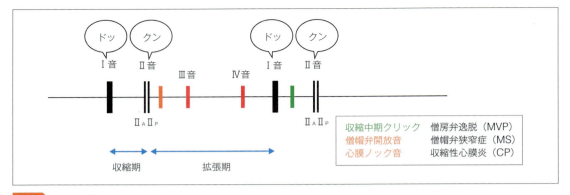

図3 心音の鑑別

なります．

　Ⅰ音とⅡ音の間が収縮期，Ⅱ音とⅠ音の間が拡張期です．脈を触知しながら聴診することで判別の一助になります．脈を触知するときが収縮期であるのでその直前がⅠ音，その直後がⅡ音という場合です．

　Ⅰ音の分裂は明らかになることは多くありません（脚ブロックのときに認められるといわれている）．

　Ⅱ音は生理的に吸気に分裂します（肺血流が増えてⅡPが遅れるため）が，息を吐いたときにも分裂が明らかなのはおかしいと覚えておくとよいでしょう．右心系に負荷がかかる疾患（ASD，VSD，PS）か左心系に負荷が急にとれるMRやリズムがずれる左脚ブロック，ASなどが鑑別にあがりますが，診断の確定はやはり検査をしないとわかりません．

　過剰な心音があるか（Ⅲ音，Ⅳ音，僧帽弁開放音，心膜摩擦音など）という点にはあまりこだわらないほうがよいでしょう．心不全所見なのかな，MS，CP，MVPがあるのかな，それでは心雑音を聴いてみよう，というくらいでよいのです．結局，主観的判断の域を超えません．

　字で読むよりも，多く聴いて，検査してみて答えをみるしかありません．聴診なので本を読んでも身につかない領域です．読んで覚えても，実践的ではないため，ひたすら聴いて検査で答え合わせをするしかないのです．

B　心雑音

　次に心雑音を聴きます．本を見ると，国家試験のときの問題のようにASやPS，VSDなどの雑音をすべて同等に掲載している本がほとんどです．

　臨床的に最も多いのは，「高齢者のAS」「MR（MVPによるものも含め）」の収縮期雑音です．慢性心房細動で三尖弁輪拡大によるTRの収縮期雑音も聴きますが，調律が不整なので想像はしやすいです．HOCM（閉塞性肥大型心筋症）がたまにあるくらいで，まれに成人期まで指摘されていなかったVSDといったところでしょうか．

　拡張期雑音では「AR」があげられます．拡張期ランブルで知られるMS（ほとんどリウマチ性）は近年激減していて聴取する機会自体がまれだと思います．

　この基礎知識は先入観にもなりえますが，大事な基礎知識と思います．希少なものを考慮して診療するのはやはり「キモはずし」と言われかねません．

　心雑音は収縮期なのか拡張期なのか，どんな音なのか，最強点はどこでどこに放散するかなどに留意しましょう．

　収縮期雑音と拡張期雑音のまとめを図4, 5に示します．

　連続性雑音は一度聞くと忘れません．ずっと途切れない音．PDAとValsalva洞動脈瘤破裂

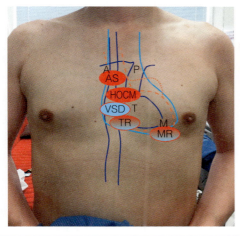

図4 収縮期雑音のまとめ

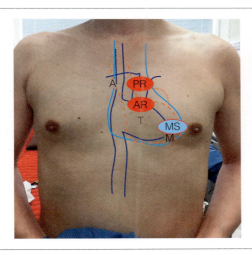

図5 拡張期雑音のまとめ

(Emergent!). 心基部中心に聴かれます.

カルテ記載例

Ⅲ音, Ⅳ音なし. 胸部第3肋間左縁 汎収縮期雑音 Levine Ⅳ度の雑音を聴取する場合
例）Chest：S1→S2, S3(−), S4(−). 3LSB holosystolic murmur Ⅳ／Ⅵ

さていかがだったでしょうか. 暗記する必要はありません. 心音がどのように聴こえて, どの領域で心雑音が一番強く聴取されるか.

答え合わせをしてみてがっかり…, 無害性雑音でしたということは多々あります. それでも耳を鍛えていくしかありません. A弁疾患においては明確に2RSBが必ずしも最強点でなくErb領域が最強点のことも多いです. 大事なのは解剖学的にどの弁の領域化を推定できるかであると思います.

2 「胸痛」のみかた：どのようなことに留意して実践するか

胸痛で見逃してはいけない3大疾患すなわち①急性心筋梗塞，②肺血栓塞栓症，③急性大動脈解離を念頭に置いて診察します．いずれも見逃すと致命的になるものですので，確実な除外診断が求められます．本書の目的とは外れますが，検査手順も含めて述べます．

まずは病歴聴取．背部痛がないかどうかで③を念頭に置きます．

病歴聴取で大事なポイントは「今現在，胸部症状が続いているかどうか」です．誰でも，胸痛があってわかりやすい心電図変化があったら冠動脈疾患だと思って循環器内科にコンサルトしてくれると思います．心電図の変化が微妙なときにたいてい悩むものです．「今現在，胸痛が続いているのであれば，まさに血管が詰まっているのかもしれない．STは本当に上がっていないだろうか」と振り返ることが重要です．

そうやって見返すことでST上昇に気づくこともあります．循環器内科医でも微妙なST上昇を見逃すことがあるものです．

病歴を要領よく聴いたあとは身体所見ですが，大事なものはまずは「バイタルサイン」．血圧の左右差を含めて血圧，脈拍数，呼吸数，SpO_2，体温，意識レベルを確実に把握します．

それから身体所見．心音・心雑音，肺音・肺雑音/下腿浮腫，頸静脈怒張などの有無を素早くとります．心不全の合併があるのか，心筋梗塞の合併症である①腱索断裂による急性僧帽弁逆流症（MR），②心室中隔穿孔（VSP）などのスクリーニングを心雑音の有無で判定します．

ECG，胸部X線写真，採血（Troponin TとDダイマー），ABGをとりつつ静脈ルート確保という流れです．

胸痛に関しては症状と心電図だけで急性冠症候群かどうかを判断してください．採血（心筋マーカー）や心エコーでの壁運動異常は補助診断です．疑ったら，特に症状が持続していれば結果を待たずにコンサルトをしてください．

SPIN SNOUT（specificity の高い検査で rule in，sensitivity の高い検査で rule out）の法則からトロポニンT（またはI），Dダイマーで最終鑑別を行うのがよいと思います．冠動脈造影CTも感度は高いので，検査で陰性であれば冠動脈疾患はないという可能性がきわめて高いので最終診断としては適しています．検査ができない，判断がつかない場合は，入院経過観察あるいはコンサルト・転院が無難です．一時の恥より患者の命です．それが自分の身を守ることにもつながります．

（藤井真也）

第Ⅱ章 ■ 基本診察法

6 胸部：肺

本項では，胸部のなかでも呼吸に関する診察のコツをお伝えします．

呼吸器系は身体所見から多くの情報を集めることができる領域です．身体所見から病態，疾患の診断につながる体験を通じて身体診察の面白さを体感してみましょう．

診察の手順としては視診→触診→打診→聴診の順で進めます．

1 視診

見た目の大まかな印象の把握が重要です．

額に汗をかいて，呼吸補助筋を使い身体を前後に揺らすような呼吸をしている場合は，呼吸困難の程度が強いことが推測されます．詳細な身体所見の診察を進めるとともに，酸素，点滴などの処置を同時進行で行うことが大切です．

はじめに顔面に視線を向けます．眼瞼結膜の蒼白は貧血が示唆されます．貧血が呼吸困難の原因となっていることもあるため，必ず確認します．

次に口唇のチアノーゼ，口すぼめ呼吸の有無を確認します．

口すぼめ呼吸は，呼気時に気道内圧を上昇させ肺胞虚脱を防止する役割があります．呼気延長，口すぼめ呼吸がある場合には，慢性閉塞性肺疾患（COPD：chronic obstructive pulmonary disease）が示唆されます．

頸部では，気管短縮，呼吸補助筋の発達，吸気時の鎖骨上窩陥凹，吸気時の頸静脈虚脱を観察します．

通常，胸骨切痕から輪状軟骨の間には3～4横指入ります．COPDなど肺の過膨張をきたす病態では，縦隔組織が下方に牽引されます．見た目上，気管が短縮し，このスペースに2横

指以下しか入らなくなり「気管短縮」と呼ばれます．

呼吸補助筋の観察では，胸鎖乳突筋，中斜角筋に着目します．胸鎖乳突筋は胸骨につながっており，胸骨を引き上げることによって，胸郭全体を拡張させます．斜角筋は第1，2肋骨につながっており，上部胸郭を拡張させます．閉塞性肺疾患では胸鎖乳突筋の発達，拘束性肺疾患では中斜角筋の発達が認められます．慢性的に呼吸補助筋を使用していると病的な肥大をきたします．胸鎖乳突筋の筋腹サイズが患者自身の親指のサイズより大きくなっていると病的な肥大といえます．

呼吸補助筋の収縮がみられるほど吸気努力が強い場合には，胸腔内の陰圧が強くなり鎖骨上窩の陥凹が観察できることがあります．同様の機序で吸気時の頸静脈虚脱も観察されます．

胸部の視診で呼吸回数を数えます．低酸素血症の際にはSpO_2低下よりも先に呼吸回数が増加します．呼吸回数をみずにSpO_2だけ観察していると低酸素血症に気づくことが遅れることとなります．

呼吸回数の観察を行う際には，30秒間，回数を数えて2倍してください．呼吸回数を数えていることが伝わると呼吸パターンが乱れることもあるので，脈拍測定や腹部診察を行いながら数えてみるとよいでしょう．25回以上を頻呼吸，12回以下を徐呼吸といいます．回数とともに呼吸の深さに着目します．頻呼吸の際には浅くなり，徐呼吸の際には深くなることが多いです．頻呼吸は呼吸器疾患，心疾患，代謝性アシドーシス，神経筋疾患，興奮などが原因となります．徐呼吸は中枢神経疾患，脳圧亢進状態，薬剤（オピオイドや鎮静薬など）が原因となります．

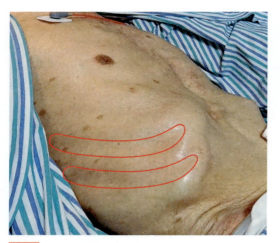

図1 Hoover 徴候

呼気時に肋間の陥凹がみられる.

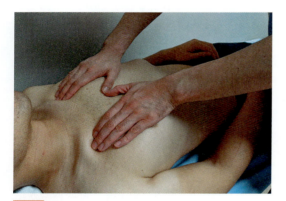

図2 上部胸郭の触診

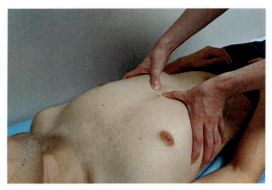

図3 下部胸郭の触診

胸郭の左右差は無気肺，緊張性気胸，緊張性胸水などで生じます．

COPDでは胸郭の前後径拡大が生じるためビア樽状胸郭となります．COPDでは吸気時に拡がるはずの肋間が逆に陥凹する徴候がみられ，Hoover 徴候（図1）と呼ばれます．

高度の側彎や腰椎圧迫骨折に伴う亀背は胸郭運動が制限され，拘束性換気障害をきたします．拘束性換気障害からのCO_2貯留がないか注意が必要となります．

2 触診

触診を行うと，視診ではわかりにくいわずかな胸郭運動の制限や左右差を感じることが可能です．

上部胸郭を側面から観察すると，胸骨角を軸にして吸気によって前方へ拡張する動き（ポンプの柄運動）をします．両手を前胸部に一定の接触圧で全面接触させ，母指を胸骨上に置くようにします（図2）．COPDが進行するとこの動きが消失し，1秒率が40％以下となっていることを示します．

下部胸郭は吸気によって側方に拡張する動き（バケツの取っ手運動）をします．はじめに剣状突起に両母指を置き，その位置から外方にずらします．母指，示指が肋間に沿う位置に置きます（図3）．側方への拡張の左右差，吸気時に肋間が陥凹する動きを感じ取ることができます．COPDが進行するとこの動きも消失し，1秒率が40％以下となっていることを示します．また，Hoover 徴候についても，触診によって肋間の陥凹をより明瞭に感じることが可能となります．

臥位では胸部と腹部に手を置き，胸部と腹部が同調して動いているか確認します（図4）．吸気時に胸部だけ拡張し，腹部が凹む動きをシーソー呼吸と呼びます．これは上気道狭窄・閉塞

72 第Ⅱ章 ■ 基本診察法

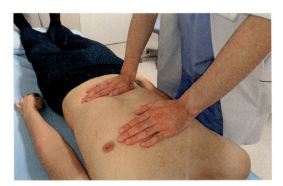

図4 胸腹部触診

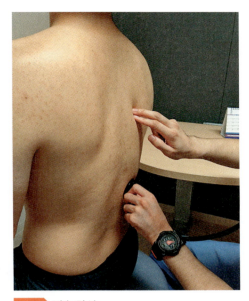

図5 聴打診法

の際にみられる危険な徴候です．また，呼気時に腹直筋の緊張を感じることがあります．腹直筋は呼気時に使われる呼吸補助筋であり，腹直筋の緊張は呼気努力が生じていることが示唆されます．

膨隆している部分を触診して握雪感があれば，皮下気腫の存在がわかります．気胸を疑う場合には胸壁を丹念に触診します．

胸壁に手掌面を接触させて「おーい」など母音を含む音を発声していただくと，手にびりびりした振動が伝わってきます．この所見を触覚振盪と呼びます．

無気肺や肺炎など肺の硬化性の病変では振動が増強して感じられます．気胸や胸水貯留など，肺と胸壁の距離が離れる病態では振動が減弱，消失します．聴診器を使ってみると，より鋭敏に左右差を確認することが可能となり，声音振盪と呼びます．聴診で呼吸音が減弱している場合に触覚振盪，声音振盪を組み合わせると，原因の鑑別に役立つことがあります．

3 打診

気胸や胸水の確認では，聴診よりも有用な診察手技です．

左手中指の中節を胸壁に密着させ，他の指は胸壁から浮かせるようにします．右手中指を曲げて指尖部で左手中指を叩きます．この際，手関節のスナップをきかせて当てる指のスピードを上げることと，叩いたあとは右手中指を素早く離して，確実な共鳴音を出すことが重要です．音がうまく出ない一番の原因は左手中指の胸壁の密着が不十分な場合ですので，確認してみましょう．

正常な肺（スポンジ状の組織と空気の存在）の上では共鳴音（resonance）が生じます．胸水や実質臓器の上では濁音（dullness），気胸や肺嚢胞など空気だけ存在する場所では鼓音（tympany）となります．COPDでは，肺の過膨張によって，過剰共鳴音（hyper-resonance）となります．

聴診器と打診を併用した聴打診法（auscultation-percussion）（図5）は，胸水の確認や増減の評価に有用な方法です．

①約5分間座位をとります．胸水を肺底部に集めるためです．

②背部の鎖骨中線上，肋骨弓下に聴診器（膜）を当てます．

③鎖骨中線上を上から下へ指で弾きながら，その音を聴取します．

④聴診器に近づくにつれて音は次第に大きくなりますが，胸水に到達すると突然，非連続的に大きくなります．

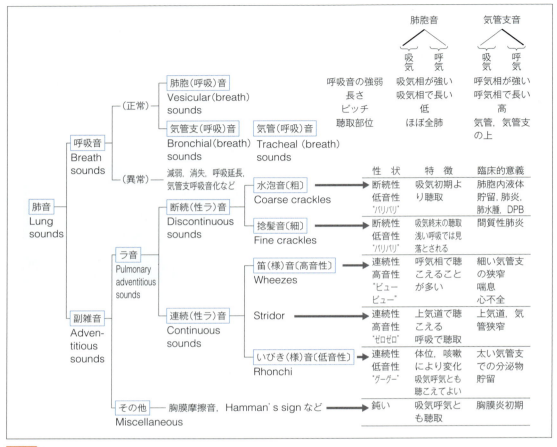

図6 肺音の分類

〔小泉俊三, 他（編）：レジデント臨床基本技能イラストレイテッド第2版. p25, 医学書院, 2007より〕

4 聴診（図6）

　聴診の際には口を開けて呼吸を行うよう指示します．呼吸音は高音成分が主体となるため，聴診器の膜型を使用して聴診します．胸壁に膜面を強く押し当てることが重要です．COPDの進行などで胸壁の筋肉が萎縮してくると，膜面の密着が不十分となり，音がきちんと伝わらなくなることがあります．ゴムで縁取られたベル型を皮膚に密着させ皮膚を緊張させることで膜型と同様に聴診が可能となるので覚えておきましょう．

　聴診のコツは左右の違いを意識しながら聴くことです．そのため，片側を聴いたら対側の対称な部位に移動して聴診します．次に少し下におりて，同様に左右対称に聴診をしていきます（図7）．背部の聴診では筋肉の隙間がある肩甲骨内側下部（聴診三角）では呼吸音がよく聴こえます．聴診の途中で副雑音が聴取されたとしても，その評価は後回しにして，まずは胸部全体の呼吸音の減弱・増強を評価します．

　正常呼吸音は聴取される部位によって気管呼吸音，気管支呼吸音，肺胞呼吸音に分けられます（図8）．正常呼吸音については気管支呼吸音と肺胞呼吸音を区別して聴診できるようになることが目標です．気管支呼吸音は気管～主気管支の周辺で聴取され，吸気・呼気ともによく聴

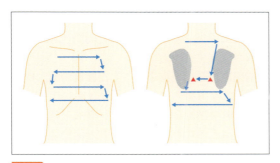

図7 聴診の手順
▲：聴診三角.

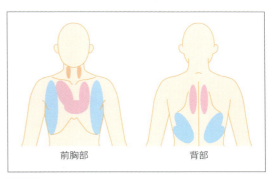

図8 正常呼吸音の聴取部位
■気管呼吸音 ■気管支呼吸音 ■肺胞呼吸音
肺性副雑音は断続性ラ音と連続性ラ音に分かれる.

こえます．肺胞呼吸音は肺の末梢で聴取され，吸気時に強く，呼気時にはほとんど聴こえません．

肺野末梢でも気管支呼吸音が聴取される場合，「気管支呼吸音化」といいます．肺炎や無気肺など肺の硬化性病変が存在すると，肺胞呼吸音が減弱し，気管内で生じた気管支呼吸音が減衰することなく肺野末梢まで伝達されることが原因です．

断続性ラ音は「パチパチ」「バリバリ」「ブツブツ」といった瞬発音の集まりで，その音が断続性に続くことによって生じます．音質による違いから水泡音（coarse crackles）と捻髪音（fine crackles）に分けられます．

水泡音は比較的太い気道内で，貯留した分泌物が弾けることによって発生し，肺水腫や肺炎に特徴的です．捻髪音は気道や肺胞の虚脱が吸気によって解放されることによって発生し，間質性肺疾患に特徴的です．

断続性ラ音は分泌物の貯留する部位によって聴取される時相が異なり，時相による分類も有用です．中枢に近い太めの気管支に病変がある慢性気管支炎では吸気早期クラックル（early inspiratory crackles）が聴取されます．より末梢に近い中等度サイズの気管支に病変がある気管支拡張症では，吸気早中期クラックル（early-to-mid inspiratory crackles）が聴取されます．気道の末端である肺胞構造周囲の間質が病変の主体となる間質性肺疾患，早期心不全，非定型肺炎などでは吸気終末クラックル（late inspiratory crackles）が聴取されます．

気管支，肺胞，間質などすべての領域が水腫になる左心不全，非心原性肺水腫，細菌性肺炎などでは，吸気全汎性クラックル（holo-inspiratory crackles）が聴取されます．

高齢者，直前まで臥床していた患者，横隔膜が挙上しやすい肥満者や腹水貯留のある患者では，肺の下部が自重によって虚脱しています．聴診する際，最初の数呼吸では虚脱していた肺胞が急激に拡張することによって捻髪音が生じます．繰り返し深呼吸させることによって，この音は減弱するため，真の捻髪音と鑑別することは可能です．

連続性ラ音は気道の狭窄や粘稠な分泌物の存在が原因となります．狭い部分を空気が通り抜ける際に生じる音ともいえます．

笛音（wheezes）は「ヒュー」「ピー」などの連続性の高調な音で喘鳴と呼ばれることが一般的です．比較的細い気道の狭窄によって生じます．気管支喘息以外にCOPD，うっ血性心不全などでも聴取されます．

喘鳴が聴取された際には聴取された部位の他に強度も同時に記録しておくと，悪化や改善の変化を把握しやすくなります（表1）．

ストライダー（stridor）は吸気時に喉頭付近で

表1	wheeze の分類（Johnson の分類）
Grade 0	聴取しない
Grade 1	強制呼気時のみ聴かれる喘鳴：PEF ≒ 70%
Grade 2	平静呼気で聴かれる喘鳴：PEF ≒ 50%
Grade 3	平静呼吸で吸・呼気ともに聴かれる喘鳴：PEF ≒ 30%
Grade 4	呼吸音減弱（silent chest）：PEF ≒ 20%

PEF = peak exprpiratory flow

強く聴取される音です．笛音と同様に「ヒュー」という音が聴取されますが，呼気時よりも吸気時に強い点が特徴です．ストライダーを区別しなければならない理由は，咽喉頭付近の上気道に狭窄をきたす疾患（喉頭蓋炎，クループ，甲状腺腫瘍），気管上部に狭窄をきたす疾患（気管腫瘍，気管内異物）が原因になるからです．緊急の気道確保が必要になることもあるため，吸気・呼気の時相，最強点を把握し，単純に気管支喘息などと思い込まないことが大切です．

いびき音（rhonchi）は「グー」「ブー」などの連続性の低調な音で，太い気道内に粘稠な分泌物が貯留することによって生じます．分泌物によるいびき音の場合は，咳をさせて喀痰を喀出させると減弱・消失します．気管支拡張症や肺水腫など気道分泌過多をきたす疾患で生じます．逆に咳をしても全く変化がない場合は，中枢気管支の腫瘍による狭窄，異物の存在などが考えられるため，胸部 CT 撮影を考慮しましょう．

いびき音が聴取された際に胸部を触診し，振動音が触れる場合にラットリング（rattling）と呼びます．気道分泌過多で重度の蓄痰状態を意味します．痰詰まりのリスクが高く，喀痰の十分な吸引，気道確保を行うなど十分な観察・処置が必要です．

また，吸気終末に聴取される捻髪音とともに，「キュッ」「キュー」などの短音性喘鳴が聴取されることがあります．スクォーク（squawk）と呼ばれ，軽度狭窄している末梢気道に空気が流入することによって気道壁が振動して生じます．過敏性肺臓炎や感染の合併した間質性肺疾患で聴取されます．

胸膜摩擦音は炎症を起こした臓側胸膜，壁側胸膜がこすり合わされることによって生じる音です．呼吸運動に伴って生じ，吸気・呼気ともに聴取されることで断続性ラ音と区別することが可能です．胸水が増加してくると臓側胸膜と壁側胸膜が離れてしまうので，聴取されなくなります．

Hamman 徴候は心音に同期して収縮期に「バリッ」「ブチッ」という音が聴取される現象です．縦隔気腫の際に縦隔に入り込んだ空気が心拍動と呼吸運動によって振動して生じる音です．

5 呼吸困難時の危険な徴候

呼吸器疾患では様々な原因で呼吸困難が生じますが，判断の遅れが致命的となる徴候があります．最後にその徴候をまとめてみましょう．

呼吸回数が 40 回を超えている場合は，たとえ SpO_2 が保たれていても安心できません．呼吸筋疲労により低換気に陥る可能性が高いため，補助呼吸の準備が必要です．

胸鎖乳突筋の緊張，鎖骨上窩陥凹，吸気時に腹部が凹むパターン（シーソー呼吸）が揃って認められる場合は，上気道狭窄・閉塞が疑われます．頸部でストライダーも聴取される場合には窒息のリスクが高いため，気管挿管の準備だけでなく，外科的気道確保の検討も必要なことがあります．

上気道狭窄・閉塞では，呼吸停止に陥る直前まで SpO_2 の低下はなく，上記の身体所見のみが唯一の異常のことがあります．診断と治療を同時進行で進めなければならない所見として覚えておきましょう．

（田村幸大）

第Ⅱ章 ■ 基本診察法

7 乳房診察

1 乳房の構造

　乳房の診察を行うために，まず乳房の構造を理解しましょう．

▶乳房の構成成分
・皮膚
・脂肪
・乳腺組織
・結合組織（浅在筋膜，クーパー靱帯）

　体表から見ると，皮膚→皮下脂肪組織→乳腺組織→乳腺後脂肪組織→大胸筋等の筋肉の順番で存在しています（図1）．結合組織は脂肪組織の中にあり，乳腺組織は結合組織によって皮膚や筋肉からつり下げられた状態になっています．

　乳腺は乳汁を分泌する小葉と，乳汁の通り道の乳管が1つのユニットになっていて，乳管は集合しながら太くなり乳頭に複数箇所開口しています．

2 乳房診察

A 問診

　患者さんが主訴として訴える症状には，下記のものなどがあります．
・痛み
・しこり
・乳房や腋窩の腫れ
・皮膚の変化（発赤や湿疹など）

　問診のポイントとして，症状の起始経過を詳細に確認しましょう．例えば月経周期などにより変動する症状は乳房の生理的な変化と考えやすいですし，経時的に増悪する症状では悪性疾患を否定することが重要です．

　問診が終わったら，乳房の視触診に移ります．診察は上半身の服をすべて脱いだ状態で行いますので，タオルケットを使用する，女性スタッフに同席してもらうなど，患者さんへの配慮は十分に行いましょう．

　乳腺組織は乳房の内部だけでなく，上下左右に広がりを持っています．下記を参考にして，十分な範囲を診察するようにしてください．
上縁：鎖骨下部，下縁：肋骨弓，外側縁：中腋窩線，内側縁：胸骨．

B 視診

　視診を行うときは座位で正面より観察します．上肢は降ろした状態と挙上させた状態の両方をとってもらい，乳房の状態が変化するかどうか観察することが大切です．また患者さんが症状を訴える場合には，どのような体勢で症状を自覚するのか確認しましょう．

　観察のポイントは，①左右差，②皮膚の変化，③乳頭の変化の3つです．
①左右差
・乳房の大きさ
・形
・乳頭の位置
②皮膚の変化
・発赤
・皮膚陥凹（delle）
・皮膚表面の結節・湿疹・潰瘍・浮腫

　乳房皮膚の発赤は炎症所見の存在を疑います．授乳期の乳腺炎などでよくみられますが，炎症性乳癌という特殊な病態では皮下のリンパ管が癌細胞で閉塞することによって乳房が広範

77

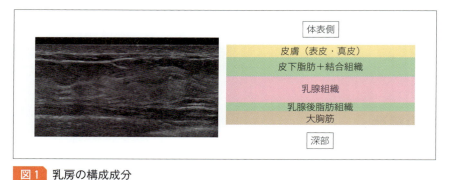

図1 乳房の構成成分
左は乳腺超音波検査の写真.

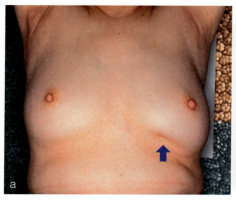 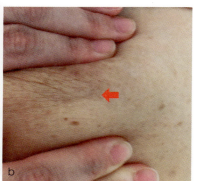

図2 delle(a)とdimpling(b)

囲に赤くなることがあります.

　皮膚陥凹は癌細胞が皮下まで進展し,結合組織が短縮することで起こります.視診のみで観察可能な皮膚陥凹がdelleと呼ばれ,触診の際に皮膚を指先で寄せて中央が陥没する所見はdimplingと呼ばれます(図2).

　進行乳癌では皮膚に進展し結節や潰瘍を形成したり,皮膚が浮腫状に厚くなって毛穴が目立つ(橙皮様:peau d'orange)所見などを伴うことがあります(図3a).

③乳頭の変化
・乳頭の変形(陥凹,平坦化,偏位)
・湿疹
・乳頭分泌

　乳頭下に病変があると,乳頭が牽引されて陥凹,変形や偏位が起こります.

　Paget病では乳頭・乳輪部の湿疹・びらんが出現します(図3b).さらに進行すると,乳頭は平坦化・消失することがあります.また皮膚炎により乳頭や乳房皮膚の湿疹を認める場合もあります.

　乳頭分泌を認める場合には,下記の所見を確認しましょう.
・分泌物の性状(漿液性,血性,乳汁様)
・分泌物の箇所(分泌物の出てくる乳管は1か所か複数か,片側あるいは両方の乳頭からか)
・本当の乳頭分泌なのか(浸出液を伴う乳頭湿疹の場合あり)

C 触診

　次に触診に移ります.触診の始めのポイントは,「強く押し過ぎない」ことです.

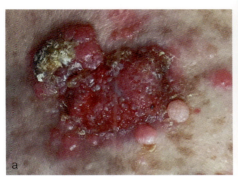
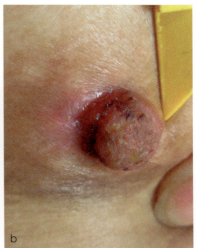

図3 皮膚結節(a)と乳頭のびらん(b)

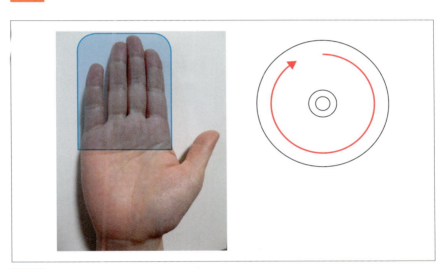

図4 平手法

　皮膚と皮下組織を軽く押し，ゴツゴツした乳腺組織の表面を触れる程度の強さで行いましょう．

1 乳房の触診

　診察は仰臥位または座位で行います．患者さんには両手を頭の後ろで軽く組むように上げてもらいます．

　触診の方法は，①平手法，②指腹法，③指先交互法などが用いられます．

　①平手法では指の腹と手のひらの上1/3を乳房に当て，乳房全体を大きく円を描くように触れていきます（図4）．

　②指腹法は第2～4指の指先から第2関節までを使用します．小さな円を描きながら平手法同様に乳房を円形になぞる方法や，末梢側から乳頭側へ向けて乳腺の表面を滑らすように触れ，放射状に全体を観察する方法などがあります．放射状に観察を行う場合は，両手を交互に進めると診察が行いやすくなります（図5，6）．

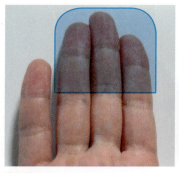
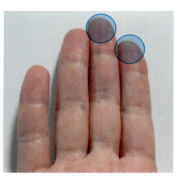

図5　指腹法と指先交互法

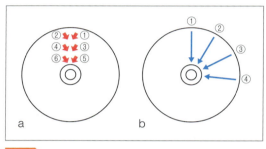

図6　指腹法・指先交互法の手順
a：指腹法・指先交互法では赤い矢印のように左右の手を順に押し当てて触診する．
b：末梢側〜乳頭側への触診が終了したら，角度を変えて同じ手順を繰り返す．

③指先交互法では，第2・3指の先端（第1関節までの半分程度の長さ）が乳房に触れるようにします．ピアノを弾くようなイメージで左右の指先を交互に押し当てていきます．指腹法のように放射状に観察したり，病変の形や辺縁の性状などの詳細な所見を取ったりするときに使用します．

接触する面が広いほど広範囲が触診できますが，細かい所見は取りづらくなるので，これらの方法を組み合わせて十分な触診を行います．

触診の範囲は視診と同様です．その中でも乳腺の外側縁や乳頭・乳輪下部は所見を取り逃しやすい部分なので注意しましょう．また乳頭部を圧迫することで，乳頭分泌を確認できる場合があります．

乳腺組織は正常でもある程度硬く，乳房内にも硬さのむらがあるため，腫瘤・硬結と正常乳腺の区別が難しい場合があります．反対側の乳房と比較したり，境界を詳細に追うことで，異常な所見なのかどうかを確認しましょう．

❷ 腋窩の触診

ここでは腋窩リンパ節の触診方法について説明します（図7）．

右の腋窩を触診する場合は，患者さんの右手を外側に開き，自分の左手の第2〜5指を揃えた状態で腋窩深部（大胸筋の裏で胸壁にぶつかる部分）まで差し込みます．腋窩深部に到達したら，指を揃えたまま胸壁に沿って下に滑らせます．リンパ節が腫れている場合は，指を滑らせたときに指の先や腹で球形のリンパ節を触れます．

D 所見の取りかた

異常所見を認めた際は，以下のポイントを確認します．
①場所・大きさ
②形状・境界・表面の性状・硬さ・可動性
③随伴症状（圧痛・波動・皮膚所見）

場所は，ABCDE領域（内上／内下／外上／外下／乳頭部）のほか，乳房全体を時計に例え，「○時方向」と表現する場合があります．また，乳頭からの距離も記載します．

腫瘤や硬結を認めた場合は，②について詳細な評価を行います．悪性の場合は不整形，境界

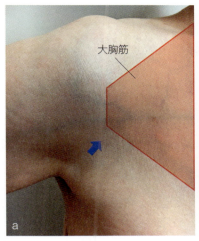
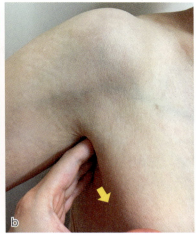

図7 腋窩の触診方法
a：大胸筋の上腕骨付着部へ裏側から差し込むように指先を入れる（⬆）．
b：指先が胸壁に触れた状態のまま，頭→尾側方向へ滑らせる（⬇）．

不明瞭，硬い腫瘤などの所見がみられます．
　また，皮膚や筋肉に固定され，手で動かしたときに可動性が制限されることがあります．

　以上の所見を記載し，乳房の診察は終了です．カルテ記載の一例を図8に示します．

（神尾麻紀子）

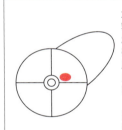

左C領域（2時方向）
乳頭腫瘍間距離2cmの部位に
20×15mmの境界不明瞭，
弾性硬の楕円形腫瘤を触知．
胸壁固定なし．
皮膚変化なし．
乳頭分泌なし．

腋窩・鎖骨上リンパ節は
触知しない．

図8 カルテ記載の一例

第Ⅱ章 ■ 基本診察法

8 腹部

1 腹部診察の概念

　入院時のスクリーニングを別として，腹部に変化の現れる病態を想定して診察することが多く，また腹痛をはじめとする腹部疾患は日常診療で最も多く経験します．診察手技は多種多様であるため，常に病態を想定し，そのような診察所見により診断領域が絞られるかを意識しながら，診療を組み立てるよう心がけるとよいでしょう．

2 腹部外観

A 診察の考えかた

　あらゆる腹部診療の最初に必ず腹部視診を行います．また，他の診察などの際に偶然に腹部が見えた際にも，しっかりと視診を心がけるべきです．腹部腫瘤などは，ただ太っただけと考えて患者が羞恥心から異常を訴えないこともあるため機会を見逃してはなりません．

B 手技

❶ 腹部形態の変化

　基本として膨隆と陥凹ですが，陥凹は主にるいそうに伴います．一方，膨隆は皮下脂肪や内臓脂肪のほか，腹水や腹腔内腫瘤の可能性について以下の手順で検討します（表1）．ただし，複数の状態が併存する可能性については常に考える必要があります．

【皮脂厚の計測】
　主に座位で腹壁皮膚をつまみ皮脂厚を推定します．

【臍の視診】
　皮下脂肪や内臓脂肪では臍は深在化しますが，腹水や臍部に及ぶ腹腔内腫瘤では潜在化や反転が起きます．

【腹壁ドームの形状の視診】
　内臓脂肪や腹水では腹部は緊満下ドーム状となり，臥位では臍部が中心となります．皮下脂肪では，緊満感はなく側腹部への皮下脂肪の垂れ込みがあります．腹腔内腫瘤では，腫瘤部が膨隆の中心となり，ドームの形成が均一でないことが多いです（図1）．

【打診による確認】
　腹水では，臥位では腹部中央が鼓音となり，半側臥位になると鼓音帯が移動する shifting dullness を認めます．

❷ 腹部表皮の視診

　黄疸，皮疹，手術痕，外傷，腹壁静脈の怒張，臍の異常を評価します．腹壁静脈の怒張を認めた場合は指で圧迫し，血流の方向を確認して血行動態を推測します．臍の視診では，尿膜管膿瘍などによる膿の貯留や臭いに気をつけます．

3 腹膜炎の診察

A 診察の考えかた

　癌性腹膜炎以外の炎症性腹膜炎を疑う場合に腹膜刺激症状の診察を行います．

　すべての腹膜炎の診断でまず行うべきは打診痛の確認です．このような軽微な刺激で疼痛を訴える場合は，それ以上の深追いはせずに採血やCTなどの二次診療へ移行すべきです．圧痛点の強い圧迫は，同部に膿瘍がある場合に限局性腹膜炎から汎発性腹膜炎への移行を助長するため，むしろ腹膜炎がないことを確認するために陰性所見を期待して行います．限局性腹膜炎の場合には，特定部位の打診痛を認めますが，Fitz-Hugh-Curtis 症候群（肝被膜炎）では肝叩

表1 腹部形態の変化

	皮脂厚増大	臍の深在化	腹壁ドームの変形	その他
皮下脂肪	あり	あり	ひだ状，側方への弛み	
内臓脂肪	なし	あり	臍部を中心に膨隆	
腹水	なし	なし	臍部を中心に膨隆	shifting dullness
腹腔内腫瘤	なし	なし	腫瘤部の膨隆	

打診を，腎盂腎炎や膵炎などの後腹膜炎では背部叩打診を行います．

さらに，腸管周囲の腹膜炎では腸管蠕動が停止し，蠕動音が聴取されなくなるのも重要な所見です．

B 手技

❶ 踵落とし試験

後腹膜炎を含めた，腹膜炎全体のスクリーニングとして最も簡便で感度の高い方法です．立位つま先立ちから勢いよく踵を落とし，腹部振動による腹痛を確認します．

❷ 咳嗽試験

もう1つの簡便な診断方法として，患者に深く咳をしてもらい，同時に発生する腹痛を確認する方法があります．腹筋痛でも陽性となるため，他の診察方法と合わせて検討します．

❸ 腹部浅触診

腹膜炎を疑う際には，腹部に軽く手を置き，患者が呼吸によって腹壁を上下させるのに抵抗するように圧を保って触診します．決して深触診のように強く押し込むことのないように気をつけましょう．硬い抵抗感と疼痛があれば腹膜炎を疑いますが，汎発性腹膜炎の場合は既に板状硬となっていることがあります．

❹ 打診痛の確認

通常の指指打診を腹部全体にまんべんなく細かく行って，疼痛反応部位を確認します．疼痛部位では再現性を確認し，部位を確定します．

❺ 叩打診

肋骨籠や背部など胸郭や硬い筋肉で覆われた部位での診断に用います．握り拳の小指側で軽

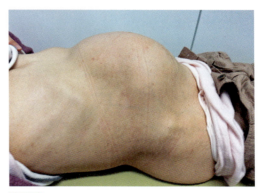

図1 卵巣腫瘍

く叩打し，疼痛反応性を確認します．叩打部位は，肝では右季肋部，脾では左季肋部，膵尾部や腎臓では肋骨脊柱角周辺，その他の後腹膜臓器では同様に臓器相当部位の叩打痛を確認します．叩打部位に左手掌を当て，右手で拳を作り小指側で軽く叩打します．炎症部位は他部位と比較して強い疼痛反応があります．

❻ 腹部聴診

腹膜炎では消化管蠕動音が減弱または消失（1分間または3分間以上聴取されない）ことが多いです．聴診は通常，臍周囲の1か所で行います．

❼ 反跳痛

腹部を強く押さえて急に手を離したときの疼痛で評価しますが，打診痛の診察に比べ感度が低く，腹部を強く押さえるときに強い苦痛や腹腔内膿瘍の破裂を誘発するため推奨しません．

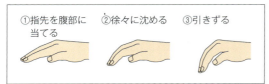

図2 腹部深触診の手の動き

4 消化管運動の確認

A 診察の考えかた

　消化管運動の診察は通常腹部聴診で行います．蠕動音は消化管内を移動する空気と水が動くときに生じる音であり，通常大腸蠕動音が主で，時に胃蠕動音が聴取されます．イレウスなどで小腸ガスが発生すると小腸蠕動音も聴取されます．主に断続的なグル音を呈しますが，下痢などがあり水様大腸内容物が多い場合には流水音となります．

　消化管蠕動は下痢や下剤の過量，過敏性腸症候群などで亢進し常に聴取されます．麻痺性イレウスなどでは減弱または消失します．下痢が続くと消化管内のガスがなくなり，回復に伴い再度出現するため，腹部打診による消化管ガスの確認は，病状診断のうえで重要です．閉塞性イレウスでは，閉塞口側では蠕動亢進し消化管ガスも緊満しますが，肛門側では蠕動音は減弱しガスは消失します．

B 手技

❶ 腹部聴診

　患者を臥位で動かないように注意し，臍周囲に聴診器（膜型）を軽く当て，聴取します．常に蠕動音が聴取される場合が亢進，1分間聴取されない場合が減弱，3分以上を消失と判断し，それ以外を正常とします．

❷ 腹部打診

　消化管の存在する肋骨弓下，鼠径部までをまんべんなく打診し，鼓音の分布領域を消化管ガスとして同定します．

5 消化管炎症の確認

A 診察の考えかた

　胃炎，腸炎など，消化管炎症の診察の中心は腹部聴診と腹部深触診です．聴診は腸炎による消化管蠕動の亢進を評価するため，前述の通りです．腹壁深触診では，消化管内腔側の炎症の確認となります．その他，虫垂炎を対象とした診察方法がありますが，Rovsing sign と圧痛点圧痛が有名です．所見があれば，憩室炎との鑑別も含め画像診断を行います．

B 手技

❶ 腹部聴診

　「4．消化管運動の確認」を参照．

❷ 腹部深触診（図2）

　仰臥位で腹壁の緊張を和らげるため下肢を屈曲させ股関節屈曲位とします．検者は患者の右側に立ち，検者の右手の指先を左側腹部に当てるように，手掌全体を腹壁上にそっと置きます．そのまま，腹筋の緊張を誘発させないようにゆっくりと深く指先を押し込み，後腹壁の抵抗を感じたらそこで止めます（push）．この際，患者の表情をみながら痛みの変化に注意します．さらに，指先を引きずるように2cm程度，圧をかけたままずらして疼痛の変化をみます（drag）．

　腸管の緊満があるとpushの時点で緊満痛が出現しますが，消化管内腔の炎症が主による疼痛はdrag時に増強します．さらに，腹部全体をまんべんなく，ゆっくりと同様の手技で確認します．

　心窩部では主に胃炎，右季肋部では主に十二指腸炎，その他の場所では主に大腸炎を反映します．

❸ Rovsing sign

　虫垂炎診断の際の徴候であり，体調の走行に逆行するように腹部の圧迫を移動させることによる虫垂炎部（右下腹部）の疼痛を確認します．

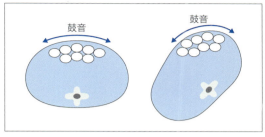

図3 shifting dullness

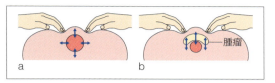

図4 拍動性腫瘤の鑑別
a：大動脈瘤．b：大動脈上の腫瘤．

④ 圧痛点の確認

虫垂炎では，McBurney や Lanz 圧痛点に圧痛を認めることがあります．虫垂膿瘍がある際には膿瘍を破裂させる危険性があるため，むしろ虫垂炎を疑わないときに陰性所見を根拠の1つとして用います．

6 腹水の診察

A 診察の考えかた

腹水は 3rd space への体液の貯留であるため，胸水や心囊水，浮腫などと同一機序で起こります．そのため，腹膜炎の所見に乏しい腹水をみた際には必ずこれらの所見を同時に評価する必要があります．逆に他の体液貯留をみた際にも，腹水の診察は重要です．

B 手技

① shifting dullness（図3）

患者を仰臥位として腹部打診を行い，腹部中央部に鼓音帯があることを確認し，鼓音濁音境界線をマーキングします．患者を右半側臥位（約45°）とし，鼓音域が患者の左方へ移動することを確認します．反対側でも同様に確認します．

② 波動触知

患者を仰臥位とし，片方の手掌で患者の側腹部をしっかりと押さえます．反対の側腹部を指先を揃えて強く打診します．腹水が比較的大量に貯留していると，先に押さえた手掌で腹水の波動を触知します．

③ 他の体液貯留の確認

胸水は胸部打診，心囊水は心尖拍動の消失・減弱，浮腫は皮膚の触診で評価します．

7 腹部腫瘤の診察

A 診察の考えかた

腹部腫瘤は膿瘍や炎症性腫瘤などのように局所の炎症を伴わない限り，基本的に圧痛を伴いません．卵巣腫瘍，悪性リンパ腫，大腸癌など腫瘤形成をするもののほか，胃癌の腹膜浸潤や腹膜癌など局所または腹部全体が圧痛を伴わない板状硬様となることもあります．

通常，癌は硬く触知されますが，リンパ腫はやや軟となります．糞便は硬さは様々ですが，強く圧迫すると変形したまま復元しません．拍動性腫瘤は大動脈隣接腫瘤を考えますが，腹部大動脈瘤の鑑別を検討します．また，巨大下腹部腫瘤の多くは卵巣腫瘍です．

B 手技

① 腹部触診

浅触診（「3．腹膜炎の診察」），深触診（「5．消化管炎症の確認」）を行います．注意深く腹腔内を検索します．腫瘤は通常圧痛を伴わないため，便塊との鑑別が重要となりますが，圧迫により変形し復元しない場合は便塊と考えます．後腹壁に近く軟らかい腫瘤ほど触診の感度が落ちるため，悪性リンパ腫は見逃されやすいです．

② 拍動性腫瘤の触診（図4）

腫瘤が拍動性である場合，腹部大動脈瘤と動

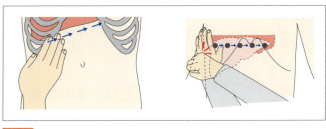

図5 肝下縁の触診と叩打診

脈隣接腫瘤との鑑別が重要となります．腹部大動脈は正常では径2cm程度であり，腹部大動脈瘤では拡大します．大動脈隣接腫瘤では腫瘤が隣接する方向にのみ拍動するのに対し，腹部大動脈瘤では側面では側方に，前面では前方にと全周腫瘤外側に向かって拍動するのが特徴です．

8 肝臓の診察

A 診察の考えかた

　肝腫大の評価では，肝下縁の触診と叩打診を行います．腫大により肝下縁は下降するだけでなく，辺縁が鈍化し硬度がやや高くなることを触知します．また，肝被膜の進展に伴い叩打痛が出現します．また，打診や聴診器で聴診しながらの打診などでliver spanを測定する方法がありますが，肝臓は縦方向の回転性があるため評価に注意が必要です．

　肝硬変では，肝臓は小さくなるものの硬度が増すため，辺縁が触れやすく，不整で硬く触知します．肝腫瘍は肝下縁に突出しない限りは評価が困難です．

　もう1つの重要な評価は，肝被膜の炎症の評価です．クラミジア感染による肝側面の限局性腹膜炎を呈するFitz-Hugh-Curtis症候群では右側腹部の肝叩打痛が特徴的です．

B 手技

❶ 肝下縁触診（図5）

　患者を仰臥位とし下肢は屈曲位として腹筋緊張をとります．深吸気位で右鎖骨中線上を肋骨弓下から尾側に打診し，鼓音が聴取される位置を確認し，仮想の肝下縁とします．

　次に，ゆっくりと深呼気位とし，検者は患者の右側より，右手の指を頭側に向けて手掌全体を腹部に置きます．その際に示指と中指を揃えて指尖部を仮想の肝下縁下部に当てます．指尖部で腹壁を圧迫し，患者に深吸気してもらい，肝下縁の触知を判定します．その後，肝下縁が触知するまで徐々に頭側に指を移動して繰り返します．

　正常では，おおむね肋骨弓下2cm以下で，柔らかく，平滑，鋭に触知されます．肝下縁が触知されたら，左右に位置をずらしながら肝左葉まで下縁を追って触診します．通常，肝左葉は触知できません．また，肝硬変では肝の萎縮を認めますが，硬化が起こるため肋骨弓下では触れず心窩部で触れやすくなります．

　腹部打診で仮想肝下縁を同定するのは，肝腫大時に不用意に肝を圧迫して起こる肝破裂を予防するためです．

❷ 肝叩打診

　患者を臥位とし，検者は右側に位置します．検者は叩打部位に左手掌に当て，軽く右手で握り拳を作り小指側で軽く腹部肋骨籠を右側から順に叩打診します．肝腫大では肝被膜の伸展に応じて叩打痛は増大します．また，肝被膜に炎症がある場合は，強い叩打痛を認めます．

❸ liver span（肝縦径）

　患者を臥位深吸気位として，右鎖骨中線上を胸部声音域から尾側に向けて指指打診をします．肝濁音域の距離を測定します．より正確に

評価するために肋骨籠部に聴診器を当て，鎖骨中線上を同様に尾側に向かって指で直接打診しながら打診音聴診をし，音の変化を聴いて同定します．通常 10 cm 以下が正常とされますが，肝臓の回転により正常値は変動し 14 cm 以上であれば肝腫大を疑います．

9 胆嚢の診察

A 診察の考えかた

胆嚢の診察では，胆嚢炎の診察としての Murphy 徴候と，主に下部胆管癌による胆嚢腫大の診察としての Courvoisier 徴候が有名です．

B 手技

❶ Murphy 徴候

仰臥位の患者の右側に立ち，打診などで肝下縁を想定したあと，患者に深吸気位をとってもらいます．鎖骨中線に沿って肝下面に向けて右母指でゆっくりと腹壁を圧迫します．疼痛があればそこで止めますが，なければ患者に吸気をしてもらい，疼痛で吸気が止まることを確認します．胆嚢炎などによる胆嚢被膜の炎症がなければ疼痛は認められません．

❷ Courvoisier 徴候

仰臥位の患者の右側に立ち，打診などで肝下縁を想定したあと，患者に深吸気位をとってもらいます．鎖骨中線に沿って肝下方に下方から示指と中止を肝触診と同様にあてがい，患者にゆっくり吸気してもらいます．下降してくる緊満し腫大した表面の平滑な胆嚢を触診します．胆嚢管の胆管合流部以下の腫瘍などによる慢性狭窄で起こる胆嚢腫大を触知することであり，Murphy 徴候の診察時のように深く指を腹壁に押し込む必要はありません．

10 膵臓の診察

A 診察の考えかた

膵炎では，腹膜炎の診察に準ずるが特徴的な所見としては Cullen 徴候や Gray-Turner 徴候があるので皮膚視診は忘れないようにします．膵腫瘍では，腹部深触診または背部叩打診を行いますが感度は低いです．

B 手技

❶ 腹膜炎徴候

「3. 腹膜炎の診察」を参照．

❷ 皮膚視診

Cullen 徴候では臍周囲に，Gray-Turner 徴候では左側腹部に紫斑を認めます．

11 腎臓の診察

A 診察の考えかた

腎盂腎炎では後腹膜炎の所見である叩打痛が有名ですが，腎腫瘍であっても被膜の伸展を伴う場合は軽度の叩打痛を認めます．また，尿路結石の場合も結石嵌頓部位に関連した背部叩打痛を認めます．腎の位置異常や腎臓腫瘍は，双手診による腎触診も有効なことがありますが，患者の皮下脂肪や腹部周囲筋群の発達程度によって感度が変動します．

B 手技

❶ 叩打診

「3. 腹膜炎の診察」を参照．

❷ 腎双手診

患者を仰臥位とし，肝脾腫がないことを確認したうえで，深呼気位で腹壁前方から指先を肋骨籠内に差し込むように指先を頭側に向けて圧迫すると同時に，対側の手で背部から挟み込みます．患者に深吸気をさせて，腎臓が下方に下がってくるところを触診し，表面の状態と圧痛を確認します．

8 腹部 **87**

12 腹部血管の診察

A 診察の考えかた

　腹部血管，特に動脈の診察は，聴診と触診で行います．特に高血圧患者では，結果としての腹部大動脈瘤や動脈硬化のほか，原因としての腎動脈狭窄なども考慮すべきです．

B 手技

❶ 腹部血管聴診

　血管雑音は基本的に狭窄部より末梢で聴こえやすいため，腹部大動脈から左右総腸骨動脈に沿って数か所で，さらに腎動脈部で聴診しま

す．血管は後腹膜臓器であるため，腹壁に聴診器を当て，徐々に深く圧迫します．大動脈や総腸骨動脈では拍動を感じるようになればそれ以上は圧迫しません．比較的強い圧迫をするため，あらかじめ腹膜炎など圧迫による疼痛に配慮しましょう．

❷ 大動脈触診

　腹部大動脈瘤が疑われる場合は，必ず触診で大動脈径を推定します．両手で大動脈を挟み込むように触診し径を測ります．その際，大動脈隣接腫瘤との鑑別を行っておきます（「7. 腹部腫瘤の診察」を参照）．

（古谷伸之）

第Ⅱ章 ■ 基本診察法

9 四肢：関節・腰痛

1 四肢の関節の診察

四肢の診察は，患者の主訴があれば診察の対象となりますが，それ以外の場合ではともすると見落とされることもあります．しかし四肢の所見が時に診断の決め手となることもあるため，常にその診察を意識することは重要です．

本項では，関節を中心とした四肢の全体的な観察と，特に愁訴の多い腰痛のみかたについて述べます．

A 四肢診察の基本

四肢の診察を十分に行うためには，まず患者の衣服をできるだけ取ってもらうことが大切です．そのうえで四肢や手足の長さ，大きさ，左右対称性，バランスを観察します．このような全体的な観察が診断のヒントとなる疾患としては，Marfan症候群や末端肥大症などがあげられます．また，神経疾患や筋疾患における筋萎縮の分布の観察にも，このような全体像の観察が重要です．

四肢の訴えで最も多いのは関節痛ですが，関節の診察の前に次のようにその周辺（皮膚，爪，血管，筋肉など）から診察を進めていくと見逃しが少なくなります．一方で神経系や内分泌系など，他の要因で関節痛が起こりうることにも注意しましょう．

❶ 皮膚
色調：チアノーゼ（低酸素血症，末梢動脈閉塞），Raynaud現象〔強皮症，MCTD（混合型結合組織病）〕，色素沈着（Addison病，ヘモクロマトーシス）

性状：緊張度低下（脱水，栄養失調），乾燥（脱水，甲状腺機能低下），湿潤（ショック，甲状腺機能亢進），皮膚硬化（強皮症），ソーセージ様変化（MCTD），Gottron徴候（皮膚筋炎）

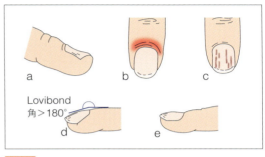

図1　爪・手指の病的所見
a：スプーン様爪．b：爪周囲紅斑．
c：Splinter hemorrhage．
d：ばち状指．e：正常の指．

発疹の有無などをみます．

蜂窩織炎では発症からの時間経過やつぶさな観察による皮膚所見，発熱・熱感の有無，発赤・圧痛の部位などを確認します．

❷ 爪（図1）
形：スプーン様爪（鉄欠乏性貧血），ばち状指（慢性肺疾患，チアノーゼを伴う先天性心疾患）

出血斑・皮疹：爪周囲紅斑（全身性エリテマトーデス），爪甲下線状出血（splinter hemorrhage，感染性心内膜炎）

❸ 血管
四肢の動脈は必ず左右を同時に触診し，脈拍数，リズム，大きさ，質，左右差などをみます．左右差のある場合は大動脈炎症候群，解離性大動脈瘤などを疑います．また，コンパートメント症候群などでは骨折などに伴う緊満感，および末梢の血管拍動などを触知します．下腿骨折後のコンパートメント症候群では下腿の緊満と末梢の足背動脈の拍動不良を触れ，疼痛と色調不良などを伴っている場合は筋膜切開の適応となります．

❹ 筋肉
筋挫傷に伴う痛みなどの場合は，打撲・転倒

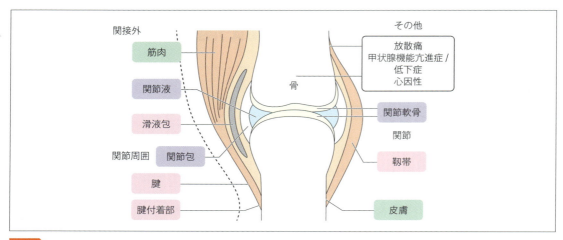

図2 関節の基本構造

(宇都宮雅子:関節痛・関節炎とまぎらわしい痛み. 総合診療 25:319, 2015 より)

表1 関節内外のみきわめ

	関節内	関節外
疼痛の部位	関節裂隙直上	関節裂隙直上ではないこともある
関節腫脹	あり/なし	なし
関節可動域(ROM)	全方向で制限	特定の方向で制限
運動時の疼痛誘発	全方向でみられることが多い	特定の方向でみられることが多い
自動/他動時ROM	自動ROM＝他動ROM	自動時ROM＜他動時ROM
自動/他動時痛	自動時痛(＋), 他動時痛(＋)	自動時痛(＋), 他動時痛(－)

や外傷歴などを聴取します．また筋炎では痛みよりも筋力低下，筋把握痛，クレアチンキナーゼ(CK)上昇などがみられることが多くあります．

❺ その他

しびれるような痛みや電気が走るような痛みは神経障害性疼痛の可能性も考慮します．また痛みの分布が皮膚分節(デルマトーム)に沿うものであれば神経や脊椎由来の放散痛も考えます．この場合はSpurlingテスト，SLR(straight leg raising)テスト，およびTinel徴候などを調べます．また甲状腺機能亢進症・低下症など，内分泌疾患でも関節痛あるいは全身痛をきたすことがあるほか線維筋痛症や身体表現性障害なども考慮しましょう．またスタチン，タモキシフェン，インターフェロンなどの薬剤でも関節を含む全身痛をきたすことがあり，薬剤歴についても確認聴取が必要です．

2 関節診察の実際

関節周辺に引き続き，関節そのものを診察していきます．非専門医が関節痛の患者をみるときに重視するポイントのうち，特に重要なのは以下の2点です．

①患者が自ら自由に動かせるか：一定方向に動かしたときの痛みであれば緊急性は少ないことが多いです．強い疼痛・圧痛や荷重ができない場合などは骨折なども考えます．

②関節そのものの腫脹や発赤・発熱と炎症反応はないか：明らかな感染・炎症徴候があり強い痛みがある場合は，早急に専門医にコンサルトするのが望ましいでしょう．

これらの点を踏まえながら関節の構造と診察についてみてみましょう．

図2 に関節の基本解剖構造を示します．ひとことに関節といっても関節外と関節内で構造と

表2 炎症性か非炎症性か

	炎症性（関節炎）	非炎症性（関節痛）
朝のこわばり	1時間以上	30分以内
増悪因子	安静	労作
全身症状（発熱/疲労感など）	あり	なし
他覚的な腫脹	あり	なし
炎症反応	上昇していることが多い	上昇しない
代表的な疾患	関節リウマチ 化膿性関節炎 痛風・偽痛風	変形性関節症 更年期・産褥期関節痛 無血管性骨壊死 線維筋痛症

病態が異なり，さらに関節周囲にある靱帯や腱，滑液包も痛みの原因となります．関節痛の診察ではまず患者の訴える疼痛部位をよく聴取し，原因が関節の中にあるのか，外にあるのかを考えます（**表1**）．

関節の診察にあたっては，腫脹，圧痛，可動域，変形などの所見を確認します．感染や急性炎症では発赤・熱感などの所見にも注意します．関節炎のみられる高位にも注意が必要です．関節局所に腫脹があり，それが関節裂隙と一致していれば関節病変を考えますが，疼痛部位が関節裂隙からずれている場合は関節外の病変も考えます．

また関節可動域がどの方向で制限されているか，どの方向に動かしたときに疼痛が惹起されるかを観察することも有用です．特に関節内であれば全方向でROM制限もしくは疼痛誘発がみられ，関節周囲や関節外では腱・靱帯など関節に関連する特定の構造が障害されるため，一定方向のROM制限や疼痛惹起がみられることが多くあります．

以上から関節に痛みの原因があると考えられる場合は，関節痛なのか，関節炎なのかを検討します（**表2**）．炎症反応があり，特に発熱や発赤などを伴い強い痛みを伴う場合は血液検査〔血算・炎症反応，血沈，血液培養（2セット以上）など〕も実施し，化膿性関節炎が疑われる場合は緊急の切開洗浄なども要することがあるため整形外科医にコンサルトするなど，特に注意が必要です．一方，非炎症性である関節痛では

表3 原因の明らかな腰痛の分類

脊椎由来	*腰椎椎間板ヘルニア *腰部脊柱管狭窄症 *脊椎分離すべり症 *変性脊椎すべり症 代謝性疾患（骨粗鬆症，骨軟化症など） *脊椎腫瘍（原発性または転移性腫瘍など） *脊椎感染症（化膿性脊椎炎，脊椎カリエスなど） *脊椎外傷（圧迫骨折など） 筋筋膜性腰痛 腰椎椎間板症 脊柱靱帯骨化症 脊柱変形
神経由来	脊髄腫瘍，馬尾腫瘍など
内臓由来	腎尿路系疾患（腎結石，尿路結石，腎盂腎炎など） 婦人科系疾患（子宮内膜症など），妊娠 胃腸疾患（膵炎，胆嚢炎，穿通性潰瘍）
血管由来	腹部大動脈瘤，解離性大動脈瘤など
心因性	うつ病，ヒステリーなど

*特に重要な脊椎由来疾患

〔日本整形外科学会・日本腰痛学会（監）：腰痛診療ガイドライン2012，p13，南江堂，2012より許諾を得て転載〕

緊急を要さない慢性的な病態であることが多く，疼痛コントロールを行いながら必要に応じて専門医にコンサルトします．また，血漿誘発性の関節炎である痛風（尿酸ナトリウム沈着）や偽痛風（ピロリン酸カルシウム沈着）は急性の激痛型関節痛を呈することが多く，冷却や鎮痛薬による対処を要します．

表4	鑑別が必要な腰痛

Fracture：骨折
Aorta：腹部大動脈瘤，大動脈解離
Compression：脊柱管狭窄・脊髄圧迫，ヘルニア
Epidural：硬膜外膿瘍・血腫，尿管結石
Tumor：癌の脊椎転移，脊椎腫瘍

表5	腰痛を呈する重症脊椎疾患の red flags

発症年齢＜ 20 歳，または＞ 55 歳
時間や活動性に関係のない腰痛
胸部痛
癌，ステロイド治療，HIV 感染既往
栄養不良
体重減少
広範囲に及ぶ神経症状
構築性脊柱変形
発熱

〔日本整形外科学会・日本腰痛学会(監修)：腰痛診療ガイドライン 2012. p27, 南江堂, 2012 より許諾を得て転載〕

表6	腰痛における疼痛部位と考えられる原因，所見

疼痛部位	考えられる所見	考えられる原因
機械的腰痛 ・急性かつ繰り返す腰痛 ・時に殿部・大腿まで放散するが下腿には放散しない ・痛みは時に体動や重量物挙上で増悪するが休息で軽快 ・通常，痛みにより脊柱の動きは制限される．10～40 歳代に多い	・局所の圧痛・筋攣縮 ・体動時腰背部痛 ・正常な腰椎前彎の消失(運動，感覚，深部腱反射は正常)． ・骨粗鬆症患者では胸椎後彎，棘突起上の叩打痛など	・明らかな原因は定かでないことも多い(非特異的腰痛) ・椎間板変性が原因であることも多い． ・分離症やすべり症のような先天的障害の割合は低い． ・高齢女性やステロイド投与患者では骨粗鬆症による椎体骨折の可能性も考える
放散痛を伴う腰痛 ・神経根由来の腰下肢放散痛 ・坐骨神経痛はデルマトームに従う形で両側の膝下に及び，しびれや痛み，筋力低下などを伴う ・痛みは前後屈やくしゃみ，咳嗽などの体動に伴い増悪	Straight leg raising(SLR)での下肢痛，坐骨神経部の圧痛，デルマトームに沿う知覚の減弱，局所の筋力低下や筋萎縮，腱反射消失(特に足関節の運動機能低下)． ・単根障害ではデルマトームに沿う変化や腱反射の変化はみられないこともある	・椎間板ヘルニア：50 歳以下の腰下肢痛では最も多く，L5 もしくは S1 神経根由来のことが多い ・脊髄腫瘍や膿瘍も否定できないが割合は低い．下肢痛がない場合よりも神経学的所見を生じることが多い
脊柱管狭窄由来の腰下肢痛 ・歩行により増悪 ・前屈や座位で改善する	姿勢は全般的に前屈傾向となる．筋力低下や下肢の腱反射低下	腰部脊柱管狭窄症．変性椎間板や脊柱変形により脊柱管が狭窄．60 歳以上の腰下肢痛では最多である
Chronic persistent low back stiffness	正常な腰椎前彎の消失，筋攣縮，前後屈可動域の減少．脊柱の後彎変形	若年男性では強直性脊椎炎や慢性多関節炎が最多．DISH(Diffuse idiopathic skeletal hyperostosis)は中年期以降の男性に多い
夜間痛，休息により緩和しない腰痛	体重減少のエピソードや局所の圧痛など	転移性脊椎腫瘍(特に前立腺癌，乳癌，肺癌，甲状腺癌，腎臓癌，多発性骨髄腫など)
腹部骨盤臓器由来の痛み 深部のうずくような痛みが多い．	・痛みと脊柱の動きは直接の関連はなく，可動域も正常 ・原疾患の症候の有無を観察	消化性潰瘍，膵炎，膵癌，慢性前立腺炎，子宮内膜症，解離性大動脈瘤，後腹膜腫瘍など

〔Bickley LS PGS. The musculoskeletal system. Bickley LS (ed)：BATE'S Guide to Physical Examination and History Taking, 8th ed. p522, Lippincott Williams & Wilkins, 2003 より〕

表7 腰痛に対する各薬剤の推奨度

（a）急性腰痛

	日本	Cochrane	European	USA
NSAIDs（COX-2 阻害薬含）	◎	○	○	◎
アセトアミノフェン	◎		○	◎
抗不安薬		○	○	○
筋弛緩薬	○	○	○	○
オピオイド				○

（b）慢性腰痛

	日本	Cochrane	European	USA	UK
NSAIDs（COX-2 阻害薬含）	◎	○	○	◎	○
アセトアミノフェン	◎			◎	◎
抗不安薬	○	○	○		
筋弛緩薬	○	○	○		
抗うつ薬	○	○	○		
オピオイド	○	○	○	○	

◎：第一選択薬，○：第二選択薬．

〔日本整形外科学会・日本腰痛学会（監）：腰痛診療ガイドライン 2012，p41，南江堂，2012 より許諾を得て転載〕

3 腰痛のみかた

A 腰痛について

　腰痛を訴える患者は日常診療で最も多く，そのため専門科にかかわらず必ず接することになる症状です．腰痛全体の 85％ は現状の検査や診察では原因が明らかでない非特異的腰痛であるとされ，ほとんどの場合は一過性であるため緊急性はない「良性の」腰痛のことが多いです．しかしながら，なかには見逃してはならない，場合によっては整形外科はもちろん他科へのコンサルトも検討しなければならない腰痛があります．

　本項では，すでに発刊されている腰痛診療ガイドラインもふまえ，実際のプライマリ現場において見逃しやすい病態の紹介，および治療について概説します．

B 「急ぐ腰痛」のみかた

　ここでの「急ぐ」とは，時に他科コンサルトや入院加療を要するような重大な疾患を意味します．腰痛診療では急性期，慢性期にかかわらず，重症脊椎疾患（腫瘍，炎症，骨折など）を鑑別することが重要です．原因が明らかな腰痛として表3 のようなものがあり，特に初期研修レジデントにとって大切なのは表4 のような疾患でしょう．それぞれ頭文字を取ると“FACET”，われわれ脊椎外科医には馴染みの深い「椎間関節」の意味となります．このなかでも Aorta と Epidural の項目以外の疾患は必ずしも初期研修レジデントが初診で正確に鑑別できる必要はなく，ほとんどは緊急性に乏しいと考えられるため，後日専門外来受診を指示すればよいでしょう．一方，動脈瘤解離は急激な移動性の腰背部痛，硬膜外膿瘍・血腫は急速に進む麻痺，尿管結石は激しい腰背部痛（時に移動性）などが特徴であるため，可及的速やかに心臓血管外科

9　四肢：関節・腰痛　**93**

医や泌尿器科医などの専門医にコンサルトすることが重要です.

またガイドラインには Red flag（「見逃してはならない」腰痛）も示されており（**表5**）[1]，これらを念頭に置くことで重要な腰痛の見落としを防ぐように心がけましょう.

C “急がない腰痛” のみかた

腰痛の部位と所見・原因を**表6**に示します[2]．腰痛の診療は非常に奥深く，専門医でも十分にカバーしきれないことも多いですが，基本は腰痛の原因がどの部分にあるのか，そのきっかけとなるエピソードは何か，その性状（波があるか，強さの程度，罹患期間など）はどのようなものなのか，といった点が重要です．最近の研究では腰痛のなかでも殿部痛を伴う場合は，その6割近くが神経障害性疼痛であると報告されています[3]．

ある程度原因を定め，保存的に加療するならば投薬加療（NSAIDs，オピオイド製剤，プレガバリン，デュロキセチンなど，**表7**）およびコルセットによる局所安静，リハビリテーションなどを実施します．急性期腰痛であっても長期臥床は回復を遅らせるため，たとえ急性期でも保温しながら可能な範囲で動くのが症状の回復・職場復帰などが早くなるとされています.

D 腰痛をみるにあたって

腰痛は，男女ともに国民主訴の上位を占めており，どの診療科の医師であっても腰痛患者に遭遇する可能性があります．これまでみてきたような知識をもとに重症な腰痛疾患を見極め，緊急・準緊急の患者の場合は専門医へのコンサルトも含めて検討することが重要です.

引用文献

1) 日本整形外科学会，日本腰痛学会（監）：腰痛診療ガイドライン 2012. p.27，南江堂，2012
2) Bickley LS PGS. The musculoskeletal system. Bickley LS（ed）：BATE'S Guide to Physical Examination and History Taking, 8th ed. p522, Lippincott Williams & Wilkins, 2003
3) Orita S, et al：Prevalence and Location of Neuropathic Pain in Lumbar Spinal Disorders：Analysis of 1804 Consecutive Patients With Primary Lower Back Pain. Spine（Phila Pa 1976）41：1224-1231, 2016

（折田純久）

第Ⅱ章■基本診察法

10 四肢：むくみ・浮腫

1 浮腫とは

「手足がむくんでいる」「顔やまぶたが腫れぽったくなった」などと訴える患者は案外多いものです．この「むくみ」のことを医学的に「浮腫」と呼びます．浮腫とは，毛細血管内腔から周囲の皮下組織に間質液が過剰に貯留した（皮下組織に水がたまった）状態で，簡単にいうと，間質にある細胞外液が増えたための触知可能な腫脹と定義できます．

一般的に，体液の動きは血管外に流れ出そうとする力と，これを引き留めようとする力のバランスで説明されます．すなわち，体液の動き＝[（毛細血管水圧 Pc － 間質静水圧 Pi）－（血漿膠質浸透圧 π c － 間質液膠質浸透圧 π i）]× k（k：毛細血管濾過係数）という式（末梢循環の Starling の法則）で現されます．

したがって，組織間液の増加（浮腫の出現）には，①静脈の閉塞（出口がふさがると，圧は上がる）や血漿量の増加（Na+ の貯留など）によるPc の上昇，②低アルブミン血症による π c の低下，③アレルギー反応，感染症，熱傷などによる血管透過性の亢進，④リンパ浮腫などによる π i の増加，の４つの因子が関与しています．

表1に，浮腫をこれらの成因から分類したものを示します．

表1 成因からみた浮腫の分類

1. 血漿膠質浸透圧の低下（低アルブミン血症）
1) 腎，消化管からの蛋白漏出：
　ネフローゼ症候群，蛋白漏出性胃腸症，胃潰瘍，腸疾患
2) 肝臓での蛋白質合成障害：肝硬変
3) 蛋白質の摂取不足：低栄養
4) 代謝亢進：悪性腫瘍，慢性炎症

2. 血管内静水圧の上昇
1) 循環血漿量の増加
　心不全，腎不全，急性糸球体腎炎，妊娠
2) 静脈還流の障害
　心不全，肝硬変，上大静脈症候群，深部静脈血栓症

3. 血管透過性の亢進
　炎症，熱傷，アレルギー，血管神経性浮腫（Quincke 浮腫）

4. 薬物起因性
　NSAIDs，甘草，ACE 阻害薬，Ca 拮抗薬，ヒドララジン，経口避妊薬

5. 間質液膠質浸透圧の上昇
1) リンパ流の障害
　がん手術時のリンパ節郭清，がんのリンパ節転移，外傷
2) 間質へのムコ多糖体の沈着
　甲状腺機能低下症（粘液水腫）

2 浮腫の臨床症状

「まぶたや手足が重く腫れぽったい」「手で物を握りにくい」「足がパンパンで靴がはけない」「指輪がはめられない」などの自覚症状を訴えることが多いです．他覚的には，眼瞼，顔面，四肢の腫脹などが観察されます．

前脛骨浮腫（pretibial edema）が高度な場合は急激な体重増加を伴っていることが多く，健常時の体重の 5〜10% 以上に体重が増えることもしばしばあります．

3 医療面接のポイント

表1にあるように，浮腫は心不全，腎不全，ネフローゼ症候群，肝硬変，甲状腺機能低下症，薬物によって生じる場合が多いため，心疾患，腎疾患，肝疾患，内分泌疾患の既往歴と家族歴，健診でこれらに関連した異常所見を指摘されたことがないかを聴取します．それとともに，服薬中の薬物（サプリメントを含む），特に

高血圧を有する患者で降圧薬を服用している場合には，その種類（薬剤名）を明らかにすることが重要です．

また，輸血歴，薬物や食物に対するアレルギー歴，排尿の回数，体重の変化についても聴取しておく必要があります．

4 身体診察のポイント

❶ 全身性か，局所性か

浮腫は，その分布により全身性と局所性に大別されます．

全身性浮腫は，重力の影響を受けるため，歩行可能な患者では下肢や足背に，臥床している患者は後頭・後頸部や背部に現れやすくなっています．

眼瞼，手指，陰嚢，脛骨前面は組織圧が低いため浮腫がみられやすいです．

全身性浮腫であっても，病初期には顔面や下肢に局所的に現れますが，左右は対称性です．一方，局所性浮腫はある限られた部位に左右非対称に出現します．

❷ 圧痕性か，非圧痕性か

一方，浮腫は指で強く押した（約10秒間，約5 mmの深さで圧迫した）際に圧痕が残る圧痕性浮腫（pitting edema），圧痕が残らない非圧痕性浮腫（non-pitting edema）に分類することができます．

圧痕性浮腫は，静水圧の上昇，膠質浸透圧の低下，血管透過性の亢進などによって生じます．また，前脛骨浮腫（pretibial edema）が圧痕性の場合に，圧痕が40秒未満で戻るものをfast edema，40秒以上かかって戻るものをslow edemaと呼んでいます．

一般にfast edemaを呈するのは低アルブミン血症（2.5 g/dL 以下）に伴う浮腫で，圧痕が戻るまでの時間は低アルブミン値が低下するほど短くなるといわれています．一方，静水圧の上昇，血管透過性の亢進による浮腫はslow edemaを呈しやすくなっています．

非圧痕性浮腫は，甲状腺機能低下症によるム

コ多糖体などの沈着や，がん治療でリンパ節を切除したあとや，股関節・膝関節の手術や損傷などが原因となって生じるリンパ管閉塞の際にみられます．

5 鑑別診断のためのプロセス

A 全身性かつ圧痕性浮腫の場合

❶ 尿蛋白陽性者では腎疾患を疑え

医療面接で腎疾患の既往歴や健診での尿異常が明らかにできないケースであっても，まずは腎疾患を除外するために尿蛋白の有無をチェックすべきです．

尿蛋白が強陽性で血清アルブミン値が3.0 g/dL 以下ならば，ネフローゼ症候群に伴う血清膠質浸透圧の低下に起因する浮腫と診断できます．

尿蛋白が中等度陽性の場合は，血清尿素窒素，クレアチニン値の上昇があれば，急性または慢性腎不全に伴う水・ナトリウム貯留による浮腫の可能性が考えられます．さらに，顕微鏡的血尿，高血圧，血清補体の低下，血清ASOやASKの上昇がみられれば，急性溶連菌感染後糸球体腎炎に伴う循環血漿量増加，静脈圧上昇による浮腫を強く疑います．

❷ 尿蛋白が陰性～弱陽性では，様々な病態を考慮せよ

血清アルブミン値が低下し，肝機能障害，血小板減少がみられるケースでは，非代償性肝硬変に伴う低アルブミン血症，門脈圧亢進症による浮腫を疑います．血清アルブミン値は低下しているが肝機能は正常の場合は栄養障害が疑われます．

浮腫以外に呼吸困難，起座呼吸，労作時息切れなどの自覚症状がある場合は心疾患を疑い，胸部X線撮影で心陰影の拡大，肺うっ血，胸水の有無を確認し，心エコーで心拍出量・駆出率の低下がみられれば心不全による浮腫と診断できます．

また，女性に多い浮腫として，月経前浮腫と特発性浮腫があります．前者はエストロゲンの

影響によってナトリウムや水が貯留するために生じる浮腫で，浮腫と月経周期との関連を明らかにすることで診断が可能となります．後者の診断には，浮腫をきたす基礎疾患がないことが原則となるので，基本は除外診断によります．

特発性浮腫は若年から中年女性に多くみられ，浮腫は月経周期とは無関係に間欠的に出現し，立位で誘発される傾向があります．

一般に浮腫は夕方に顕著となり，朝に比べて体重が1.5〜2.0 kg増加することが多く，しばしばストレスによる疲労感や不安感などの精神症状を伴います．原因は不明ですが，レニン・アンジオテンシン・アルドステロン系の活性化，毛細血管の透過性亢進や自律神経の異常などが推定されています．

薬物起因性浮腫では，甘草を含む薬物（芍薬甘草湯，甘麦大棗湯，小青竜湯，小柴胡湯，強力ネオミノファーゲンシー®など）はアルドステロン様作用があり，ナトリウム貯留により浮腫や高血圧を惹起します．

降圧薬のカルシウム拮抗薬やヒドララジンは，輸入毛細血管細動脈を拡張させますが，輸出毛細血管細動脈は拡張しないため，血管静水圧が上昇し体液の間質への流出が生じます．

非ステロイド性抗炎症薬（NSAIDs）は，プロスタグランジンの産生抑制によって，腎血流低下や尿細管の水再吸収亢進が起こるため，体液貯留から浮腫が生じます．

B 全身性かつ非圧痕性浮腫の場合

❶ 全身性の非圧痕性浮腫をみたら粘液水腫を疑え

甲状腺機能低下症では，皮下に溜まったムコ多糖類が高弾性のため，指で押してもすぐに元に戻り，跡が残らない非圧痕性浮腫（粘液水腫）を呈します．

C 局所性かつ圧痕性浮腫の場合

❶ 片側性の下肢の腫脹・浮腫なら深部静脈血栓症を疑え

下肢に片側性の腫脹や浮腫が急に現れた場合，特に表在静脈の怒張や皮膚や爪のチアノーゼを伴っている場合には，深部静脈血栓症を疑います．

深部静脈血栓症の確定診断は，下肢静脈の超音波検査，静脈造影，造影CTなどで行います．血液中のD-ダイマーが陽性かどうかも診断の参考となります．

❷ 局所の発赤，腫脹，疼痛，熱感を伴う場合は炎症性疾患を考えよ

蜂窩織炎や壊死性筋膜炎などの細菌感染症では，血管透過性の亢進とともに高度な炎症細胞浸潤のために局所の発赤・腫脹をきたすので，局所性浮腫の鑑別として重要です．

D 局所性かつ非圧痕性浮腫の場合

❶ 局所性の非圧痕性浮腫ではリンパ浮腫とQuincke浮腫を疑え

リンパ浮腫とは，乳がんや子宮がんの手術の際に行われるリンパ節郭清またはリンパ節郭清と放射線療法の後遺症として，しばしば認められる浮腫です．

リンパ管の圧迫や狭窄のためにリンパ管の流れが悪くなり，リンパ管液が組織間に漏出し，浮腫が出現します．リンパ管液中の蛋白質が組織内に蓄積されると，細胞の変性と線維化によりその部位の皮膚が次第に硬くなり，非圧痕性となります．

Quincke浮腫は，血管運動神経の局所的興奮により毛細血管の透過性が亢進し，組織間に漏出液が出ることによる突発性局所性浮腫で，血管神経性浮腫または血管浮腫とも呼ばれています．浮腫は発作性に，数時間のうちに皮膚または粘膜の一部に限局して現れ，その浮腫が移動して遅くとも2〜3日で消失します．多くは顔面または四肢の関節に近い部分に現れます．原因は不明ですが，ストレス，疲労，何らかのアレルギーとの関連が示唆されています．

(川村哲也)

11 神経

1 意識障害

　意識障害をみるときに重要な点は，神経局所徴候があるかどうかを，まず確認することです．神経局所徴候があれば，鑑別診断として脳血管障害，脳腫瘍，Todd麻痺，低血糖性片麻痺などが代表的疾患としてあげられます．

　意識障害をJapan Coma Scaleなどでスケール化したのち，下記の順で所見をとっていけば，研修医として十分です．

A 眼位，瞳孔，対光反射

　共同偏視などの眼位の異常を確認します．もちろん基本となる瞳孔の大きさ，左右差，対光反射ははずせません．

B Arm drop test

　仰臥位で両上肢を持ち上げて，同時に離します．もし麻痺がある場合は，麻痺側の上肢はさっと落ちますが，健側は麻痺に比べてゆっくり落ちます（図1）．ただし，患者さんの手に怪我をさせないように気をくばっておいてください．

C 下肢の膝立て

　検者は両膝を立たせます．もし麻痺がある場合は，麻痺側は外側に倒れますが，健側はゆっくり膝が伸びていきます（図2）．

D 筋トーヌス

　四肢を他動的に動かし，トーヌスが低下しているか，固縮などのトーヌスの亢進がないかをみます．

E 深部腱反射

　図13を参照．

F Babinski徴候

　図14を参照．

2 髄膜徴候

A 項部硬直

　検者は後頭部に両手を当てて，頸部を前屈させ，その抵抗を確認します．項部硬直をみるコツは，頸部を左右に回旋させたあとに頸部を前屈させます（図3）．

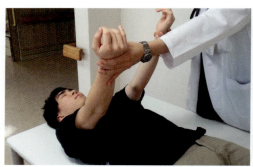 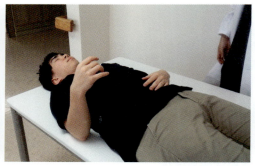

図1 Arm drop test

回旋では，頸部の抵抗は髄膜炎時にもありませんので，それと比較して前屈したときに抵抗感を感じれば，項部硬直を検出しやすくなります．ただし，高齢者で頸部の回旋時にすでに抵抗がある場合は，項部硬直の判定は難しくなります．

B Jolt accentuation

1秒間に2～3回すばやく頸を左右にふり，頭痛が増強した場合陽性とします．

診察に熟練の必要がなく，禁忌もなく簡便です．ただし，この診察が陽性かどうかを判定するには，頸を左右にすばやくふるという指示が入ることが前提です．

3 眼球運動，瞳孔

A Horner症候群

よく間違われるのですが，Horner症候群の眼瞼の異常は，眼瞼下垂でなく眼裂狭小です（図4）．眼瞼下垂は，瞳孔に上眼瞼がかかっているので視野の狭さを自覚する場合がしばしばみられますが，Horner症候群では，眼裂狭小は瞳孔に上眼瞼がかからないため本人も視野の異常を自覚しません．また，眼瞼下垂と異なり，下眼瞼が挙上している点も重要です．回転性めまいを主訴で来院した患者さんにHorner症候群が見つけられれば，それだけで末梢性めまいを否定できます．

B 眼球運動

ペンライトの先を30cm程度の距離から見てもらい，アルファベットの「H」の字を描くようにペンライトを動かし，眼球運動を評価します．

詳細は「眼科」の項（→53頁）を参照のこと．

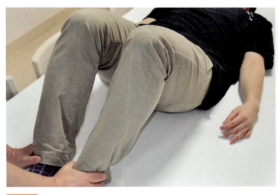
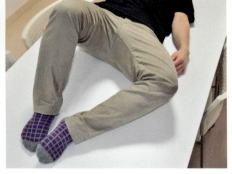

図2　下肢の膝立て

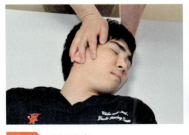
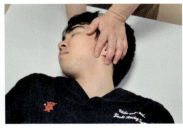
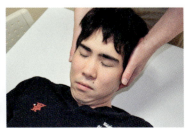

図3　項部硬直

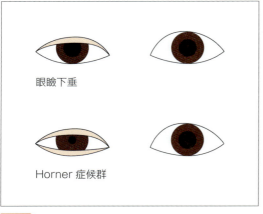

図4 眼瞼下垂とHorner症候群

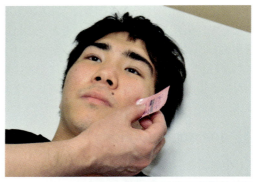
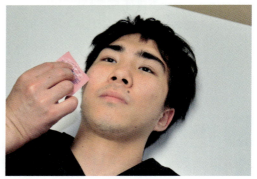

図5 顔面の痛覚

4 顔面の左右差

A 顔面の感覚

　痛覚は，アルコール綿のパックの角を利用して，左右差を検査します(図5)．触覚は，捻ったティッシュペーパーの先で軽く触れて左右差を検査していきます．

B まつげ徴候

　両眼を同時に閉眼してもらうよう患者さんに指示します．軽度の眼輪筋の筋力低下に有用で，麻痺側のまつげが健側に比べて瞼からはみ出して見えます．

5 めまい

A Dix-Hallpikeの変法—良性発作性頭位めまい症を疑ったら

　良性発作性頭位めまい症では，安静時には自発眼振が認められないため，頭位変換を行うことで眼振を誘発する必要があります．Dix-Hallpike法が有名ですが，この変法はベッドの端に腰掛けてままできるので便利です(図6)．頭部を45°左に向けて，そのまま右側臥位になります．同様に45°右に向けて，そのまま左側臥位にします．めまいと眼振が誘発された側が患側となります．

B head impulse test—前庭神経炎と中枢性めまいの鑑別に迷ったら

　患者さんに30°前屈位で検者の鼻を凝視してもらいながら，検者は急速に，頭部をすばやく回旋させます．もし右側の前庭眼反射の障害があると，頭部を右へ回旋すると同時に回旋した側を見てしまい，検者の鼻を凝視できず，ワンテンポ遅れて検者の鼻を凝視します(図7a)．左右で確認していきますが，前庭眼反射障害があれば，末梢性めまいの可能性が非常に高いことを意味します．また，頸部を回旋した場合も，鼻を凝視できる場合は(図7b)，中枢性めまいである可能性がかなり高くなることを意味します．

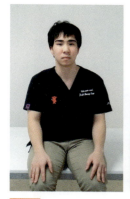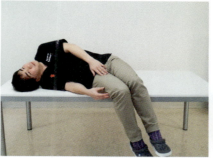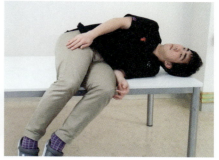

図6 Dix-Hallpike 法

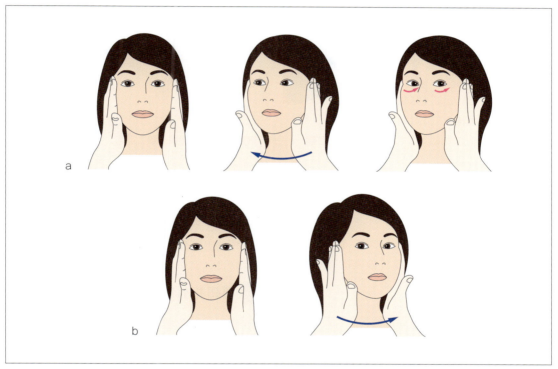

図7 head impulse test

6 下位脳神経

A 軟口蓋偏位

患者さんに「アー」と言ってもらい，正常なら口蓋垂の基部がまっすぐ上方に挙上しますが，一側の麻痺があると軟口蓋の中心が健側にひっぱられて偏位します．

B 舌偏位

舌を「ベー」とまっすぐ出すように指示し，どちらかに偏位した場合は，偏った側に麻痺があることになります．

C 構音障害

「パタカパタカパタカ」を繰り返してもらい

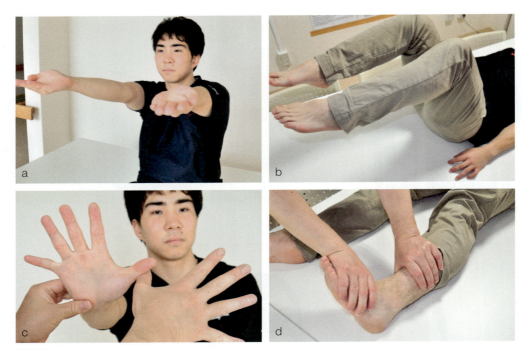

図8 筋力検査
a：上肢 Barré 徴候．b：下肢 Mingazzini 試験．c：長母指外転筋．d：前脛骨筋．

ます．パ行は口唇音，タ行は舌音，カ行は咽頭音とされています．

D 嚥下障害

30秒間で3回，空嚥下（唾液の嚥下）ができれば嚥下障害なしと判断できます．

7 筋力検査

神経診察をマスターするためには，1つひとつ徒手筋力検査を学習していく必要がありますが，研修医の皆さんが救急外来でみる頻度の高い脳血管障害においては，筋力の左右差を評価すれば十分です．

A 上肢 Barré 徴候

手掌を上にして両上肢を挙上します．手の回内，肘の屈曲がみられれば陽性ととります（図8a）．

B 下肢 Mingazzini 試験

仰臥位で，股関節と膝関節を90°に屈曲した状態で両下肢を挙上してもらいます．患側では下肢がゆっくりと落ちてきます（図8b）．

C 長母指外転筋

手首を背屈させ，じゃんけんの「パー」のように手を開いてもらい親指を外転してもらいその筋力を評価します（図8c）．

D 前脛骨筋

患者に足をうちまた（内反位）にしてもらい，足関節を背屈してその筋力を評価します（図8d）．坐位のままでもできるため便利です．

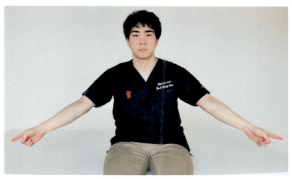
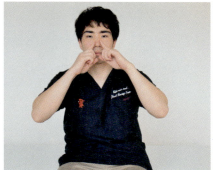

図9 指鼻試験

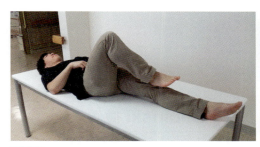
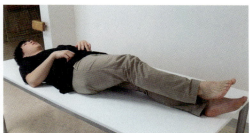

図10 膝踵試験

8 協調運動

A 指鼻試験

閉眼して，両手を伸ばして，両人差し指を同時に鼻に，持っていくようにしてもらいます（図9）．同時に行うことで一側のわずかな左右差がわかります．

B 膝踵試験

仰臥位で，一側下肢の踵をもう一方の下肢の膝に乗せるように指示します．続いてその踵を脛にそって内果の辺りまで滑らせる動作を，左右交互に数回繰り返します（図10）．

9 錐体外路症状

A Myerson徴候

眉間のやや上を，視野に検者の指が入らない

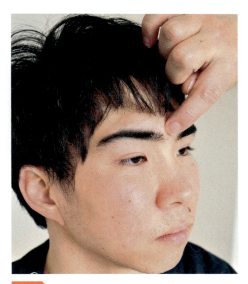

図11 Myerson徴候

ように，トントンと叩くとその度に両方の眼輪筋が収縮しますが（図11），正常人では5～10回ほど繰り返すと眼輪筋が収縮しなくなります．Parkinson病では10回以上叩いても眼輪

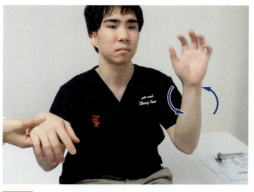 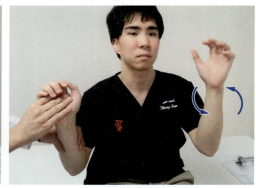

図12 上肢固縮の検査

筋の収縮が続き，それを Myerson 徴候陽性とします．

B 上肢固縮

手関節を他動的に背屈，掌屈させ，カクンカクンとして歯車様の固縮があるかどうか検査します（図12）．固縮がわかりにくい場合は，検査する側の手首を掌屈，背屈させながら，対側の手を回内，回外させることで固縮を誘発する方法があります．

10 深部腱反射（図13）

深部腱反射のコツは，手首を固定せず力を抜いてスナップを効かせて素早く叩くことと，検査しやすい肢位と叩くべき場所を把握しておくことです．

上腕二頭筋反射は，検者の腕に患者の腕を乗せてもらい，検者の親指で上腕二頭筋の腱をしっかり抑えてその上から叩きます（図13a）．

腕橈骨筋反射は，患者の上肢を軽く屈曲させ，手首から3横指のところを叩きます（図13b）．

上腕三頭筋反射は，検者が手をそえて上腕を外転させ，肘を軽く屈曲した状態で肘より3横指上を叩きます（図13c）．

膝蓋腱反射は，ベッドに深く腰掛けて，下肢が下垂するようにして力を抜かせ，膝蓋骨の下で最も凹んでいる場所を叩きます（図13d）．

アキレス腱反射は，ベッドにひざまずいてもらい，足首を軽く背屈させながら叩きます（図13e）．

11 Babinski 徴候

Babinski 徴候の変法である Chaddock の手技と Schaeffer の手技は，患者の不快感が軽いため有用です．

A Chaddock の手技

仰臥位で足背の外縁を外果の後方から外果を囲むように"弧"を描くようにこすります（図14a）．

B Schaeffer の手技

ハンマーを持ち合わせていないとき，患者のアキレス腱をつまむようにします（図14b）．

12 感覚のみかた

感覚鈍麻の検査では，感覚が鈍麻している側から正常な部位に向けて，刺激を加えて境界を同定します（図15a）．

A 触覚

捻ったティッシュペーパーで皮膚をなぞるように触れて検査します．

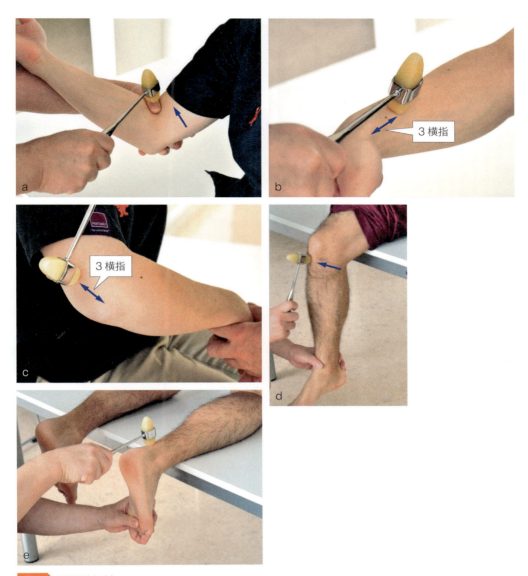

図13 深部腱反射

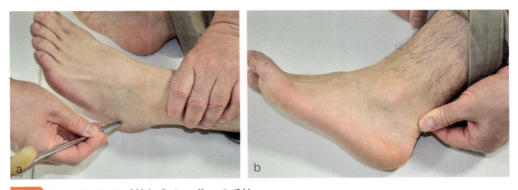

図14 Chaddockの手技とSchaefferの手技

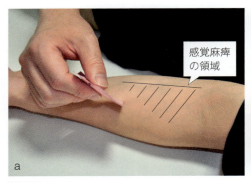 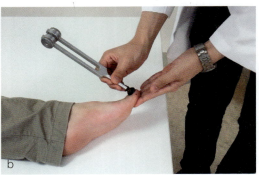

図15 感覚鈍麻のみかた

B 痛覚

アルコール綿のパックの角など使って行います．

C 振動覚

患者の爪の上に音叉を置き，その指腹に検者の指を当てて，伝わってくる振動を感じながら，患者がその振動を感じなくなるまでの時間を測定します（図15b）．

（塩尻俊明）

第Ⅱ章 ■ 基本診察法

12 皮膚

皮膚科医は皮膚症状を目で見て，触って，臭いを嗅いで，診察をします．もちろん，問診も入ります．特別な器械を使ったり検査をしなくても，自らの五感を使ってある程度の診断をつけられることが，皮膚疾患の面白いところであり，皮膚科医の腕のみせどころでもあります．

本項では，皮膚の診察で何をみるべきか？みたものをどのように表現したらよいかということを，特に病棟で遭遇しやすい疾患を例にとり，解説します．

1 準備すること

まず，発疹の性状を表す用語を勉強しましょう．どの皮膚科の教科書にも最初の章に「発疹学」の記載があります．おすすめは『あたらしい皮膚科学』(清水 宏，中山書店)，『日経メディクイズ 皮膚 鑑別診断の基本』(中川秀己 他，日経BP社)です．丘疹とは何か，斑とは何か，発疹を表す用語をまず頭に入れてください．

皮疹を表現するには，これら発疹の性状のほかに，部位，大きさ，色，形，分布を客観的な表現で記載することになります．これにより，そのものをみていない他者が皮疹を想像することが可能となります．それぞれ，どのような表現があるか例示します．

①部位：左右あるものは両側か片側か
　頭部(前頭部，側頭部，頭頂部，後頭部)
　顔面〔前額部，こめかみ部，耳前部，眉間，眼瞼部，内(外)眼角，鼻背，鼻尖，鼻唇溝，口周囲，口唇，下顎〕
　頸部(前頸部，側頸部，後頸部)
　上腕(伸側，屈側，内側，外側)
　肘(肘頭，肘窩，内側，外側)
　前腕(伸側，屈側)

　手〔手背，手掌，指(背側，掌側)，指間，爪周囲〕
　前胸部，上・下腹部，上背部，背部，腰部，殿部，鼠径部
　陰部(恥丘部，亀頭，陰茎，陰嚢，大陰唇，小陰唇，尿道周囲，肛門周囲)
　大腿(前面，側面，後面)
　膝(膝蓋，膝窩)
　下腿(前面，後面，内側，外側)
　足(足背，内側，外側，踵部，足底，足趾，爪囲，趾間)
②大きさ：cmやmmで記載
③色：鮮紅色，淡紅色，暗紅色，紫紅色，黒色，青色，褐色，茶褐色など
④形：円形，楕円形，不整形，地図状，線状，環状，網目状，的状
⑤隆起の状態：扁平隆起，ドーム状，半球状，有茎性
⑥分布：限局性，散在性，播種性，集簇性，びまん性，遠心性，列序性
⑦熱感の有無
⑧圧痛，疼痛の有無，性状

では，練習をしましょう．図1の症例の皮膚症状をどのように表現しますか？

これは三叉神経第1枝の帯状疱疹の症例です．疼痛と軽度の熱感を伴っていました．帯状疱疹の場合には，汎発疹という，発症部位から離れた部位に水痘のように水疱が生じることがあります．水痘帯状疱疹ウイルスが血管内皮細胞内で増殖し，ウイルス血症を起こしたものであり，感染力が強いため水痘に準じて個室隔離が必要です．全身を診察し，汎発疹がないかを確認することが大切です．

107

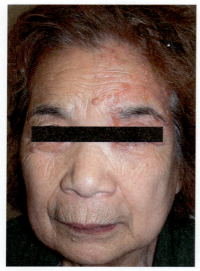

図1 症例1

所見
左前額部から上眼瞼にかけて〈部位〉，浮腫性〈性状〉紅斑〈色〉があり，5 mmまで〈大きさ〉の水疱〈性状〉が一部は集簇して多発〈分布〉している．水疱は中心臍窩〈性状〉を有するものもあり，一部はびらん〈性状〉となっている．

A 薬疹でみるポイント

薬疹には，重症薬疹といわれる，皮膚障害が重度で広範囲かつ遷延化し，皮膚以外の臓器障害も伴う臨床型があることを知っておいてください．Stevens-Johnson症候群（SJS），中毒性表皮壊死融解症（toxic epidermal necrolysis：TEN），薬剤性過敏症症候群（drug-induced hypersensitivity syndrome：DIHS）があげられます．これらの薬疹を見逃さないように，全身発疹症をみた際には次のような身体所見に特に注意してください．

①皮膚の所見：表皮壊死，剝離，びらん．痛みを伴うことは急速に表皮が剝離してびらんとなる前兆の可能性がある．
②眼の所見：眼球・眼瞼結膜充血，眼瞼びらん，眼脂．
③口の所見：口唇びらん，血痂，口腔アフタ，舌潰瘍．
④外陰部の所見：発赤やびらん，潰瘍．
⑤発熱，関節痛，全身倦怠感．発熱がある全身発疹症では，ウイルス感染症との鑑別が必要．
⑥リンパ節腫大．DHISの主徴の1つ．ウイルス感染症でもみられる．

上記のような所見がある場合には重症薬疹の可能性があります．では，実際の症例をみていきましょう．

「60歳女性．37℃台の発熱と皮疹を主訴に神経内科よりコンサルト．約2週間前からてんかん発作に対してテグレトール®を内服している」この皮疹をどのように表現しますか？（図2）

広範囲に広がる皮疹を診たときには，全身薬疹あるいはウイルス性発疹症をまずは疑います．そこで大切なのは，重症薬疹かどうかという見極めです．前記の①〜⑥と詳細な薬歴の情報が必要です．薬剤によっては，投与開始から半年以上経過して発疹が出現するものや，投与中止後も遷延する発疹があります．症状の出現から最低1年ほどはさかのぼって薬歴を聴取しましょう．この症例はテグレトール®による紅斑丘疹型の薬疹でした．

B 褥瘡でみるポイント

褥瘡もしばしば遭遇する疾患の1つです．褥瘡の評価としてよく用いられるツールに「DESIGN-R」があります．Depth：深さ，Exudate：滲出液，Size：大きさ，Inflammation/

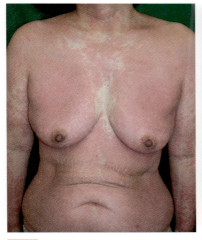 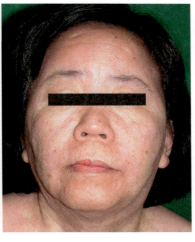

図2 薬疹の症例

所見
顔面〈部位〉のびまん性〈分布〉紅斑〈色・性状〉，頸部および躯幹〈部位〉の浮腫性〈性状〉紅斑〈色〉は融合傾向〈性状・分布〉を認める．上肢〈部位〉には浮腫性〈性状〉紅斑〈色〉と紅色〈色〉丘疹〈性状〉が多発〈分布〉している．

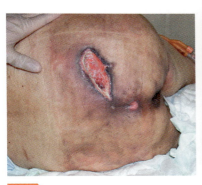 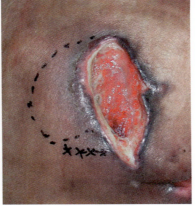

図3 褥瘡の症例

所見
左腰殿部〈部位〉に約10 cm×3 cmの〈大きさ〉皮膚潰瘍〈性状〉を認める．潰瘍は脂肪織まで達し〈性状・分布〉，黄白色〈色〉の壊死組織〈性状〉を認めるが，赤色〈色〉で良好な肉芽〈性状〉もみられる．頭側方向〈部位・分布〉にポケットを生じている〈性状〉．潰瘍辺縁は褐色の瘢痕〈性状〉を伴っている．

Infection：炎症/感染，Granulation：肉芽組織，Necrotic tissue：壊死組織，Pocket：ポケットについて評価をするというものです．すなわち，みるポイントもこれらの項目であるといえます．

では，実際の症例をみてみましょう．どのような評価をしますか（図3）？

褥瘡が生じやすいのは，圧迫が起こりやすいところです．寝たきりの痩せている高齢者では，仙骨部や腸骨棘部などの骨突出があるところに生じやすいのですが，この症例では仙骨部の右側に生じています．テレビが右側にあり，右側を向いて長時間過ごしていないかなどの生活状況を確認することも大切です．そして，ポケットがあることは，さらに皮膚の「ずれ」が起きていることも考えられます．ベッドの上で安定した体位を保てているかもみるべきポイントです．

C 薬剤血管外漏出でみるポイント

薬剤血管外漏出，いわゆる点滴漏れも，研修医であれば必ずといっていいほど遭遇する疾患です．点滴刺入部周囲の発赤・腫脹・熱感・硬結・疼痛・しびれがあるとき（図4），薬剤が滴下しない場合には薬剤血管外漏出を疑います．患者からの訴えがあったときはもちろんです

12 皮膚 109

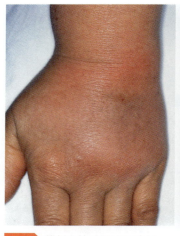
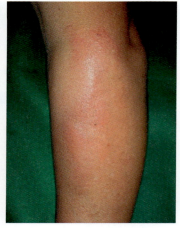

図4 薬剤血管外漏出の症例

表1 血管外漏出の患者側リスク

血管の脆弱性
- 高齢（血管の弾力性や血流量の低下）
- 栄養不良
- 糖尿病，皮膚結合織疾患
- 化学療法を繰り返している

部位の問題
- すでに穿刺をした血管
- 循環障害のある四肢の血管
- 病変や手術の影響で浮腫や静脈内圧の上昇を伴う患肢の血管
- 放射線治療を受けている部位の血管
- 腫瘍浸潤部位の血管
- 24時間以内に穿刺した部位より末梢の血管
- 肘関節・屈曲部など，曲げるとずれやすい部位の血管

が，早期発見が重要となるため，特に組織障害性が高い薬剤（抗腫瘍薬など）を投与している際には，表1の患者側リスクを知っておき，回診の際に確認できると"できる研修医"だと思いま

す．バルーンやNGチューブなどの刺入部も皮膚障害が起こりやすい部位なので，適宜観察する癖をつけておくとよいでしょう．

▶おわりに

　自覚症状を伴わない皮疹も多く，患者本人が気づいていない，患者からの訴えがないことはしばしばあります．しかし，訴えがなくとも，スクリーニングとして全身の皮膚をみることで，得られる情報があると考えます．例えば，高齢の人が入院してきた場合，背部の聴診をした際に，褥瘡がないかどうかをみてください．患者が自宅でどんな姿勢でいたかが推測できるでしょう．おむつをしている患者であれば，おむつを開けて，陰部や股部に皮疹がないかみてください．糖尿病の合併がある患者であれば，足を診て欲しいです．皮膚をみるには特別な器械は必要ありません．先生の「診る目」だけです．

〈本田ひろみ〉

第Ⅱ章 ■ 基本診察法

13 小児

本項では，主に救急外来で小児患者を診察する際の基本的な診察テクニックとともに，小児診察におけるコツを学んでいきます．

▶小児診察のコツ
- 状態に合わせて診察手順を変える
- 診察上のちょっとした工夫を知る
- 主な疾患の好発年齢を覚えておく
- 保護者の不安解消に努める

1 診察手順のコツ

ポイントは，早期診断ではなく，臓器の低酸素の原因となる病態を早期に認識し，介入することで心停止を未然に防ぐことです．

小児患者における心停止のほとんどは，進行性の呼吸不全または循環不全（ショック），あるいはその両方が原因となるため，救急外来ではいち早く治療介入を要する可能性があります．一般外来のような診察手順では治療介入までに時間を要するため，早期に必要な介入ができるよう診察手順を工夫します（図1）．

具体的には，第一印象が不良な場合，一次評価（生理学的徴候の確認）・二次評価（焦点をしぼった病歴聴取と身体診察）と進めていき，重症度とそのタイプを分類し早期に治療介入します．一方，第一印象が良好な場合にはその限りではありません．

2 診察方法のコツ

A 第一印象

小児患者の第一印象は主観的な所見ですが，これを普段小児医療に従事していない医師にもわかりやすくしたのが表1です．

第一印象は「意識」「呼吸」「皮膚色」の3つの要素から構成され，それぞれ見るポイントを視覚と聴覚のみで判断していきます．観察は順不同で構いませんが，3要素の良し悪しの組み合わせにより，患児の生理的異常を①よい，②悪い，③要蘇生，に分類します．②または③と判断したらすぐに人を集め，酸素投与を開始し，モニターを装着します．第一印象の良し悪しで

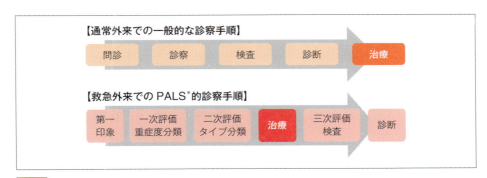

図1 外来での診察手順の違い

＊PALS：pediatric advanced life support
一般的な診察手順では治療開始まで時間がかかりがちであるが，緊急を要する症例に対しては診断前に治療介入を要することがあり，診察手順を工夫する必要がある．

表1 小児の第一印象とその評価

【第一印象の構成要素*1】

意識	意識レベル	意識なし，易刺激的，意識清明など
呼吸	異常な呼吸音	鼾様音，嗄声，吸気性喘鳴，呼気性喘鳴
	異常な姿勢	スニッフィングポジション，起坐呼吸，三脚姿勢など
	呼吸努力の有無	鼻翼呼吸，肩呼吸，陥没呼吸，呻吟など
皮膚色	蒼白，斑状皮膚，チアノーゼなど	

【第一印象の評価*2】

意識	×	○	×	○	×	×
呼吸	○	×	×	○	○	○
皮膚色	○	○	○	×	×	×
印象	全身性疾患 脳機能障害	呼吸窮迫	呼吸不全	代償性ショック	低血圧性ショック	心肺機能不全

*1 視覚と聴覚のみで判断し，聴診器は使用しない
*2 ○は良（正常），×は不良（異常）

診察手順を適宜工夫します．

【意識】

意識なし，易刺激的，意識清明などの意識状態を見た目で判断していきます．

【呼吸】

異常な呼吸音，異常な姿勢，呼吸努力の有無から判断します．

異常な呼吸音は，吸気性か呼気性かがポイントになります．吸気性は上気道（口腔・鼻腔から喉頭）の狭窄病変が，呼気性は下気道（気管・気管支より末梢気道）の狭窄病変が示唆されます．

異常な姿勢には，スニッフィングポジション（sniffing position），起坐呼吸や三脚姿勢（tripod position）があり，努力呼吸には鼻翼呼吸や肩呼吸，陥没呼吸，呻吟などがあります（図2）．

【皮膚色】

皮膚の蒼白や斑状皮膚，チアノーゼなどが代表的な循環不全のサインですが，冬場など肌の露出が少ないときは判断しにくいこともあります（図2）．

B 第一印象が不良な患児の評価

❶ 一次評価：ABCDE アプローチ

ABCDE アプローチは，生命維持に関わる気道・呼吸・循環といった生理学的徴候を素早く診察するための定式化された概念です．「A：気道」「B：呼吸」「C：循環」「D：神経学的評価」「E：全身観察」の5つの要素から構成され，第一印象で認めた異常のうち，生理学的に「どこが悪いか」を ABC の順で評価していきます（図3）．小児のバイタルサインは，すべて覚える必要はありませんが，鍵となる数値は覚えてください（表2）．

【A：気道】

小児の気道は，舌が相対的に大きい，分泌物で閉塞しやすい，喉頭蓋が柔軟で閉塞しやすい，乳児は頭部が大きいので枕なしに寝かせると頸部が前屈して上気道が閉塞しやすいといった特徴があります．胸腹部の動き，聴診所見から気道開通性を診察し，①開通している，②「簡単な処置」で開通できる，③開通できない，の3つに分類します（表3）．気道開通性に懸念

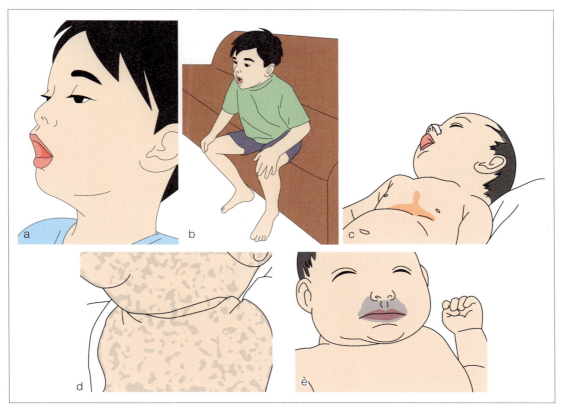

図2 異常な呼吸と異常な皮膚所見

a：スニッフィングポジション(sniffing position)．上気道狭窄でみられ，顎を前に出すことで気道開通性を保とうとする姿勢．
b：三脚姿勢(tripod position)．喘息などで呼吸補助筋を最大限使用して呼吸しようとする姿勢．
c：陥没呼吸．喘息などでより多くの空気を取り込むために強く胸郭を拡張させるときにみられる奇異運動で，胸骨・鎖骨上，肋間，季肋下にみられる
d：斑状皮膚．
e：チアノーゼ．

がある（②または③）と判断したら速やかに介入を開始します．

【B：呼吸】

存在する呼吸の異常が，①酸素化や換気に問題のない程度（呼吸窮迫）なのか，②酸素化や換気が保てないくらい重度（呼吸不全）なのかに分類します．

評価項目としては，バイタルサイン（呼吸数，SpO_2）のほかに，胸郭運動と呼吸努力の有無，肺音および気道音を評価します．呼吸努力は呼吸補助筋使用の有無，陥没呼吸・鼻翼呼吸の有無を観察します．

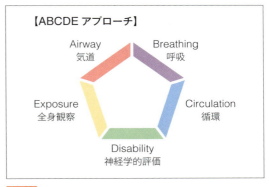

図3 小児の一次評価

表2　小児のバイタルサイン

【バイタルサインの正常値】

年齢	呼吸数（回/分）	心拍数（回/分）
〜2か月	30〜60	90〜180
3〜5か月	30〜60	80〜160
6〜11か月	25〜45	80〜140
1〜2歳	20〜30	75〜130
3〜5歳	16〜24	70〜110
6〜9歳	14〜20	60〜90

【覚えておくべき異常値】

呼吸数 （回/分）	60以上 10以下	年齢にかかわらず重篤な障害が発生している可能性が高い
心拍数 （回/分）	60未満	心停止が迫っている可能性がある →胸骨圧迫を考慮
	乳児220以上 小児180以上	洞性頻脈か否かの鑑別が必要
収縮期血圧 （mmHg）	新生児60未満 乳児70未満 小児（70＋2×年齢）未満	低血圧性ショックからの心停止が迫っている可能性がある

表3　気道の評価・判定・介入

評価	判定	介入
正常	開通している	なし
陥没呼吸を伴う吸気努力・吸気性喘鳴呼吸努力しているのに気管音・呼吸音がない（完全上気道閉塞）	「簡単な処置」で開通できる	口腔・鼻腔内吸引 楽な体位・回復体位 頭部後屈顎先挙上（頭枕・肩枕）[*1] 下顎挙上
	開通できない（高度な処置が必要）	異物による気道閉塞解除法[*2] 異物除去 経鼻・経口エアウェイ挿入 声門上器具[*3]の挿入 気管挿管 持続的気道陽圧法（CPAP） 輪状甲状靱帯穿刺・切開[*4]

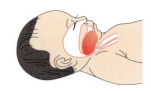
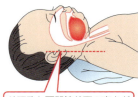

外耳孔と肩関節前面の高さが同じになるように肩枕を挿入

[*1] 乳児は頭が大きいのでスニッフィングポジションにするのに肩枕が有効（図）
[*2] 気道閉塞解除法：1歳以上は腹部突き上げ法，1歳未満は背部叩打法と胸部突き上げ法
[*3] 声門上器具：ラリンジアルマスクなど
[*4] 輪状甲状靱帯切開：原則12歳未満は禁忌

【C：循環】

　ショックの重症度を判定します．ショックとは各臓器へ十分な酸素供給ができなくなった状態のことであり，①生理学的代償機序が働いている代償性ショックと②代償機序が破綻し低血圧に陥った低血圧性ショックに分類します．

　評価項目としては，心拍数，血圧，脈拍触知（中枢・末梢），皮膚色・皮膚温，毛細血管再充満時間（CRT：capillary refilling time）などがあります．

> **表4** 小児の意識レベルの評価

【AVPU 小児反応スケール】

A	Awake	覚醒
V	responsive to Voice	声かけに反応
P	responsive to Pain	痛み刺激に反応
U	Unresponsive	無反応

【小児の Glasgow Coma Scale】

	5 歳以上	5 歳未満	最良反応
E　開眼 (Eye opening)	自発的		4
	声かけで		3
	痛み刺激で		2
	開眼しない		1
V　発語 (Verbal response)	見当識良好	喃語・単語・文章	5
	会話混乱	普段より低下 不機嫌に泣く	4
	言葉混乱	痛みで泣く	3
	理解不能の声	痛みでうめく	2
	声を出さない		1
M　運動機能 (Motor response)	命令に従う	正常自発運動	6
	眼窩上刺激に手をもってくる（9 か月以上）		5
	爪床刺激で逃避反応		4
	眼窩上刺激で屈曲（除皮質硬直）		3
	眼窩上刺激で伸展（除脳硬直）		2
	動かさない		1

〔（下表）Kirkham FJ. et al：Paediatric coma scales. Dev Med Child Neurol 50：267-274，2008 より〕

血圧は適切な大きさのマンシェットを使用することが大切で，カフのゴム袋は上腕周囲径の40% を覆うものであること，カフの幅は上腕の長さの 1/2～3/4 であることを確認してください．測定した血圧が信頼できない場合もあるため，常に中枢と末梢の脈拍を並行して評価します．中枢の脈拍が減弱している場合は迅速な対応が必要です．中枢の脈拍は大腿動脈，上腕動脈（乳児），総頸動脈（年長児）などで，末梢の脈拍は橈骨動脈，足背動脈などで評価します．

CRT は，測定する部位（主に四肢）を室温下で心臓よりやや高い位置に持ち上げた状態で，皮膚を 5 秒圧迫後皮膚色が元に戻るまでの時間を測定するのが正しい方法です．

【D：神経学的評価】

四肢麻痺，意識レベル，瞳孔所見を評価します（「まいど」と覚えます）．意識レベルは Glasgow Coma Scale を用いても構いませんが，AVPU 小児反応スケールを用いるとより迅速かつ簡便に大脳皮質機能を評価できます（**表4**）．

【E：全身観察】

最後に，深部体温を含めた体温の評価，外傷，熱傷，点状出血や発疹といった外表所見を確認します．必ず病歴と関連のない外傷や不自然な打撲痕などもチェックします．

❷ 二次評価：焦点をしぼった病歴聴取と身体診察

二次評価では一次評価で「どこが悪いか」評価した結果をもとに，「どう悪いか」をタイプ分類し診断確定前に必要な介入を行います．二次評価は「焦点をしぼった病歴聴取」と「焦点をしぼった身体診察」の 2 つの要素から構成されます（**表5**）．

13　小児　115

表5 小児の二次評価

【焦点をしぼった病歴聴取】

- S　Signs and symptoms
　　（自他覚症状）
- A　Allergies（アレルギー）
- M　Medications（薬剤）
- P　Past medical history
　　（周産期歴・既往歴）
- L　Last meal
　　（最終経口摂取）
- E　Events
　　（現病歴・周囲の流行）

【焦点をしぼった身体診察】

			呼吸	循環	意識
頭部	触診	大泉門		○	○
顔面	視診	眼球の陥凹		○	
		鼻閉・鼻汁	○		
		口腔内所見	○	○	
頸部	視診 触診	頸静脈怒張		○	
		気管の偏位	○	○	
		皮下気腫	○		
胸部	視診	呼吸数	○		
		呼吸努力	○	○	
		胸郭拡張	○		
	聴診	呼吸音	○		
		心音		○	
	打診	鼓音・濁音	○		
腹部	視診 触診	腹部膨隆		○	
		肝腫大		○	
四肢	触診	ツルゴール低下		○	
		下腿浮腫		○	

【タイプ分類】

一次評価	タイプ	主な疾患
呼吸窮迫 呼吸不全	上気道閉塞	クループ症候群，アナフィラキシー，気道異物
	下気道閉塞	気管支喘息，急性細気管支炎
	肺実質障害	急性肺炎，心原性肺水腫，非心原性肺水腫（ARDS）
	呼吸調節障害	頭蓋内圧亢進症，薬物中毒，神経筋疾患
代償性ショック 低血圧性ショック	循環血液量減少性	急性胃腸炎（嘔吐・下痢），出血，浸透圧利尿，熱傷
	血液分布異常性	敗血症，アナフィラキシー，神経原性（頭部・脊椎外傷）
	心原性	先天性心疾患，急性心筋炎，心筋症，不整脈
	閉塞性	心タンポナーデ，緊張性気胸，動脈管依存性先天性心疾患，広範囲肺塞栓

【焦点をしぼった病歴聴取】

　患児の主訴から背景まで必要な情報を得るように焦点をしぼって聴取します（「SAMPLE」と覚えます）．

【焦点をしぼった身体診察】

　患児の状態が悪いときの身体診察は，患児の状態から最も懸念される部分を中心に焦点をしぼって診察しタイプ分類します．さらに，全身については表5に示した部位を中心に手短に診察します．

【タイプ分類】

　病歴聴取と身体診察からどの部位がどう悪いかを評価しつつ，呼吸障害・循環障害それぞれ4つのタイプに分け治療介入を開始します．

◢さらに一歩先へ！！―痙攣の対処方法

　救急外来ではたびたび痙攣に遭遇します．患児は痙攣して真っ青，保護者はパニックで真っ青という光景は地獄絵図です．大切なことは，痙攣に対する特異的治療の前に，一次評価によりABC（気道・呼吸・循環）を冷静に評価する

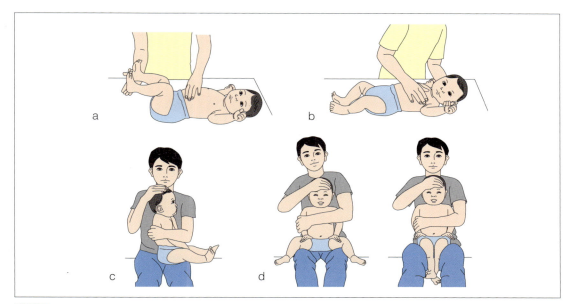

図4 第一印象が良好な患児の診察方法

a：腹部の触診．膝立てができない乳幼児は，左手を足底や大腿部背面に添えて股関節を屈曲させると腹壁の緊張がとれて診察しやすくなる．

b：項部硬直の診察．左手を頭の下に置き，右手を胸の上に添えて体幹の力が抜けているのを確認して頸部を屈曲させる．肩が台から浮くようなら項部硬直ありと判定する．

c：鼓膜診察時の固定方法（1人法）．患児を横向きに膝に乗せ，片手で頭部を，反対の手で患児の両腕を持ち，保護者の体幹に密着させて保持してもらう．
　＊2人で固定する場合は，別の人に保護者の背後から患児の頭部を保持してもらう．

d：口腔内診察時の固定方法（1人法）．
【左】おとなしい患児の場合，片手で前額部を，反対の手で患児の両腕を持ち，保護者の体幹に密着させて保持してもらうことで，頭部を左右に振ったり，仰け反ったり，体幹をねじったりするのを防ぐことができる．
【右】拒否の強い患児は，保護者の両脚で患児の両脚を挟み，動きを抑える．
　＊2人で固定する場合は，cと同様．

ということです．

　痙攣重積による合併症・死亡の多くは痙攣中の低酸素血症に起因します．分泌物や吐物による気道閉塞，胸郭コンプライアンス低下による換気不全，組織酸素消費量の増加により低酸素血症をきたし，組織での乳酸アシドーシスが進行することでやがて循環不全も引き起こしていきます．

　ABCの評価・保持こそが何よりも優先されるべきで，そのためにまず「人！　酸素！　モニター！」です．ABCの安定化に努めつつ痙攣に対する特異的治療の準備をします．

C 第一印象が良好な患児の身体診察

　第一印象が良好な場合，一般外来のように問診してから身体診察を行います（図1）．泣かせずに診察するために，小児科医は以下のようなことを配慮しながら診察しています．

- 聴診を優先し，頭頸部の診察，特に器具を使う診察（耳鏡・舌圧子など）は最後に行う
- 乳幼児は抱っこしたままで診察する
- 背中を向けているなら背中の聴診から行う
- 診察から気をそらす努力をする（話しかける，おもちゃで気を引くなど）

　決まりはありませんが，概ね胸部→腹部→神

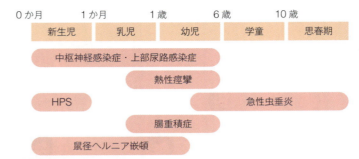

細菌性髄膜炎・脳炎・脳症	ほとんどが乳幼児で，脳炎・脳症は5歳以下・細菌性髄膜炎は10歳以下に多い
上部尿路感染症	ほとんどが1歳未満
熱性痙攣	6か月～6歳に多いが，初発のピークは1～2歳
肥厚性幽門狭窄症（HPS）	生後2～4週に多い
急性虫垂炎	小学生（6歳以上）に多いが，時に園児（3～5歳）にもみられ，まれに3歳未満での発症もある
腸重積症	3か月～5歳，特に2歳未満が多いが，3歳以上で初発の場合は小腸ポリープなどの器質的疾患を考慮する必要がある
鼠径ヘルニア嵌頓	3歳以下に多い

図5 主な疾患の好発年齢

経・皮膚→頭頸部の順で診察します．

❶ 胸部

泣かせてしまう前に聴診を最優先に行います．すでに泣いている場合は吸気時のstridorやrhonchus，呼吸音の左右差，呼気終末のwheezeに神経を集中させ聴診します．

❷ 腹部

胸部同様聴診から行いますが，泣いてしまっているとほとんどわかりません．触診はまず腹壁の柔らかさを確認し，吸気に合わせた深い触診で腫瘤や肝腫大を確認します．腹部疾患が疑われる場合は，必ず仰臥位にして診察します（図4a）．最後に必ずおむつを外して鼠径部・会陰部を診察することは忘れないでください．

❸ 神経

大泉門を最初に触診して確認します．神経学的所見は，概ね成人と同様ですが，乳幼児では感覚所見が痛覚以外評価困難だったり，錐体路に異常がなくてもBabinski徴候は2歳頃まで認められたり，異なる点もあります．頭蓋内圧亢進が疑われるときは項部硬直を確認します（図4b）．

❹ 皮膚

発疹，水疱，紫斑などの有無を観察します．発疹や水疱の大きさや形，分布だけで診断がつくものもあります．体幹は胸腹部診察時に観察できますが，四肢も必ず観察します．手足口病では手掌や足底のたった数個の小水疱から診断に至ることもあります．

❺ 頭頸部

眼球・頸部リンパ節の視診・触診をすませ，鼓膜を診察します（図4c）．鼓膜は年長児以上なら自覚症状があるときで構いませんが，乳幼児の発熱（特に鼻汁を伴う発熱）時は必須です．最後に咽頭を診察しますが（図4d），溶連菌やアデノウイルス，麻疹，水痘，ヘルパンギーナ，手足口病など比較的特徴的な咽頭所見は覚えておくと診断の一助になります．

3 主な疾患の好発年齢

救急外来では，入院や介入が必要な頻度の高い疾患の好発年齢を知っておくと見逃しを減らすことにつながります（図5）．例えば，乳幼児の上部尿路感染症は発熱のみの主訴で来院することも多く，疑って尿検査しなければ診断することはできません．

4 保護者対応のコツ

小児患者に対する苦手意識の根底には，小児の身体診察の難しさの他に多忙な中での保護者対応があると思います．患者トラブル回避のポイントは適切な接遇と保護者の不安解消の2つで，保護者の不安を解消することが満足度の高い診療につながります．

A 適切な接遇

救急外来では，医療者は時間外患者の多さや慣れない診療環境などでストレスを感じます．一方，保護者も患児の心配や長い待ち時間でストレスを感じており，些細なきっかけがトラブルにつながる土台ができています．しかし，医療者の心がけ1つで不要なトラブルを回避できるだけでなく，結果として診療時間も短縮でき

ます．以下にあげた例はどれも基本的なことばかりですが，多忙な救急外来ではおろそかになりがちです．

- 入室時：「お待たせしました」と自己紹介
- 退室時：「お大事にしてください」
- 保護者の呼びかた：「おうちの方」「ご家族」（安易な「おじいちゃん」「おばあちゃん」に注意）
- 禁句：「何故こんなことで受診したの？」などは言いたくても慎む

B 保護者の不安解消

いくら患児の状態がよくても，保護者は「悪くなるのでは」「手術になるのでは」「死ぬのでは」と心配が尽きません．このような心理状態で長時間待たされて，単に「大丈夫です」だけでは安心できないのも無理はありません．

①考えられる原因，②予想される臨床経過・見通し，③再診のタイミングの3つを意識して説明することが不安解消のポイントです．

例）「今はおそらく○○による発熱で，心配されている△△の可能性は低そうです．通常2，3日で解熱しますが，新たに別の症状が出現したり，□□日経過しても解熱しない場合にはいつでも再診してください」

（小林　匡）

13　小児　**119**

第Ⅱ章 ■ 基本診察法

14 産婦人科

産婦人科診療において初期研修医が習得するべき基本的手技としては問診，産婦人科的診察（内診），超音波検査などが中心となります．特に内診，経腟超音波は産婦人科に特徴的であり，これらは日常診療上，必要不可欠です．

産婦人科を受診する患者は，他科以上に羞恥心，恐怖心を抱いて来院することが多く，また，悩みを言えずに遠まわしに訴えてくることもあり，主訴や経過がわかりにくい場合があることにも注意が必要です．

1 問診・病歴の取りかた

産婦人科の問診の際の重要な点は，他科以上に患者の立場に立ち理解する態度，姿勢が求められることです．症例によっては，患者本人の発言を鵜呑みにしてはならないこともあり，注意を要します．妊娠，月経に対する知識不足により誤解している可能性，夫や家族に知られたくない場合など，社会的に考慮すべき事柄を含んでいる場合も多々あり，丁寧かつ慎重な対応が望まれます．問診には基本的には看護師立ち会いで行います．場合によっては筆談などの配慮が必要なこともあります．さらに，性成熟期の患者の場合には常に妊娠の可能性を考え，救急疾患，禁忌事項を念頭に診察する必要があります．

A 主訴および現病歴

産婦人科外来の診療の主訴には，（妊娠を含む）月経関連事項，不正性器出血（月経以外の出血），腹部膨満感，腰痛などの自覚症状，瘙痒感，帯下などの外陰部症状，挙児希望，不定愁訴などがあります．

このなかで頻度が高く，かつ重篤な疾患が隠れている可能性も否定できないものに腹痛と性器出血があります．本人が月経以外の出血（性器出血）といっても肛門や泌尿器系からの出血の可能性，妊娠関連，腫瘍によるもの，機能性出血など原因は多岐にわたります．また出血量の評価や表現法には個人差があり，評価が困難であることも多くあります．例えば，月経血に2日以上凝血塊が出るようであったり，夜用ナプキンがいっぱいになるなどの訴えがあれば，過多月経と考えることもあります．

B 月経歴

初経年齢，閉経年齢，最終月経，月経周期，持続期間，経血量，不正出血の有無，月経困難症状の有無は必須ですが，月経周期の正しい計算方法を知らない女性，排卵日の間違った知識をもっている女性も多く，注意を要します．症例によっては，前々回の月経に関する聴取が重要なこともあります．

C 結婚・妊娠および分娩歴について

結婚年齢，離婚・再婚歴，性交経験の有無，妊娠・分娩歴，流産歴などの問診は，他科以上に重要です．さらに夫や親族が妊娠・分娩既往歴に関してどこまで知っているか確認しておく必要もあります．

D 既往歴

産婦人科に関するものだけでなく，手術歴など把握することが必要です．特に乳がんなど深く婦人科疾患に関わる疾患に関しては，現在の状況や後療法の有無なども重要です．また，アレルギーの有無，喫煙や飲酒などの嗜好品の状況も聴取します．

E 家族歴

特に妊娠合併症として多い高血圧，糖尿病，

肝炎ウイルス・キャリアの有無，他にアレルギー性疾患，悪性腫瘍などに注意します．遺伝形式によっては血族結婚と発症が関係する疾患もあり，血縁結婚の有無も時に重要となります．

▶ 研修医へのアドバイス

カルテ記載では，年齢，妊娠出産歴，最終月経を最低でも記載することが通例です．症例発表の仕方は他科と異なり特徴的なので紹介します．

例1「症例は38歳（女性であることは当たり前なので性別は言わない），1経妊1経産，既往歴は…」

例2「症例は43歳，妊娠歴なし，未婚，最終月経は…，主訴は…」

例3「症例は16歳，既往歴特になし，腹痛を主訴に来院されました．性交経験あるとのことで，今回内診の同意を得て診察しましたが所見は…」

このように，産婦人科では妊娠歴が重要であることが多くあります．

2 診察方法

十分な問診が必要であることはいうまでもありませんが，産婦人科の特徴として，病態が分単位，秒単位に刻々と変化するものもあります．例えば異所性妊娠の破裂や常位胎盤早期剝離の場合など，問診をとっている間に腹腔内出血，ショック状態，胎児死亡が進行してしまう可能性があります．常に，患者の状態をすばやく把握することが重要となります．

産婦人科の診察の多くは内診台を使用し診察を行います．羞恥心を考えカーテンをかける場合と，お互いの顔が見えたほうがいいとの理由でかけない場合があります．人種，宗教面の配慮を求められることもあります．

A 外診

身長，体重から産婦人科に関連した徴候（例えば Turner 症候群でみられる低身長など）が

ないか，腹部の診察からは表在血管，腹壁の膨隆・弛緩，手術痕の有無，恥毛の状態はどうか，下肢の診察からは静脈瘤，鼠径部リンパ節腫大や脛骨前面における浮腫の有無などを観察します．他に，腹部膨満所見が認められた場合には，妊娠，多量腹水貯留，巨大腫瘍の可能性なども考えて診察します．

腟鏡診に先立ち，外陰部の観察を忘れず行います．大陰唇，小陰唇，陰核，前庭，外尿道口，会陰，肛門を観察し，次いで腟入口部を観察し使用する腟鏡のサイズを決めます．

▶ 研修医へのアドバイス

婦人科の疾患の多くは下腹部に症状がありますが，以下の疾患のように下腹部以外の症状を呈している場合でも産婦人科疾患のケースがあるので，注意が必要です．

①妊婦の虫垂炎：妊娠子宮の増大によって虫垂は移動するため，心窩部痛で発見されることがあります．

②Fitz-Hugh-Curtis 症候群：クラミジア感染症が多く，肝周囲炎を起こし右季肋部痛の原因となります．

③異所性妊娠の破裂：体位により Douglas 窩よりも Morrison 窩のほうが多く血液貯留していて上腹部に所見が強く認められることがあります．

他に，下腹部痛ではありますが，卵巣腫瘍の茎捻転の場合，可動域が大きく対側に移動し左右反対側の疼痛を訴えることがあります．

B 腟鏡診

性交経験のない女性に行う場合は特に，腟鏡診，内診などを行う必要性を十分に説明する必要があります．

腟鏡の装着は一手で陰唇を開き，他手で閉じた腟鏡を持ち，先端を体温程度で湿らせ，弁を腟入口に約45°程度斜めに挿入し，2，3cm挿入したところで横にして骨盤誘導線に沿って静かに挿入，その後ゆっくり開き子宮腟部を観察します．

14 産婦人科 **121**

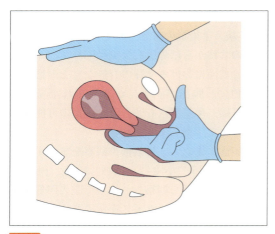

図1 双合診

表1 Bishop スコア

スコア	0	1	2	3
子宮口開大度	閉鎖	1〜2 cm	3〜4 cm	5〜6 cm
展退度	0〜30%	40〜50%	60〜70%	80%〜
児頭下降度	−3	−2	−1〜±0	+1〜+2
口唇の硬度	硬	中	軟	
子宮口の位置	後	中	前	

まず，腟分泌物，腟壁の状態を観察し，必要があれば腟分泌物を採取して培養，塗抹，鏡検などを行います．次に腟円蓋，子宮腟部を観察します．子宮腟部では子宮腟部びらんや頸管ポリープの有無，外子宮口の状態，頸管分泌物などについて観察します．腟鏡を横に回しながら腟壁を全周性に観察することも重要です．

C 内診

内診の際には，載石位の患者の下肢を十分に開かせ，腹壁の力を抜かせます．

1 婦人科の場合

一般的に利き手の反対の手の手袋の先端を湿らせるなどして滑りをよくし，処女膜の状態，腟の伸展性，硬結，腫瘤，異物，圧痛，腟中隔の有無などをみます．

続いて，内診指指頭で子宮腟部と頸部を触診し，子宮頸部の大きさ（長さ），形態，硬度，表面の性状，円蓋部の状態などを調べます．

双合診の場合には，内診指（多くは第2指の1本で行う）指頭の指腹を後腟円蓋部中央に挿入して子宮腟部（頸部）を軽く押し上げるとともに，患者の下腹部に並べた他手の第2，3，4，5指の指腹を患者の吸気に合わせながら軽く押し込んで，両手指腹の間に子宮体部を挟み込み，子宮の傾きと屈曲，大きさ，硬度，可動性（両手，主に内診指で子宮を動かして調べる），

圧痛の有無などを診察します（図1）．その後，付属器を触診するため，内診指を左右腟円蓋部に移動させ，子宮体部の場合と同様の要領で付属器を挟み込み診察します．

内診の最後には，指腹を背側に向け，両側の仙骨子宮靱帯ならびにDouglas窩の圧痛や抵抗がないかを診察します（これは片手で行います）．

性交経験がない女性の場合には内診の代わりに直腸診が行われることがあります．手袋の滑りをよくさせ，通常，第2指を肛門から挿入します．内診と同様の要領で子宮頸部・体部，付属器，Douglas窩，子宮傍組織の診察を行います．

2 産科の場合

妊娠中，特に後期は頸管の成熟度，産道を評価するために内診を行います．頸管熟化の評価には頸管の開大度，展退度，児頭の下降度，頸管の硬度，位置をもとにしたBishop スコア（表1）が用いられています（4. 妊婦健診の項参照）．

3 検査

産婦人科で用いる検査には数多くありますが，初期研修医が指導医のもとに習得するべき検査について代表的なものをあげます．

A 経腟的超音波検査法（図2）

経腟的超音波検査を施行するのは産婦人科医に限られることが多く，すべての産婦人科医は経腟的超音波検査法に習熟している必要があります．経腟法の場合，膀胱が充満していると，

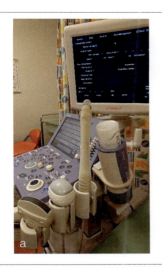
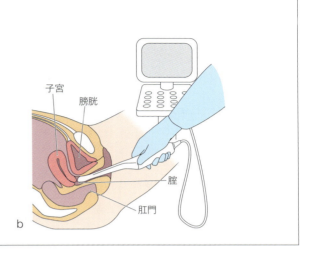

図2 経腟的超音波検査法
a：プローブはカバーをつけて使用する．b：図のように縦に挿入すると矢状断が得られる．

子宮体部がプローブから遠い位置に押しやられてしまい観察しにくくなるため，検査前に排尿してもらう必要があります．使用する際には，空気が入ることによる画像描出困難を避けるために，プローブとプローブカバーの間にゼリーを浸します．

研修医へのアドバイス

プローブを腟内に挿入する前に内診を行う癖をつけましょう．子宮の大きさや傾き，子宮腟部の位置や大きさなどを，あらかじめ頭に入れておくようにします．超音波では腸管とのコントラストが不明瞭な種類の卵巣腫瘍，経腟法では超音波が届きにくい巨大腫瘤，後屈の強い子宮などは，超音波検査のみではしばしば見逃されることがあります．

産科では，妊娠初期（10週程度まで）は胎嚢，胎芽，多胎の有無，心拍の確認に，妊娠中期は子宮頸管部を観察し，切迫早産，頸管無力症などの疾患の診断に用います（図3）．

B 経腹的超音波検査法

妊婦健診時の胎児発育状態や羊水量，胎盤の状態観察などに用います．また，大きな子宮筋

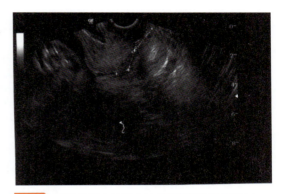

図3 経腟的超音波検査法（子宮頸管長の測定）

腫や卵巣腫瘍など全体が観察できない症例や，水腎症を疑う場合など，経腟法より経腹法を選択したほうがよい場合もあり，婦人科疾患でも経腹超音波検査は非常に有用です．

4 妊婦健診（表2）

基本的な項目には，子宮底長，腹囲，血圧，浮腫，尿蛋白，尿糖，体重であり，毎回チェックし，母子健康手帳に記入します．母子健康手帳は，母子の健康管理や育児に関する必要な情報が必要最小限，集約され記載されており，ま

表2 妊婦検診のスケジュール

主な検査をする時期	健診の頻度	採血	超音波		その他検査	
			経腹超音波	経腔超音波		
初期				GS, FHB の確認, CRL の測定	子宮頸がん検診	
初期 7~16 週ごろ	初期検査まで 2, 3 週間に 1 回 初期検査のあと~24 週まで 4 週間に 1 回	血液型, 不規則抗体, 血算, 血糖, B 型肝炎, C 型肝炎, 梅毒, HIV, 風疹抗体価, 甲状腺ホルモン	11 週ごろより CRL, 羊水量など	7~11 週 EDC の決定（CRL による確認・修正）	クラミジア（初期検査~後期まで地域, 施設により異なる）	
中期 24~28 週ごろ	24 週~36 週まで 2 週間に 1 回	血算 血糖 HTLV 抗体（妊娠初期~中期まで地域, 施設により異なる）	推定体重, 羊水量など	16 週以降 CL の測定 胎盤の位置		
後期 35~36 週ごろ		血算			GBS	NST（36 週以降頻度, 時期は施設により異なる）
	妊娠 37 週以後 1 週間に 1 回					

GS：gestational sac（胎囊）　FHB：fetal heart beat（胎児心拍）　CRL：crown rump length（頭殿長）
EDC：expected date of confinement（分娩予定日）　CL：cervical length（頸管長）
GBS：Group B Streptococcus（B 群溶血性連鎖球菌）　NST：non stress test（ノンストレステスト）

た，妊娠中の記録，出生後も小学校に入学するまでの間の健康記録手帳であるため，産後の健康や今後の妊娠のときも役立ちます.

施設，地域により時期，検査項目は異なり，またハイリスク妊娠の場合は，適宜間隔を狭めたり，検査項目を追加したりしています. 加えて，他科と連携し妊娠管理を行います.

未受診妊婦の場合はハイリスクとして扱います.

◤研修医へのアドバイス

妊娠を主訴に来院した場合でも，子宮内妊娠とは限りません. 子宮内に胎囊が確認できなかった場合は，妊娠初期または流産と診断する前に異所性妊娠の可能性も考え，子宮外の胎囊の存在，Douglas 窩の echo free space の有無など確認する必要があります.

また，本人の最終性行為，最終月経の問診のみで妊娠週数を判断することは危険です.

A NST（ノンストレステスト）（図4）

胎児心拍数モニタリングをストレス（陣痛，子宮収縮）のない状態で行う検査であり，胎児の well-being を調べるものです. 1 つのトランスデューサーは児心音を聴取し，もう 1 つは子宮収縮を測定します. 通常，用紙の上部に児心音，下部に子宮収縮が記録されます.

妊婦健診は胎児の発育，well-being の確認まで行います. 胎児超音波による異常のチェックや出生前診断は胎児スクリーニングとなります. その境は曖昧です. よって患者と相談し，胎児スクリーニングを希望した場合は自分の能

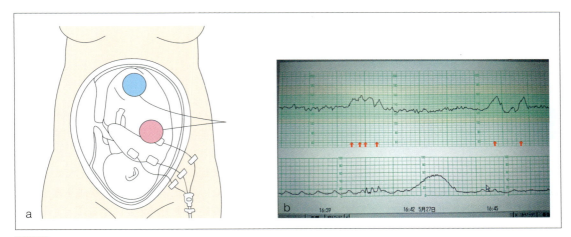

図4 NST（ノンストレステスト）
a：胎児心拍と子宮底部にトランスデューサーを当てている．
b：上段は胎児心拍数を示し，下段は子宮収縮の強度（外側法）を示している．⬆はイベントマーカーであり，胎動を感じた時刻などに用いる．

力に可能な検査のみ行い，それ以上を希望された場合は指導医に相談します．

▶おわりに

産婦人科の診察では，経腟超音波に頼りがちですが，内診により得られる所見も多く，内診は産婦人科を志望するならマスターすべき大切な基本手技の1つです．

一方で，産婦人科を志望しなくても内診の技術があれば内診と経腹超音波のみでも緊急を要する疾患を否定することは可能であることを覚えておいてください．また，地域によっては家庭医が分娩を取り扱うことがあったり，他科診療においても内診，経腟超音波を行う必要性があったりする場合（例えば外科医が直腸の診察をする場合など）もあり，専門分野にかかわらずこれらの産婦人科的手技を習得する必要があります．

（鈴木美智子）

15 精神科

1 精神疾患の成因

精神科の診察のポイントをお伝えします．精神科では，生物・心理・社会的側面の3つの観点から人間を診ることをとても大切にしています．そして，精神疾患の成因としてこの3点が考えられます(図1)．

A 生物的側面について

精神疾患が脳器質疾患や身体疾患に起因するかどうかを診断することは，精神科診療の第一歩です．一般血液検査や尿検査を行い，初診時に意識障害や認知機能低下を疑ったり，神経学的検査で異常がある場合には，積極的に感染症，甲状腺機能，血液中ビタミン濃度測定，そしてMRIやCTなどの脳画像，脳波やSPECTなどの脳機能検査を行い，身体的要因を除外する必要があります．

統合失調症の初発例では，発熱している症例も少なくないため，脳の炎症性疾患を鑑別するため，脳脊髄液検査が必要になることもあります．また，アルコール，内服薬や違法薬物の使用歴を確認し，患者の同意のもと尿検査などによるドラッグスクリーニングが必要な場合があります．

B 心理的側面について

精神科診察の基本は，患者さん・ご家族と質の高いコミュニケーションをとることにあります．人と人のコミュニケーションは，言語性，非言語性に分類されますが，精神的に安定しているときでも非言語性が占める割合が圧倒的に高いことがわかっています(図2)．つまり，私たち医師の姿勢，表情，体の動きすべてが，患

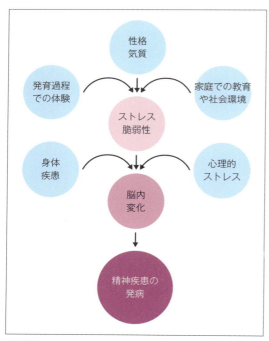

図1 精神疾患の発病に関わるもの
〔貝谷久宣(監)：よくわかる双極性障害(躁うつ病)．p50，主婦の友社，2013より〕

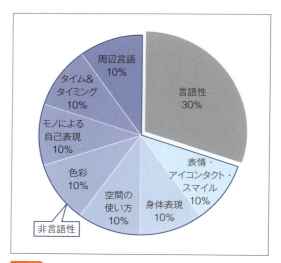

図2 コミュニケーションの割合

者さんに影響するということを肝に銘じなければなりません.

面接時には,患者さんと視線の高さをなるべく同一にして,視線が相対するのを避けることが望ましいため,斜めや90°の角度を取って座ることが一般的です.友好的な表情,態度で接し,わかりやすく丁寧な言葉を使い安全保障感を送りながら,相手の表情,仕草を観察し話を傾聴します.腕組みや腰に手を当てるポーズはレッドカードです.傾聴とは,「全身を耳にして」患者さんの話を聴くことであり,電子カルテの画面ではなく,相手に視線をなるべく多く向けることを心がけてください(図3).

そして次に,患者さんの述べる感情を伴った表現「辛い」「悲しい」「不安」といった感情表現を受け止め(受容),「それはお辛かったですね」「悲しいご経験ですね」と返すこと,つまり共感することが最も重要です.このことにより患者さんは,「聞いてもらえた」と感じ,信頼関係,治療同盟が構築され,治癒に向けて精神療法の効果を最大限に発揮することができるようになります(図4).

面接における質問は,大きく2つに分類されます.

①開いた質問:open question…「どんなことがお辛いのですか」などのように,説明的な答えを求める質問型.

②閉じた質問:closed question…「昨夜は

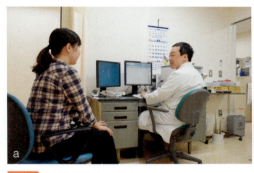
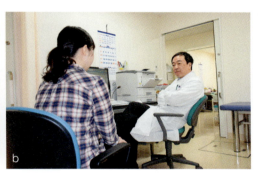

図3 精神科診察の基本
a:よい例…相手をリラックスさせるために,ほどよい距離,角度を保ち,相手の表情をよく見る.
b:悪い例…腕組みをしたり,腰に両手をやる,カルテだけを見て,相手の表情を見ない.

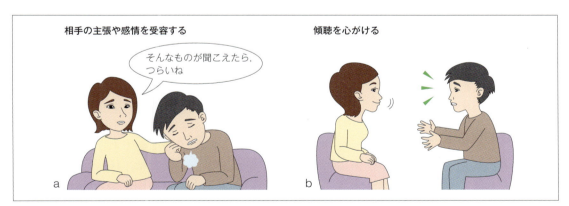

図4 よりよいコミュニケーションのために
a:相手が納得できないことを言っても,否定せずに受けとめる.
b:相手が話している間は途中でさえぎらず,うなづいたり,相づちを打ったりしながら聞く.
(功刀 浩:図解やさしくわかる統合失調症.p103,ナツメ社,2012より)

表1	主な心理検査

知能テスト
- WISC-Ⅳ：子ども用（5〜16歳）
- WAIS-Ⅲ：大人用（16〜89歳）

性格検査
- ロールシャッハ・テスト
- 文章完成テスト：SCT

認知機能（認知症）検査
- 改訂版長谷川式簡易知能評価スケール：HDS-R
- Mini-Mental State Examination（MMSE）

眠れましたか」などのように，「はい」あるいは「いいえ」，あるいはごく短い答えで完結した答えになるような質問型．

精神科の面接では，原則的には①を主として用いることが勧められます．そして，尋問的口調にならないように，②は3回以上連続して用いないように心がけます．できるだけ話の流れを妨げないように聴くことが大切です．そして，極力専門用語は使用せず，相手が述べた言葉をありのままに診療録に記載します．診療録を読むことで，あたかも眼前で患者さんのストーリーを追体験し感情移入できるようであれば理想的です．

このように，傾聴と共感を繰り返しながら，時に質問をして必要な情報を整理して，その原因となる精神疾患を探ります．確認する必要がある項目に関しては，暗示的質問にならないように配慮して聞きましょう．そして，心理的に様々な問題が予想される場合，心理テストを行うことが，診断の補助として有効です．主だった心理検査を表1にあげます．

C 社会的側面について

仕事やその就労期間と経済状況，最終学歴など学業，対人関係の特徴，結婚歴の有無，家族構成，趣味などについて情報を収集します．

例えば，精神疾患のため就労ができず経済状況が困難と考えられる場合は，現在様々な就労サービスや福祉サービスが整備されていますか

ら，作業療法士，精神保健福祉士などに照会しましょう．

D 多職種チーム医療について

精神科では多職種チームで患者さんを支えます．チームは様々な職種によって構成されています（図5）．医師はその一員であり，「すべては患者さんのために」多職種間のよりよいコミュニケーションをはかって，チームワークを大切にしましょう．

2 診察の実際

それでは，診察の手順をお示しします．
①自己紹介と患者さんのプロフィールの聴取を行います．

患者の胎生期から出産，乳幼児期までの発達歴，仕事や学業，家族構成，家族関係，身体疾患，精神科既往歴，タバコやアルコールの嗜好品や内服薬など，性格傾向を聴取します．しっかりとした応答が返ってこない場合には，意識障害や認知症などを疑って，付き添いの家族や周囲の方からの情報を聴取するようにします．
②そして「一番お困りのことは何でしょうか」と尋ねます．

次に，具体的な場面における診察のポイントをお示しします．

幻聴や妄想，病的体験は，執拗に聞き出さないように注意します．それらは，患者にとっては現実に生じていることであるため，修正・説得することは基本的に不可能であり，有害であることが多いからです．否定も肯定もせず，その背後にある感情（多くは不安）に焦点を当てて，共感することが重要です．

興奮している場合には，パーソナルスペース（自分が所有していると感じられる空間，一般的に上肢2つ分）を十分に確保して接し，自分の安全を確保して対応します．可能であれば，他のスタッフに協力を求め，数名で対応することが大切です．

128　第Ⅱ章■基本診察法

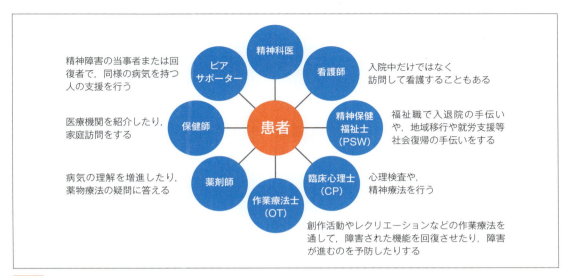

図5 精神科チーム医療

　患者が「死にたい」と希死念慮を訴える場合，傾聴と共感を繰り返しながら，必ず回復するという保証を与えます．そして，具体的に死にかたを考えている場合には，上級医や他の医療スタッフに助けを求め1人で対応しないことが大切です．また，患者さんの了解のもと，家族にそのことを伝え，自殺防止の協力を要請することが必要になることもあります．

　自殺企図者に関しては，約90％が精神疾患に罹患していることがわかっています．よって希死念慮を訴える場合と同様，傾聴と共感を繰り返しながら，精神疾患の把握を行います．そして，再企図の危険性を評価しながら，治療同盟を確立し自殺の再企図をしない約束をすること，自殺防止に役立つサポート情報（キーパーソン，生につなぎ止めるもの）を収集します．

（青木　勉）

第 III 章

基本的な臨床検査

第Ⅲ章 ■ 基本的な臨床検査

1 血液型判定・交差適合試験

　突然ですが，血液型判定と交差適合試験，ちゃんと自分でできますか？　おそらく臨床検査技師の方々が行ってくれた結果を画面で確認している方が大半ではないかと思います．

　もし当直中に輸血を要する患者がいて，しかし臨床検査技師が誰もいないときはどうしますか？　そう，あなたができればよいのです．

1 基本的知識の確認

　まずは基本的知識の確認ですが，ずばり「抗原抗体反応の理解」に尽きます．ABO 血液型の決定は赤血球の表面にある抗原と，血清中にある抗体で規定されます．図1のように，赤血球の表面には A 抗原と B 抗原の 2 つの抗原が発現しており，この発現パターンによって分類されます．さらに，それぞれの抗原と抗原抗体反応を起こし赤血球の溶血を引き起こす抗 A 抗体，抗 B 抗体の保有パターンも原則的に各々で決まっています．例えば A 抗原を保有する場合，抗 A 抗体はもたず抗 B 抗体をもっています．

　ところで，血液型には Rh 血液型というものも一般的に用いられます．赤血球のみに発現している抗原で，現在 49 種類が発見されていますが，このうち D 抗原は免疫原性が強く，高確率に抗 D 抗体を産生するため，D 抗原があるかどうかが臨床における Rh の±にかかわっています．ほとんどの人が D 抗原を発現しているため，通常抗 D 抗体はもっていません．

　この原則を利用して血液型判定・交差適合試験を行います．

2 血液型判定

　オモテ検査とウラ検査があります．

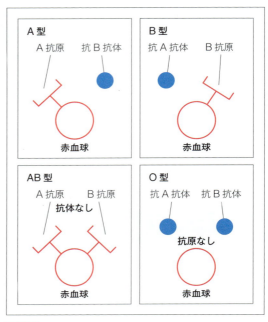

図1 ABO 血液型の赤血球表面抗原と抗体の基本パターン

A オモテ検査

　オモテ検査では患者血球に発現している抗原を調べます．方法としてはいくつかありますが，一般的に用いられている試験管法で手順を説明します（図2）．

B ウラ検査

　ウラ検査では患者血清中に存在している抗体を調べます（図3）．

　さて，オモテ検査とウラ検査の結果は通常一致しますが，オモテ・ウラが不一致の場合，①技術的・事務的なミス，②血球側の問題，③血清（血漿）側の問題の 3 つの可能性を考慮します．輸血する際に特別な製剤の依頼をしなくてはならないこともあるので，原因は必ず究明

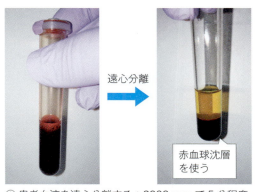
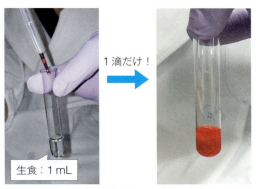

① 患者血液を遠心分離する：3000 rpm で 5 分程度　　② 3〜5% 赤血球浮遊液を作る：①で得られた赤血球沈層から1滴のみ滴下する

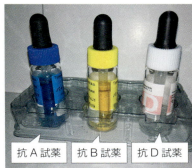
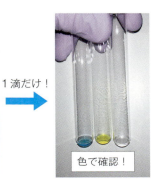

③ 別の試験管に抗A試薬・抗B試薬・抗D試薬を1滴ずつ滴下する

④ ③で作製した試験管に，②で作製した赤血球浮遊液を1滴ずつ滴下する
⑤ 遠心分離する：3400 rpm で 15 秒

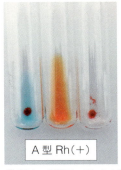
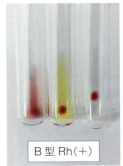
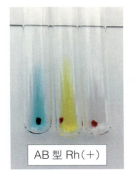
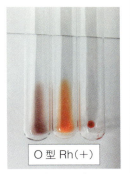

A型 Rh（＋）　　B型 Rh（＋）　　AB型 Rh（＋）　　O型 Rh（＋）

⑥ 判定：凝集していれば，患者血球はその抗原をもっていることになる（試験管を振りすぎないように！）

図2 オモテ検査の手順

し，特に②と③に関しての詳細は成書をご覧ください．まずはオモテ・ウラ不一致があるかどうかだけはしっかり確認してください．

3 交差適合試験

血液型が判明したら，輸血する製剤が安全に輸血できるかを判定します．

交差適合試験には主試験と副試験があります．

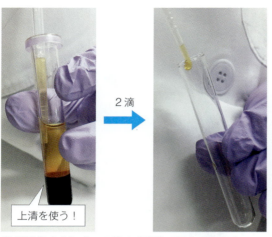
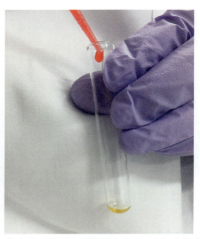

① 試験管 2 本にオモテ検査手順①で遠心分離した血清(血漿)を各々 2 滴滴下する

② A 型，B 型血球試薬から 3〜5% 赤血球浮遊液を作製し，各々 1 滴ずつ滴下する(赤血球浮遊液の作製に関してはオモテ検査手順②を参照)．この試薬は市販もされているが，赤血球輸血製剤のセグメント血液を用いて自施設で作製することも可能(ちなみに当院では作製している)

③ 遠心分離する：3400 rpm で 15 秒
④ 判定：凝集していれば，その抗体をもっている．図 2 ⑥参照

図3 ウラ検査の手順

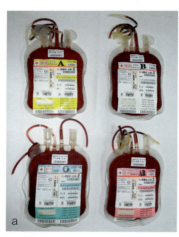
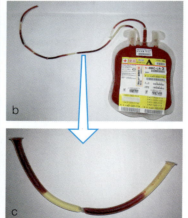

図4 赤血球製剤

　基本的な抗原抗体反応の考えかたは血液型検査と同じですが，使用するものは実際に輸血する製剤です．血液型検査とは別の患者検体も必要です．図 4a のように各血液型によってラベルの色が異なります．各製剤は図 4b のようにセグメントと呼ばれる箇所があり，ここに保存されている血液を用いて試験を行います．本邦では赤血球輸血は全血(血漿成分も含む)ではなく，血球成分のみを抽出した赤血球液となります．ただしセグメントには全血成分が含まれており，時間が経つと図 4c のように血球成分と血漿成分に分離します．

① 試験管に患者血清（血漿）を2滴滴下する（血液型検査ウラ検査手順①と同じ）

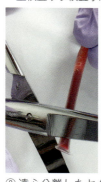

1滴だけ！
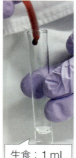
生食：1 mL

② 遠心分離したセグメントの血球成分から3～5％赤血球浮遊液を作成する
③ ②で作成した赤血球浮遊液を①で作製した試験管に1滴滴下する．
④ 遠心分離する：3400 rpm で15秒．

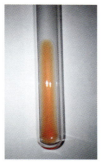

⑤ 判定：凝集していないことを確認→輸血 OK !

図5 主試験の手順

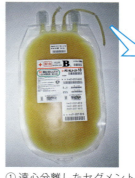
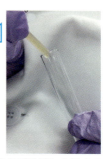

① 遠心分離したセグメントから試験管に血漿を2滴添加する
② 患者血液から3～5％赤血球浮遊液を作り①で作製した試験管に1滴滴下する．
（赤血球浮遊液の作成はオモテ検査の手順①，②参照）
③ 遠心分離する：3400 rpm で15秒．
④ 判定：凝集していないことを確認→輸血 OK !

図6 副試験

A 主試験（図5）

輸血する血球が患者の血清（血漿）と反応しないことを確認します．前述のごとく本邦は赤血球液なので，原則主試験のみで輸血可能です．全血輸血をする場合は副試験も行います．

B 副試験（図6）

輸血する血清（血漿）が患者の血球と反応しないことを確認します．
本邦では全血輸血，血小板輸血や新鮮凍結血漿輸血のときに行います．

緊急輸血をする場合

血液型検査をしている時間すらない緊急時はABO不適合輸血をする場合があります．赤血球輸血の場合，本邦では赤血球液を使用しているので，どの血液型に対しても O 型 Rh（＋）を用いることができます．ただし全血の場合は抗体も含まれているので，O 型 Rh（－）の製剤のみ可能です．一方，血小板・新鮮凍結血漿の場合は，抗A抗体，抗B抗体の含まれていない AB 型の製剤が可能です．

技術指導，撮影協力：
順天堂大学医学部附属練馬病院臨床検査科
山口功子 臨床検査技師
古屋シズ子 臨床検査技師

（小松孝行）

2 心電図・負荷心電図

原理を追及するより，まず慣れる！ 正常を覚えて異常を見つけることが重要です．

1 心電図を読むための基本事項

A 心電図の原理

心臓の電気的活動に伴う心起電力により，身体の各部に心活動電流が流れ，電位分布を生じます（図1）．

この電位分布は体表上あるいは体内の2点間の電位差として検出することができます．電極を付け，2点の電位を拾って記録するのが心電図ということです．

▶覚える
・電極から見て，電流刺激が向かってくる→上向き（陽性波）に記録
・電極から見て，電流刺激が遠ざかる→下向き（陰性波）に記録

B 心電図の記録

必ず1 mV＝10 mmの感度で行います．各記録には必ず較正波を入れます．心電図の紙送り速度は25 mm/秒，したがって1 mmは0.04秒となります（図2）．

C 心電図基本波形

心電図の基本波形にはP波，QRS波，T波があります（図3）．波高が小さく目立たないこともありますが，T波のあとにはU波が続きます（図4）．

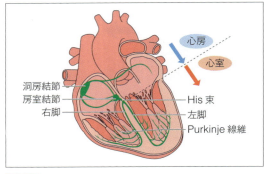

図1 刺激伝導系の解剖と伝播の流れおよび方向

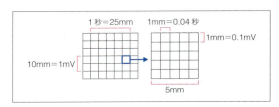

図2 心電図の記録紙のマス目

心電図を読むときは縦軸，横軸ともmmで読んで判定するが，結果の記載はmmでなくそれぞれ，mV，秒で記載する．
〔渡辺重行，山口巖：心電図を読むための基本事項（18-23頁）：心電図の読み方パーフェクトマニュアル．p20，羊土社，2006より転載〕

D 電極の付け方・肢誘導と胸部誘導の観察方向（図5）

① 肢誘導（図6）
・Ⅰ，aVLは患者の左および左上から心臓を見ています＝側壁誘導
・Ⅱ，Ⅲ，aVFは心臓を下から見上げてる誘導です＝下壁誘導
・aVRは心臓を右斜め上から見ています．

② 胸部誘導（図7）
・V₁,V₂は右房，右室の前面にあり，右室壁を通して心室中隔を観察する誘導です．右房の前面にあるためV₁はP波の観察に優れ不整脈の診断，心房負荷の有無では必ず参照する

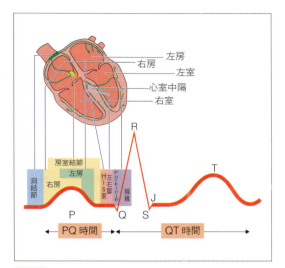

図3 刺激伝導系の伝播と心電図波形の対応

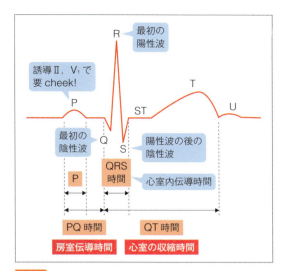

図4 心電図波形の名称と計測法

〔渡辺重行,山口巖:心電図を読むための基本事項(18-23頁):心電図の読み方パーフェクトマニュアル. p21, 図2, 羊土社, 2006 より転載〕

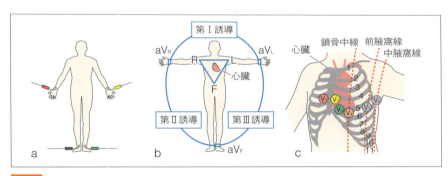

図5 電極のつけかた
a:四肢の電極の位置. b:双極誘導と単極肢誘導. c:胸部誘導.

ようにします.
・V_3, V_4 は左室前壁に対応し, V_5, V_6 は側壁に対応しています.

2 心電図判読

次の順番にチェックして漏れをなくしましょう.
①調律は？
②心拍数は？
③P 波は正常か？
④PQ 時間は正常か？
⑤QRS 群は正常か？
⑥ST-T と T は正常か？
⑦QT 時間は正常か？
⑧U 波は正常か？

❶ 調律は何か？

洞結節から刺激がペースメーカーとなっている洞調律が正常です. Ⅱ誘導または V_1 誘導で P-QRS-T, P-QRS-T, P-QRS-T, …と波形を追っていき正しく P 波と QRS が対応しており, P 波が一貫して同じ波形であることを確認します.

❷ 心拍数は？

HR＝300÷N マス, もしくは HR＝1500÷n マス.

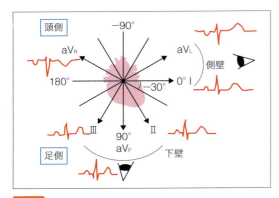

図6 肢誘導(limb leads)各誘導の観察方向

図5bも参照のこと.
〔渡辺重行, 山口巖：心電図を読むための基本事項(18-23頁)：心電図の読み方パーフェクトマニュアル, p22, 図5, 羊土社, 2006より転載〕

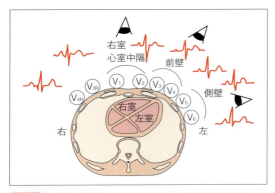

図7 胸部誘導(precordial leads)の観察方向

心臓を下肢の方向から見上げた図.
〔渡辺重行, 山口巖：心電図を読むための基本事項(18-23頁)：心電図の読み方パーフェクトマニュアル, p22, 図6, 羊土社, 2006より転載〕

徐脈＝HR＜60 bpm, 頻脈＝HR＞100 bpm.

❸ P波は正常か？（図8, 図9）

正常洞調律のとき, 心房興奮は肢誘導では右上から左下へ向かいます.

→P波はⅠ, Ⅱ, aVFで陽性, aVRで陰性が正常です（V2〜V6でも陽性）.

Ⅱで幅3 mm未満, 高さ2.5 mm未満.

V1で高さ2 mm未満, P terminal forceの絶対値が0.04 mm・秒未満.

❹ PQ時間は正常か？

PQ時間の正常は3 mm（0.12秒）以上5 mm（0.20秒）未満となります.

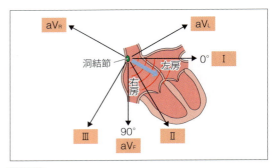

図8 前額面（肢誘導）上の心房興奮ベクトル

前額面（肢誘導）上の心房興奮のベクトルは0°〜90°, よってP波はⅠ, Ⅱ, aVFで陽性, aVRで陰性となる
〔渡辺重之：正常心電図(24-47頁)：心電図の読み方パーフェクトマニュアル, 羊土社, p27, 図2, 2006より転載〕

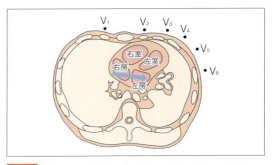

図9 水平断面（胸部誘導）上の心房興奮のベクトル

心房興奮は右から左に向かうため, P波はV2〜V6で陽性である

❺ QRS群は正常か？

肢誘導において：

1) QRS平均電気軸が正常で
2) ⅢとaVL以外に異常Q波がなく（異常Q波：Q波の幅≧0.04秒（1 mm）, Q波の深さ≧R波の高さ×1/4）
3) QRS時間が2.5 mm未満

胸部誘導において：

4) R波の増高が正常で,
5) V1以外に異常Q波がなく,
6) QRS電位が正常（SV1＋RV5 or V6＜35 mm, RV5 or V6＜26 mm）

❻ ST-TとTは正常か？

STは, 等電位線あるいはPQ部分に一致し, 上昇も下降もしていないのが正常です. T波はaVRで陰性, Ⅰ, Ⅱ, V2〜V6で陽性で, 高

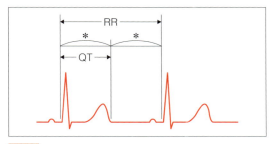

図10 QT時間の目安

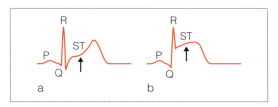

図11 ST上昇の急性心筋梗塞と急性心膜炎の違い
a：急性心膜炎は下に凸のST上昇.
b：急性心筋梗塞は上に凸のST上昇.

表1 AMIのST上昇による部位診断

	I	II	III	aVR	aVL	aVF	V1	V2	V3	V4	V5	V6
狭義前壁									●	●		
前壁中隔							●	●	●	○		
前壁側壁	●				●				○	●	●	●
広範囲前壁	●				●		●	●	●	●	●	○
側壁	●				●						●	●
下壁側壁	●	●	●		●	●					●	●
下壁		●	●			●						

さは12 mm未満かつR波の1/10以上であればよいです．III，aVL，aVF，V1ではT波は陰性でもよいです．

❼ QT時間は正常か？（図10）

QTc＝実測QT時間（秒）÷√RR（秒）で0.35～0.44秒が正常です．T波の終点がRR間隔の1/2を超えてれば明らかにQT延長です．

3 波形の異常をみる

❶ P波
・僧帽性P…II，III，aVFでM字結節，V1で2相性P→左房拡大・肥大（ex. MS）．
・肺性P…V1で幅は正常，高さ2.5 mm（0.25 mV）以上→右房拡大．

❷ QRS群
【異常Q波がみられる疾患】
心筋梗塞，肥大型心筋症，左脚ブロック，高度な左室肥大，肺性心，くも膜下出血．

【V1でR増高→右室肥大，後壁梗塞】
RV5＋SV1＞35 mm，RV5，RV6＞26 mm →左室肥大．

❸ ST
【ST上昇（心筋の全層性虚血）】（図11）
→急性心筋梗塞，冠攣縮性狭心症，急性心膜炎，心室瘤

▶覚える
ST上昇している急性心筋梗塞：どの誘導でST上昇を認めるかで，部位診断ができます（表1）．また，急性心筋梗塞の時間経過による波形の違いも覚えておきましょう！（図12）

【ST低下（心内膜下の虚血）】（表2）
→労作性狭心症，低K血症，心内膜下梗塞，その他

❹ QT時間
血清電解質の濃度をよく反映します．

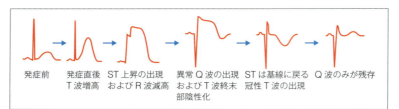

図12 AMI の時間経過による波形の違い

表2 ST 低下の疾患別表

ST-T 低下の型	名称	
	接合部型（上り坂）	非特異性変化
	水平型	軽度の虚血性変化
	下降型	高度の虚血性変化
	盆状型	ジギタリス効果
	ストレイン型	左室収縮期，負荷パターン

表3 頻脈性不整脈の種類と鑑別

RR 間隔 \ QRS 幅	狭い（上室性）	広い（基本は心室性）		
整	洞性頻脈 発作性上室頻拍 心房粗動 （伝導比一定）	心室頻拍 （TdP を含む）	右記を伴う 発作性上室頻拍 心房粗動 （伝導比一定）	WPW 症候群 心室内変行伝導 脚ブロック
不整	心房細動 心房粗動 （伝導比不規則） ※ MAT （多源性心房頻拍）	心室細動 （心室粗動を含む）	右記を伴う 心房細動 心房粗動 （伝導比不規則） ※ MAT （多源性心房頻拍）	WPW 症候群 心室内変行伝導 脚ブロック

〔榊原 守，神谷 究：心肺蘇生法．循環器内科ゴールデンハンドブック（半田俊之介，伊苅裕二監修），改訂第3版，p19，2013，南江堂より許諾を得て転載〕

【QT 延長】
→低 Ca 血症，低 Mg 血症，高 Mg 血症，低 K 血症，薬物による QT 延長，先天性 QT 延長症候群．

【QT 短縮】
→高 Ca 血症，ジギタリス．

4 不整脈の鑑別手順

❶ 洞調律か不整脈か？

①P 波，②PQ 間隔，③QRS 幅，④RR 間隔のいずれかに異常があれば不整脈です．

❷ 心拍数の確認

徐脈＝ HR ＜ 60 bpm，頻脈＝ HR ＞ 100 bpm．

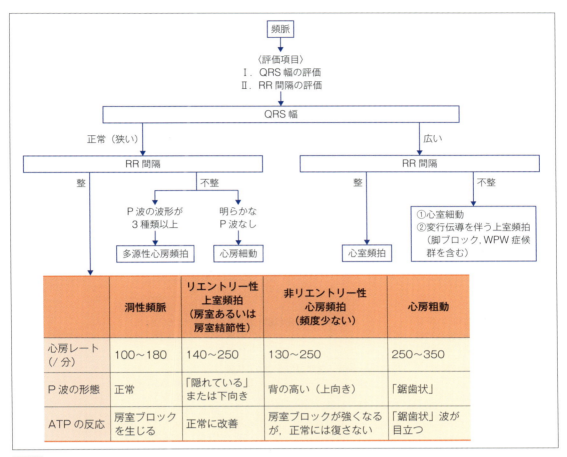

図13 不整脈の鑑別

〔吉岡公一郎：心電図の読み方．循環器内科ゴールデンハンドブック（半田俊之介，伊苅裕二監修），改訂第3版，p338，2013，南江堂より許諾を得て転載〕

❸ 不整脈ごとの注目ポイント

頻脈性不整脈(表3，図13)なら…QRS幅とRR間隔に注目．

徐脈性不整脈(図14)なら…P波とPQ間隔に注目．

5 負荷心電図

❶ トレッドミル試験

【検査法】

Bruce法とSheffield法(運動耐容能の低い患者)のプロトコールが基本です．

【年齢別予測最大心拍数と目標心拍数(Target heart rate：THR)】

年齢別予測最大心拍数＝220－年齢

＊目標心拍数は年齢別最大心拍数の85〜90％

【十分に負荷がかかった検査であったかを評価する因子】

ダブルプロダクト(pressure rate product：sBP×HR)が25,000以上あるかどうかで判断．

❷ 適応

運動負荷心電図の検査精度は，必ずしも高率ではありません．運動負荷試験中の死亡事故は約1/264,000との確率で生じると報告されており，負荷試験の禁忌，中止基準を確認して施行します．二次性ST変化を認める左脚ブロック

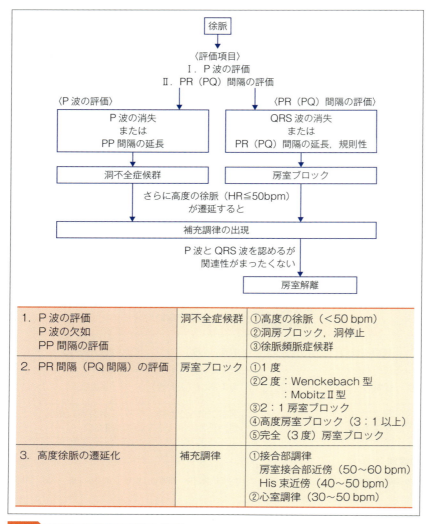

図14 徐脈性不整脈の種類と鑑別

〔吉岡公一郎：心電図の読み方．循環器内科ゴールデンハンドブック（半田俊之介，伊苅裕二監修），改訂第3版，p339，2013，南江堂より許諾を得て転載〕

やWPW症候群では虚血性心疾患の診断は困難です．虚血性心疾患のスクリーニングとしては若・中年では偽陽性が多く認められ，ガイドライン上（ACC/AHA 2002 guideline update for exercise testing）はclass Ⅲと有用度は低いです．

❸ 虚血判定基準

診断は症状およびST変化の有無で判定し，それ以外は補助です．もちろんST低下とともにその他の所見が追随すれば陽性です．不整脈が誘発される場合もあり，総合的に判断します．詳細は日本循環器学会のガイドライン（「冠動脈病変の非侵襲的診断法に関するガイドライン」http:www.j-circ.or.jp/guideline/pdf/JCS2010_yamashina_h.pdf）を参照のこと．

（吉田　純）

第Ⅲ章 ■ 基本的な臨床検査

3 超音波検査

近年，医療現場において，診療・診断から治療までの迅速性や高い質が求められる一方，医療費削減，地域医療の推進，遠隔地との対応など様々な対応が迫られています．こうしたなか，医療機器技術の進歩に伴い，超音波装置は画質を保ちつつ，小型化し，一般外来や救急外来，および手術室やICUを含むベッドサイド，在宅診療など多様な現場で診断や治療に幅広く利用されています．

本項では，機動力に優れたモバイル型装置を中心に基本的な装置の使い方とその臨床応用につき概説します．

1 超音波装置の設定

モバイル型装置（図1）にはコードレスタイプも多くありますが，バッテリー駆動時間が長くないため，いつでも使えるように充電のチェックは怠らないようにしましょう．スイッチやつまみなどは可能な限りデフォルトの位置に戻しておくと，次の急な対応がしやすくなります．設置型の大型超音波装置（図2）では，コード類や操作パネルの取り扱いは丁寧に行います．

2 プローブの選択

一般的なプローブの形状は，セクタ型，リニア型，コンベックス型となっています．セクタ型は一般的に心臓領域で用いられます．どのプローブを選択するかはプローブに表示している周波数を参考にするとよいでしょう（図3）．深部臓器を評価したい場合は低周波，表在臓器を評価したい場合は高周波を選択します．患者体型や評価したい部位の深度によってプローブを適切に選ぶことが迅速評価につながります．

プローブは超音波の送受信を担い，超音波装置の画質を左右するといっても過言でない非常に高精細な部分であり，かつ高価です．落下など取り扱いには留意しましょう．

3 ゲイン

受信した信号すべての増幅度を調整するので画像全体の明るさが変わります．ゲインを上げると輝度が明るくなり，下げると輝度が暗くなります．上げすぎるとノイズも一緒に増幅するので観察しにくい画像になります．

4 超音波検査の実践・技術習得

CTが隅々まで普及した日本では，画像診断はCTが優先される施設が多いのが現状です．ただし，臨床情報と対比しながら，臨床医自ら超音波検査を行うと，迅速診断と早期介入が可能となり，予後の改善や医療被曝の低減，患者待ち時間や医療費の軽減に役立つのではないかといわれています．こういったpoint of care ultrasound（POC US）の考えかたは，日本でも今後普及することが見込まれており，研修医は超音波検査の原理や最低限の検査技術を習得する必要があります．

A FAST

研修医であれば誰でも経験しておくべき検査にFAST（Focused Assessment with Sonography for Trauma）があげられます．重症多発外傷の症例から転倒して横腹を打ち，歩いて受診するような症例まで，対象になる患者の重症度は様々ですが，まずは，バイタルサインが安定している患者さんに対してFASTが実施できるようにしましょう．プローブの落下予防のため単一のプローブ（セクターかコンベックス）での

143

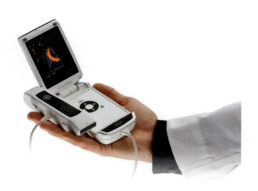

図1 モバイル型超音波装置
（GEヘルスケアジャパン株式会社 Vscan）

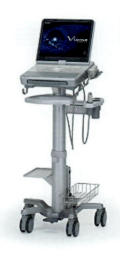

図2 デスクトップ型超音波装置
（東芝メディカルシステムズ株式会社　Viamo™）

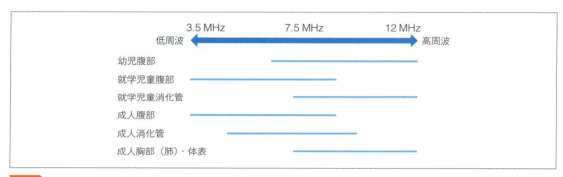

図3 コンベックス型〜リニア型プローブの選択方法

実施を推奨しますが，必要に応じて臨機応変に持ち替えることも可能です．

❶ どこを見るか

FASTの目的は，体幹部の出血を検索することです．急性循環虚脱の原因となる心タンポナーデと胸腔内および腹腔内出血を検索します．

まず，心窩部から心臓を観察して（図4），心嚢内のecho free spaceの有無と拡張末期容量の減少の有無を確認します．拡張期右心室の虚脱があれば，心タンポナーデと考え，ドレナージの必要性を検討します．なお，FASTでは心嚢液の貯留量や拡張末期容量の計測を行う必要はありません．

次に，両側胸腔および腹腔内出血を確認する目的で，胸腔を含めMorrison窩（図5），脾周囲（図6），およびDouglas窩〔または膀胱直腸窩（図7）〕を観察します．通常は臥位での検査であるので，血液が溜まる最背側の数か所だけを観察します．

❷ 手術・CT検査の適応

施設や介入する医師の有無など医療環境が異なり，一概にはいえませんが，non-responderでFAST陽性であれば，その場で開胸開腹手術になりえます．responderを含め，バイタルサインが保たれている患者ではFAST陽性で，造影CT検査の適応になりえます．FAST陰

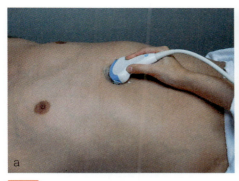 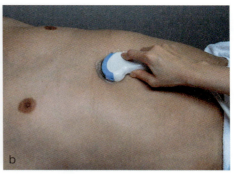

図4 心窩部から心臓にアプローチ

腹部超音波検査では一般的な持ちかたはaであるが，心臓はかなり押し付けないと見えないことも多いので，できるだけプローブを倒せるbの持ちかたが推奨される．

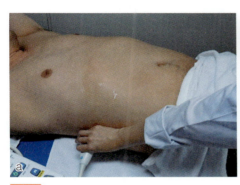 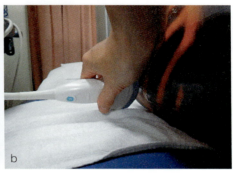

図5 右肋間から右胸腔およびMorrison窩へのアプローチ

セクタープローブの場合は問題にならないが，コンベックスプローブの場合，肋間走査では肋骨の走行に沿わせ，肋骨の影を入れないのが一般的だが(b)，陽性所見が見えてしまった場合，肋骨の影が真ん中に入っている画像でも問題はないので，肋骨の走行にこだわらない．

性の場合でも，血圧がゆっくり下がってくるような場合はCT検査の実施を考慮しなければなりません．

JATEC primary surveyでの骨盤部単純X線写真とFASTでは，腎損傷を含めた後腹膜腔の出血に気づけない場合があることを知っておく必要があります．

FAST検査者は画像所見を大きな声で端的に読み上げ，周囲のスタッフに画像所見を周知させるとよいでしょう．余裕があれば，誰かに画像を一瞬でも確認させ複数の目でみたという状況を作っておきます．"脾臓の頭側もう1回見せて"といったリクエストには快諾します．あとで見逃したと責められることもなくなりま

すし，検査時の重圧も軽減されます．

研修医にとって，患者が重症であればあるほどFAST実施は重圧です．救急外来のスタッフは，所見の誤読などが日常的に起きうることを知っておかなくてはなりません．

❸ EFAST

Extended FAST(EFAST)は気胸の観察も含めたFASTのことで，上記した出血の検索後，前胸壁にプローブをあてて気胸の有無の評価を行う検査のことです．臥位単純X線写真より，超音波検査の方が気胸の検出に有利と考えられており[1]，陽圧換気を行う場合は，緊張性気胸からショックへと進展することがありえるので，特に救急外来やICUでは，超音波検査で

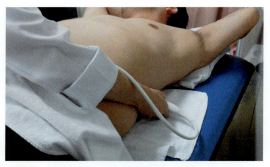

図6 左肋間より脾周囲および左胸腔へのアプローチ

考えかたは右肋間走査と同様である．

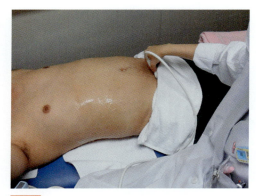

図7 下腹部から膀胱直腸窩へのアプローチ

可能であれば，最低限上前腸骨棘が露出するまでしっかり露出させて走査することが望まれる．

胸部を観察することを習慣づけるとよいと思います．

推奨されているのはリニアプローブでの観察ですが，コンベックスプローブでも深度を浅くすれば評価可能です．胸郭の動きや聴診所見での評価のうえ，患側に lung sliding（胸膜が呼吸性に動く）や lung pulse（心拍動とともに拍動する胸膜の動き）が確認できないことで気胸を強く疑います．

lung point sign（正常部分と異常部分の移行部）を確認することで検査精度が上昇すると考えられています．静止画では理解が難しいので，You tube で検索して見ていただくことを強くお勧めします．

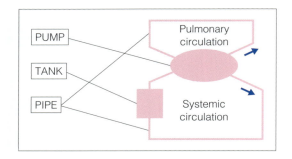

図8 循環動態モデル

B 下大静脈（inferior vena cava IVC）の観察

1 目的

超音波検査で IVC を観察する目的は，心臓に流入する直前の血液量を反映する IVC の状態から，患者の循環動態を把握することです．図8のような循環動態モデルを考えた場合，循環血液量の減少やうっ血性心不全ではモデルは図9のように表現することが可能です．IVCはこのモデルにおける TANK（図8）に相当すると考えてください．

急性期の初期評価も大切ですが，超音波検査による IVC 観察の本質は，患者への輸液療法や利尿薬投与のような介入が過不足なく適切かどうか判断することであり，繰り返し検査できる超音波検査の特性をうまく利用した方法といえます．初期評価での解釈が難しい場合も，介入後，検査を繰り返すことで，合理的な解釈が可能になることがあります．

循環動態に異常をきたした患者が回復していく過程で，介入が適切かどうか判断できることは，研修医にとって最重要課題の1つです．積極的に，繰り返し検査に関わることが期待されます．

2 検査の実際

検査は心窩部にプローブをあて IVC を長軸に描出し，前後径を計測するだけですが，計測方法には2つあり，少し混乱するかもしれません．

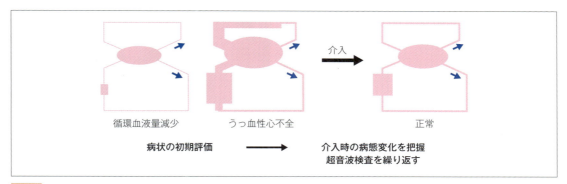

図9 病的循環動態モデルと IVC 評価の意義
TANK である IVC を繰り返し観察することで，介入が適切に行われていることを確認する．

通常のBモード画像で評価すれば問題ありませんが，Mモード画像（図10）で計測する場合は注意が必要です．なぜなら，吸気時に肝臓の位置が大きく移動してしまい，計測位置がずれてしまう場合があるからです．Mモードでの計測がIVC径の呼吸性変動を反映しているかどうか，事前にBモード画像で評価しておかなくてはなりません．

適切な計測部位に関しては様々な意見がありますが，通常 RA-IVC junction から1～3cm尾側で計測します．junction がわかりにくい場合は肝静脈流入部から1cmと決めて計測するとよいでしょう．

呼吸による胸腔内圧の変化に伴いIVC径は経時的に変化し，最大径（Dmax）と最小径（Dmin）が形成されますが，その変化率を collapsibility index（CI）といい，以下の式で算出します．

$CI = (Dmax - Dmin)/Dmax \times 100 (\%)$

最大径 Dmax と CI からおおよその中心静脈圧 central venous pressure（CVP）を推測することが可能と考えられており，表1がその換算表です．CVP が高い場合，低い場合には信頼性が高いものの，中間値では信頼性は落ちると考えられているので注意が必要です．

C 胆道系疾患

胆石症，急性胆嚢炎の場合，超音波検査が診断に有用であり，画像診断としては第一選択と

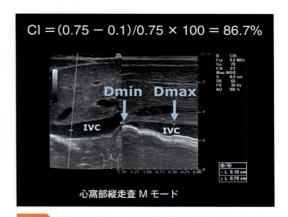

図10 MモードによるIVC径の計測

考えて問題ありませんが，実際には CT 検査を第一選択としている医師も多く，超音波検査が省略されることもしばしばあります[2]．そこで，超音波検査の優位点と CT 検査の pitfall に改めて触れたいと思います．

CT画像ではwindowを変えながらじっくり見るとわかる場合もありますが，特に純コレステロール結石の場合，胆石の確認が困難なことがあります．MRCP をとればいいんじゃないのという発想は成立しますが，時間外や緊急でMRI 検査を受けられる施設が少ない点と，胆石がない場合の患者および公的医療費の負担を考慮すれば，やはり超音波検査で胆石を見つけることを優先すべきです．

多くの場合，超音波検査で胆石は容易に発見されますが，頸部に嵌頓している結石の観察が

表1 IVC 径および CI と CVP の換算表

Inferior vena cava size (cm)	Respiratory change	Central venous pressure (cm H$_2$O)
< 1.5	Total collapse	0〜5
1.5〜2.5	> 50% collapse	6〜10
1.5〜2.5	< 50% collapse	11〜15
> 2.5	< 50% collapse	16〜20
> 2.5	No change	> 20

〔The 2008 ACEP Policy Statement on Emergency Ultrasound Guidelines https://www.acep.org/content.aspx?id=80791（2017 年 2 月 6 日閲覧）〕

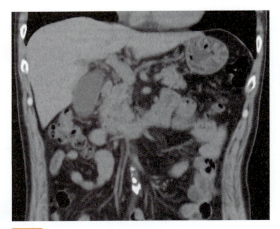

図12 腹部 CT 検査（冠状断像）

図11 と同じ症例である．CT 画像上，超音波画像でみられた結石像を指摘できない．純コレステロール結石であることが予測される．また，上記 CT 画像から急性胆嚢炎を疑うことは容易でない．この画像から急性胆嚢炎の存在を疑えるにはかなりの経験が必要である．

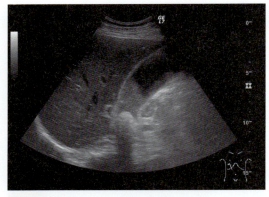

図11 腹部超音波画像　右肋間走査

胆嚢頸部に結石像が確認できる．壁肥厚の程度は強くないが，内腔に debris もみられる．sonographic Murphy sign が陽性であれば，急性胆嚢炎の可能性を考えなくてはならない．

難しい場合があることを知っておかなければなりません．この場合，肋間走査でしか胆嚢胆石を描出できないことがあるので，肋間からの観察は必ず行います（図11）．

急性胆嚢炎の超音波画像所見は，胆嚢の腫大緊満および壁肥厚，胆嚢胆石と debris，胆嚢周囲液体貯留像などですが，これらに加えて sonographic Murphy sign（SMS）も確認します[3]．

急性胆嚢炎が疑われたら，胆管炎の合併が患者の予後を左右するので，肝外胆管の拡張や総胆管結石の有無を確認すべきですが，研修医には難しい走査です．その際は，最低限肝内胆管の拡張の有無は確認するようにしましょう．また，経験的に CT 検査では胆嚢炎の程度を過小評価する場合があり（図12），炎症反応と CT 画像に乖離がある場合は，超音波検査を実施すべきです．

● SMS（sonographic Murphy sign）[3]

胆嚢直上にプローブによる最大圧痛点がある場合，SMS 陽性とします．高い確率で急性胆嚢炎を疑うべき所見です（感度 82％，特異度 95％）．

D 下肢静脈血栓症

浅大腿静脈の血栓を見逃す可能性を指摘されていますが[4]，大腿静脈や膝窩静脈の血栓を確認するいわゆる two-point compression method は研修医が経験しなくてはならない検査です．

圧迫による静脈の完全虚脱が正常所見であることが理解できれば（図13），四肢静脈内血栓の有無を検索することは手技的に難しくありません．ただし，浮腫が高度で皮下脂肪層での減衰が著しい場合は，静脈の同定さえ難しい場合があります．

E RUSH

RUSH（rapid ultrasound for shock and hypotension）というプロトコールを実践することは，研修医には少し難しいのですが，内容は

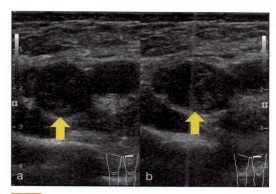

図13 左下肢静脈超音波画像
a：非圧迫像．b：右圧迫像．
静脈前後径の変化からbが圧迫像であることがわかる．通常虚脱する静脈が虚脱していないこともそうだが，大腿静脈内の血栓像を同定することは容易である（↑）．

表2	研修医が経験すべき疾患，画像所見
頸部	橋本病またはBasedow病 亜急性甲状腺炎
胸部	気胸 血胸または胸水貯留像 心囊水貯留像（心タンポナーデを含む） 心房細動またはうっ血性心不全
腹部	腹水貯留像または腹腔内血腫 胆石 急性胆嚢炎 大腸憩室炎 急性虫垂炎 進行大腸癌または進行胃癌 小児症例（腸重積，肥厚性幽門狭窄症，アレルギー性紫斑病など） 水腎症または尿管結石
四肢	下肢静脈血栓 Baker囊胞 肉離れ（腓腹筋挫傷または断裂）またはアキレス腱断裂
その他	粉瘤

＊：産科婦人科疾患は除外している．

知っておくべきです．文字通り血圧の低下した患者に対して短時間で検査を施行，迅速なdecision-makingを行い，ただちに適切な介入をすることを目的としたPOC USの代表的なプロトコールです．

心タンポナーデの有無の評価とeyeballing（計測を行わない見た目での評価）での心機能評価のあとにIVCを観察し，その後，腹腔内と胸腔内の液体貯留像と両側気胸の評価をして，最後に，中枢側下肢静脈内血栓の検索を行います．これらの所見を組み合わせ，迅速的確な病態分類を行うという検査法です．

RUSHを行うにはEFASTや心エコーの基礎，IVC計測や下肢静脈の評価を適切に行える力量が必要であり，それなりのトレーニングと経験が必須です．

▶おわりに

超音波検査はあらゆる場面で役立ちます．隅々までCTが普及した日本でも，小児科や産婦人科では超音波検査が現在なお画像検査の第一選択であり，省略されない重要な画像検査です[2]．また，最近では整形外科領域でも盛んに超音波検査が実施されるようになってきました．現時点で，研修医が経験すべき疾患や画像所見を表2にまとめました．意識しながら日々研修されることをお勧めします．研修医が超音波検査を実施する場合，上級医が超音波検査に精通している必要がありますが，そういった環境にない場合，技術習得は困難です．まずは超音波検査に精通している上級医を見つけて，相談してみましょう．それが，超音波検査を身につける第一歩です．

引用文献
1) Alrajhi K, et al：Test characteristics of ultrasonography for the detection of pneumothorax：a systematic review and meta-analysis. Chest 141：703-708, 2012
2) Ohta T, et al：The role of ultrasonography in cases of acute abdominal pain in MDCT era based on a survey of current trends in imaging examinations for patients in an academic hospital. Jpn J Diagn Imaging 33：133-140, 2015
3) Noble VE, et al：The impact of analgesia on the diagnostic accuracy of the sonographic Murphy's sign. Eur J Emerg Med 17：80-83, 2010
4) Zitek T, et al：Mistakes and Pitfalls Associated with Two-Point Compression Ultrasound for Deep Vein Thrombosis. West J Emerg Med 17：201-208, 2016（Published online 2016 Mar 2.）

（西岡真樹子，太田智行）

第Ⅲ章 ■ 基本的な臨床検査

4 ベッドサイドの画像診断 —ポータブル胸部単純写真の意義と読影アプローチ

ICUや救命救急センターでは重症患者に対し，日々ポータブル胸部単純写真が撮影されています．ポータブル胸部単純写真は画質のばらつきなど様々な制約はあるものの，呼吸状態のみならず全身の水分バランスの評価など，有用な情報を豊富に得られるモニタリングデバイスです．

その特徴を十分に把握し，臨床情報を付き合わせればかなり正確な病態把握が可能になり，また，カテーテルや医療用チューブの不適切な挿入など医原性の合併症を未然に防ぐことも可能となります．

1 ポータブル胸部単純写真の特徴

A 臥位が基本

ポータブル単純写真の1つ目の大きな特徴としては，重症患者が撮影される場合が多く臥位が基本になることです．そのため正常構造物も一般的に知られた立位正面像での見えかたと異なってきます（図1，2）．

①横隔膜の位置が高くなる（横隔膜へ腹圧がかかりやすく，十分降下しない）

それにより心臓は押し上げられ，心陰影はやや横に寝るため心横径は拡大した印象を受けやすくなります．

②肩甲骨の位置が異なる（立位では肩甲骨を外側にずらして撮影するが，臥位では肩関節が十分に移動できないため，肩甲骨が肺野と重なってしまう）

③X線の入射角度が異なる（立位より後傾気味となり，写真は肺尖撮影に近くなる．このため肋骨の見えかたが変化し，X線が心臓付近の縦隔脂肪を接線方向に通過するため，左横隔膜がぼやけることがある）[1]

● 臥位以外の撮影法

参考までに臥位以外の撮影法について以下に述べます．

①側臥位正面（デクビタス撮影）…胸水，気胸の診断に有用

胸水：検側を下にすることにより，液面形成

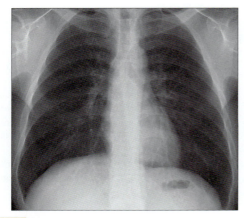

図1 立位胸部単純写真（正面像）

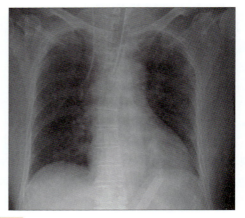

図2 ポータブル単純写真（正面像）
横隔膜の位置が高く，心陰影は拡大している．肩甲骨は内側に位置する．図1とは別症例．

し，より明瞭に描出されます．被包化胸水と自然胸水の区別に役立ちます．
気胸：気胸が疑われる側を上にして呼気で撮影することにより，描出される

②腹部の場合，左側臥位（デクビタス撮影）…腹腔内遊離ガスの有無の評価に有用

遊離ガスが腹壁と肝表面の間に移動するのに左側臥位で5分程度待ちます．少量のガスでも描出されやすくなります．

B 撮影方向が異なる

通常の立位では後前方向の撮影ですが，臥位ポータブルでは前後方向の撮影であり，心臓がフィルム面から離れることにより，心臓は幾何学的に拡大され，横隔膜の挙上とも相まって大きく描出されます．このため，通常立位の写真とポータブル臥位の写真を比較して，CTRを評価することには注意が必要です．

C 体位のコントロールが困難

立位，座位困難な患者では，正確な正面撮影を行うための体位コントロールが困難な場合も多くあります．左前斜位では上大静脈は大きく描出され，右前斜位では心臓が大きく描出されることが多くみられます．

2 読影アプローチ

A 気胸の評価

救命救急センターやICUにおいては，外傷やカテーテル挿入時の肺穿刺，人工呼吸器による陽圧呼吸など，気胸の発生リスクが高くなります．見逃されると緊張性気胸へとつながり，生命に関わるため，その発見と評価は重要です．

気胸の診断のポイントは臓側胸膜の陰影を見出すことです．通常立位では肺尖部，外側部に空気がたまるため発見は容易ですが，臥位ポータブル写真では，漏れ出た空気は横隔膜周辺から前胸部が最も高い部位となり，肺尖部，外側部よりも胸腔の前内側部や肺下部に空気がたまる割合のほうが多いと報告されています．そのため，気胸を示す所見として，下記に注意を払う必要があります．

①前内側部，肺下部に入り込んだ空気による心陰影，横隔膜の明瞭化
②緊張性気胸に伴う肺下部の開大（deep sulcus sign）
③胸腔前部に溜まった空気による一側肺の透過性亢進
④緊張性気胸による縦隔偏位

しかしながら，臥位ポータブルでは気胸症例の30％は診断困難ともいわれ，気胸が疑われるときには積極的に追加検査を行うべきでしょう（図3，4）．

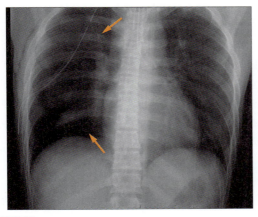

図3 気胸に対するトロッカー挿入後
右胸腔上部内側部、肺下部（⬆）に透過性の亢進がみられ、気胸を示す．

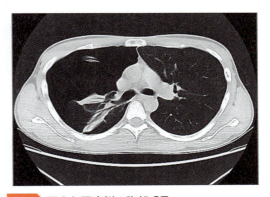

図4 図3と同症例の胸部CT

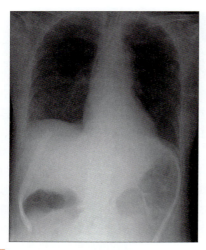

図5 食道挿管 両側胸水貯留
胃泡が目立ち、気管内挿管が示唆される。両側胸水貯留は明確に指摘できない．

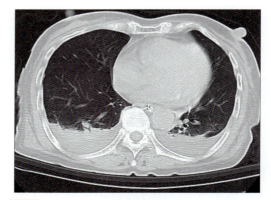

図6 図5と同症例の胸部CT
胸水貯留がみられる．

B 胸水の評価

　立位では胸水は胸腔内で最も低い位置となる肋骨横隔膜に溜まり，その結果，肋骨横隔膜角の鈍化として描出されます．しかし，臥位では胸水は背側に広がってしまうのでしばしば見逃され，CTが撮られて初めてその存在に気づいたり，胸水量が予想以上に多かったりすることがあります．胸腔外側部の高濃度陰影や肺のわずかな透過性低下に注意を払う必要があります（図5, 6）．

C 水分バランスの評価

　ポータブル単純写真は水分バランスのモニタリングデバイスとして非常に有用です．ポータブル写真の体内水分量の評価については，血管内と血管外の水分に分けて考えると理解しやすくなります．両者の変化は必ずしも並行しないため，血管内水分量のみの所見にとらわれていると，熱傷や腎不全の患者など，血管外水分量の動きに注意を払う必要のある場合に，体全体の水分量の動きを見誤る可能性があります．

3 カテーテル，チューブ類

　ICUや救急救命センターの患者は，しばしば治療やモニタリングのため様々なカテーテルやチューブが挿入されています．ポータブル写真の読影を始める最初のステップとして，すべてのカテーテルやチューブの先端位置を確認する習慣をつけるべきです．

A 中心静脈カテーテル

　穿刺部は鎖骨下，頸部，肘部，鼠径部と様々ですが，先端部は上大静脈内に留置されなければなりません．実際に多い異常部位は頸静脈，奇静脈，左最上肋間静脈や内胸静脈などです．
　鎖骨下穿刺で挿入された場合，約6％の患者に医原性に気胸ができるとされ，そのチェックも必要です．また，鎖骨と第一肋骨との間にカテーテルが挟まれ，損傷し切れてしまうことがあるので，静脈異物を作らないためにこの部分の折れ曲がりに注意を払う必要があります[2]．

B 気管内挿管チューブ

　末梢端は頸部の屈曲運動によって上下に移動します．首が伸展しているとき，気管分岐部より7±2cmになければならず，中間位では5±2cm，前屈している場合は3±2cmの距離に

ある必要があります．前屈している場合，片肺挿管になってしまう可能性があり，気管分岐部の角度から右片肺挿管が多いのですが，食道挿管になっている場合もあるのでチューブの高さだけでなく，左右の位置関係や胃泡などにも注意を払う必要があります（図5）．

C Swan-Ganz カテーテル

左右の主肺静脈内にあるのが理想的です．カテーテル先端が曲がっている場合は，細い枝に挿入されている可能性が高いでしょう．

D 経鼻胃管

先端は側孔も含め胃内になければなりません．側孔が食道内にあると胃の内圧が上昇したとき食道内逆流が起きてしまうためです．誤って気道系に挿入されることがあり，この場合も気管分岐部の角度から右気管内に進むことが多くあります．

E 胸腔内チューブ

血胸，胸水に対しては背側部，気胸に対しては非荷重部前方腹側部に留置されるのが普通で

す．チューブが葉間内に挿入された場合，ドレナージ効率が悪くなり，胸部刺入部が直線状で葉間面が水平面なのでチューブ全体も直線状で，先端は肺門付近に進むことが多いです[3]．

▶ おわりに

ポータブル写真は様々な制約があるものの，画像所見を適切にとらえれば有用な情報を提供してくれ，客観的な病態把握の鍵となりえます．

引用文献

1) Zylak CJ, et al：Illusory consolidation of the left lower lobe：A pitfall of portable radiograph. Radiology 167：653-655, 1998
2) Hinke DH, et al：Pinch-off syndrome:A complication of implantable subclavian venous access devices. AJR 177：353-356, 1990
3) Kurihara Y , et al：The utility of the frontal chest radiograph in evaluation of chest drain placement. Clin Radiol 51：350-353, 1996

参考文献

1) 栗原泰之：ポータブル胸部単純X線写真の読影法. medicina 41：178-186, 2004
2) 栗原泰之，他：ICU Radiology　ICUにおけるポータブル胸部単純X線写真の読影. 日集中医誌　5：95-104, 1998

（荻野展広）

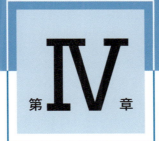

基本的手技

第IV章 ■ 基本的手技

1 末梢静脈路の確保

4月に臨床研修を開始し，まずはじめに立ちはだかる大きな壁がこの「末梢静脈路の確保」でしょう．針を刺すという手技においては，後述のコラム「点滴の挿入のコツ」と変わりません（→163頁）．ただ，外套のみを血管内に留置してくるというプラスワンの手技が，研修医に立ちはだかる難関となるのです．留置針の内套・外套の構造をよく理解し，常にこれを意識しながら手技を行うことで格段に手技が上達することでしょう．

1 物品準備

図1に示した①〜⑦につきみていきましょう．

①手袋は未滅菌のもので構いませんが，サイズが重要です．繊細な作業をするときに，ブカブカな手袋（図2a）では手技の妨げになります．少し小さめでも指にしっかりフィットするサイズであることが重要です（図2b）．

②駆血帯は，最近ではワンタッチで外せるゴムベルトタイプもありますが，一般的なゴムチューブの駆血帯で大丈夫です．新品の硬いゴムよりも，少し使われて柔らかくなったゴムのほうが扱いやすいです．

③消毒薬に関してですが，多くの施設でアルコール綿（エタノール綿）が使用されているでしょう．まれにアルコール過敏症の方がいますので，その際はクロルヘキシジン綿を使用します．必ず，準備の段階でアルコール過敏症がないか確認しましょう．

④留置針の太さはG（ゲージ）という単位で表記され，数値が大きくなるほど針は細くなります．様々な種類がありますが，留置針は太さに

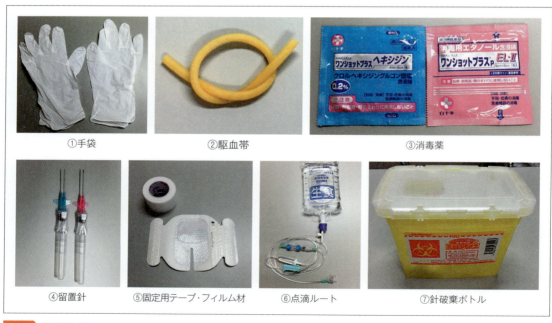

図1　準備物品

よって各社で色が統一されています(図3).
22G(青色)が一般的なサイズです.万が一のためにワンサイズ細い24G(黄色)も持っていきましょう.術前,造影剤使用,大量輸液の際は20G(ピンク)を挿入しましょう.

まずは22Gと24Gを2本ずつ準備しましょう.

また⑥について,点滴ルートは看護師が作成してくれることが多いかと思いますが,一度は自分で作成してみましょう.すぐに接続できるように,事前にルート内は輸液またはヘパリン生食で満たしておきます.

ベッドサイドへ行ってからで「あれがない,これがない」とやっていると,患者さんに「この医者は本当に大丈夫かな？」と不安感・不信感を抱かせてしまいます.準備をしっかり行ってからベッドサイドへ向かいましょう.

2 穿刺血管の選択(図4)

表1の禁忌・避けたほうがよい部位がなけれ

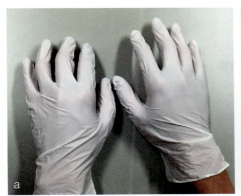
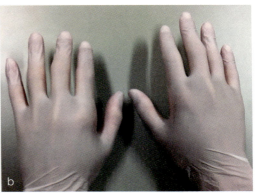

図2 サイズの合った手袋の選択
繊細な作業をするため,指先にしっかりとフィットした手袋を選ぶことが重要である.

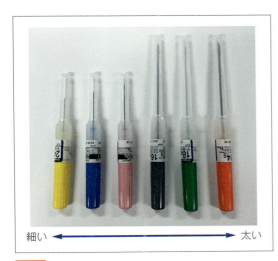

図3 留置針の種類

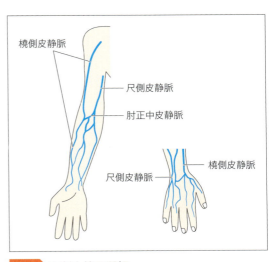

図4 穿刺血管の選択

1 末梢静脈路の確保

ば，穿刺部位の第一候補は利き腕でない前腕皮静脈です．

3 駆血帯の巻きかた

図5，図6を参照．

4 穿刺針の構造と持ちかた

穿刺針は内套と外套で構成されており，この内套と外套には長さの違いがあります．この長さの違いが外套留置の際に非常に重要で，穿刺針が太くなればなるほど，内套・外套の長さの差が大きくなります（図7）．

手技の最中に持ちかたを変えることは手技の成功率の低下につながります．しっかりとした持ちかたをマスターしましょう（図8）．

5 穿刺の実際

ここでは前腕皮静脈を例とします．まずは，点滴をする旨を患者さんに説明し，腕を出してもらいましょう．患者さんの体位は座位でも可能でありますが，座位では手技の際に患者さんからの視線という大きなプレッシャーがありますので，慣れないうちは臥位になってもらったほうがよいでしょう．安全面からも，穿刺の疼痛に伴う迷走神経反射で転倒してしまうリスク

表1 禁忌・避けたほうがよい部位

① 乳癌などでの腋窩リンパ節郭清後の患側上肢
② 脳梗塞などでの麻痺側
③ 透析患者の透析シャント側
④ 血管外漏出によって腫脹している部位
⑤ 蜂窩織炎などで感染をきたしている部位

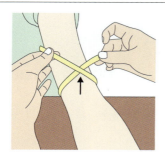

① 利き腕と逆で持つ駆血帯を下にくるようにする（↑）

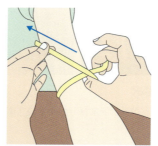

② 駆血帯の交点の下に利き手親指を入れる．利き手の逆を引っ張り，駆血帯をしめる．親指が少しきついと感じるくらいがベスト．

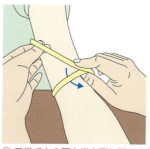

③ 示指で上の駆血帯を下に下ろすと同時に挟んでいた親指を抜く．

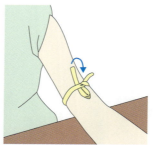

④ 駆血帯を外す際は，挟んだ方を下におろす．

図5 駆血帯の巻きかた

がありますので，臥位のほうが安全です．

　駆血帯を巻いたら，患者さんに手をグーパー，グーパーしてもらい，アルコール綿で末梢から中枢に向かって軽く擦ってみましょう．血管が少しずつ怒張してきます．この時点で血管が細い人，血管が全く見えない人は，蒸しタオルなどで前腕を暖めると血管が怒張しやすくなります．

　血管を探すポイント（図9）は，①分岐部（逆Y字）を探す，②血管の蛇行部位を避け，直線部位を探す，③肘部近傍を避ける（肘部屈曲で点滴が滴下しなくなってしまうため）ことです．

　この際に，「以前に点滴したときはどの辺りに点滴の針を入れましたか？」などと声をかけると，何度も点滴をしたことがある患者さんであれば，入りやすい血管を教えてくれることもあります．穿刺血管に悩んだときは参考になります．

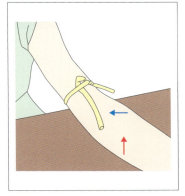

図6 駆血帯の誤った結びかた

逆に結ぶと，穿刺の際に駆血帯が邪魔になる（←）．
きつく巻きすぎると，動脈が圧迫され，静脈が怒張しなくなる（↑）．

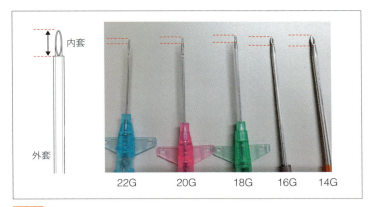

図7 穿刺針の構造

内套と外套は長さが異なる（↕）．針が太くなるにつれて差が大きくなる．

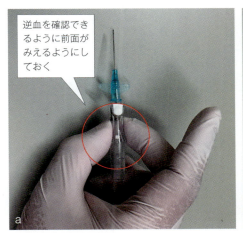
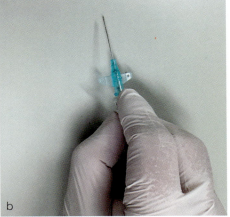

図8 穿刺針の持ちかた

a：母指と中指で穿刺針の脇をつまんで持つ．
b：はじめから示指で外套を押さえていると，逆血を確認できず，血管内に入ったことがわからない．

1　末梢静脈路の確保

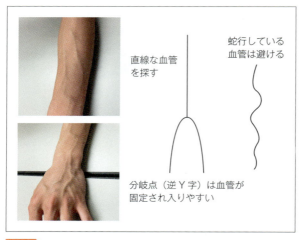

図9 血管を探すポイント

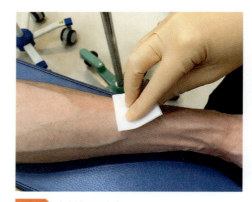

図10 穿刺部の消毒

アルコール綿で消毒する．

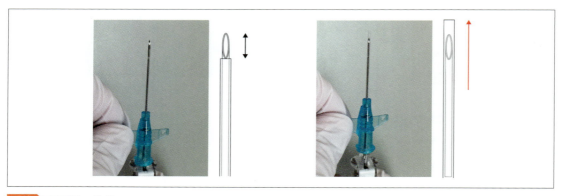

図11 留置針の準備

外套がスムーズに動くように，一度外套を少し外す（↑）．このときに，内套・外套の長さに違いがどのくらいあるか確認する．

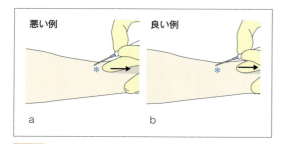

図12 皮膚にテンションをかける

穿刺針を持っている手と逆の手で，穿刺方向と逆に皮膚を引いてテンションをかける（→）．
穿刺点（＊）の近くを引っ張ると，穿刺角度が大きくなり穿刺しづらい（a）．穿刺点よりも少し末梢を引く（b）．

穿刺する血管が決まったら，もう一度，体勢を整えましょう．中途半端な中腰や，窮屈な体勢での穿刺は失敗につながります．ベッドサイドを含めてある程度，余裕をもった環境を整えます．

①穿刺部を消毒する（図10）．
②留置針の準備（図11）
③皮膚にテンションをかける（図12）．
④穿刺（図13）
⑤駆血帯を外し，点滴ラインを接続する．滴下を確認し，血管外漏出がないか確認する（図14）．

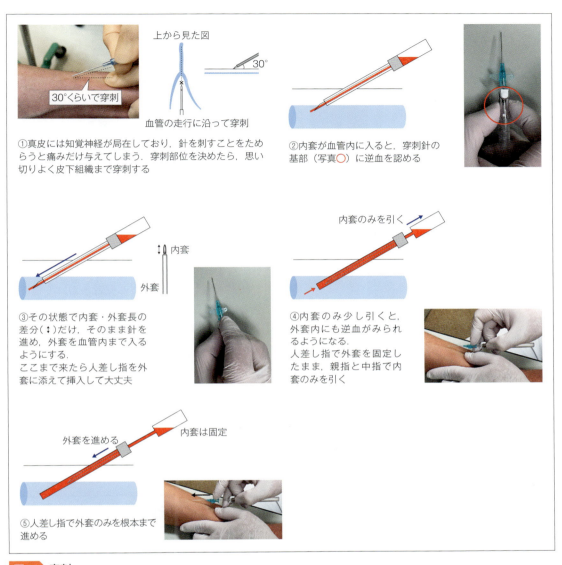

図13 穿刺

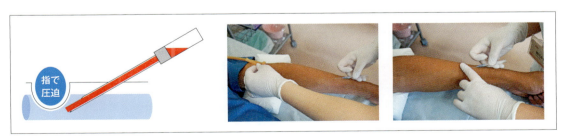

図14 外套が留置できたら

利き腕と逆の手で駆血帯を外したあとに，外套の先端を圧迫して内套を抜く．
点滴ラインを接続したあとに，滴下を開始し，血管外漏出がないことを確認する．

1 末梢静脈路の確保

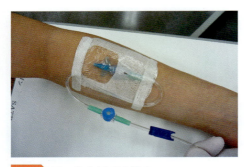

図15 フィルム材での固定
不意にルートが引っ張られたときに抜けないように，ループを作って固定する．

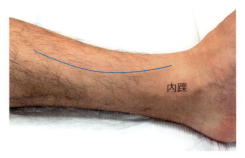

図17 下肢での静脈路確保
メルクマールは内踝で，そのすぐ前方を観察すると大伏在静脈を確認できる．

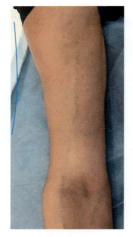

図16 上腕での静脈路確保
橈側皮静脈で静脈路の確保が可能である．大きな弁があることがあるので，穿刺前によく観察する必要がある．

⑥フィルム材で固定する（図15）．

6 前腕以外の静脈路確保

A 上腕での静脈路確保

前腕で確保ができなかったときに，そのまま上腕を探してみると橈側皮静脈で確保できることがあります（図16）．

B 下肢での静脈路確保

下肢での静脈路確保の部位として大伏在静脈があります．ただし，患者さんのADLの妨げになること，静脈瘤がある患者さんは下腿浮腫が増悪することを念頭におく必要があり，決して第一選択部位としてはいけません（図17）．

C 頸部での静脈路確保

主に緊急時の想定ですが，高度の脱水や大量出血で静脈路確保が困難であるときに，外頸静脈穿刺は有用です．外頸静脈は，胸鎖乳突筋の前面を斜め下降にするため，この部位を穿刺のメルクマールとするとよいでしょう（図18）．

7 留置に失敗したとき

留置に失敗した際には，患者さんにその旨をしっかりと伝え，謝罪しましょう．「血管が細いから，仕方ないですね」などと，患者さんのせいにしては決していけませんし，黙って再穿刺を始めてもいけません．

留置に失敗し，皮下出血を形成してしまった場合は，しっかり圧迫して止血をしてから再穿刺をしましょう．特に，血腫を形成してしまった場合は，穿刺した穴から血液を出してあげることで，後の皮下出血・疼痛を減らすことができます．不十分な止血のままで駆血帯を巻くと，あっという間に一度穿刺した血管から再出血をきたします．

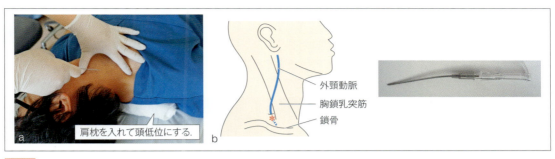

図18 頸部での静脈路確保
a：示指で鎖骨上（＊）を圧迫して外頸静脈を怒張させ，母指で皮膚にテンションをかける．
b：長い留置針で，予め少し針を曲げると挿入しやすい．写真は16Gを使用．

▶おわりに

患者さんは1発で入れてくれることが当然と思っていますし，医師側も「一針入魂」の強い気持ちで望まなければなりませんが，時として留置に失敗してしまいます．特に，研修初期ではその頻度は高いかもしれません．そのときに重要なことは患者さんにしっかり謝罪し，潔く上級医に相談する勇気を持つことです．上級医にバトンタッチした際は，必ず同伴して上級医のテクニックを学ぶようにしましょう．

（宿澤孝太）

COLUMN

点滴の挿入のコツ

（大村和弘）

前の章に加えて，末梢静脈路の確保をする際のコツを何点か述べたいと思います．

コツ1 血管の触診方法

駆血帯を巻いて，血管の観察を行いますが，血管の位置の目処がついたのちに図のように指の腹で手背から上肢までくまなく探しましょう（図1）．

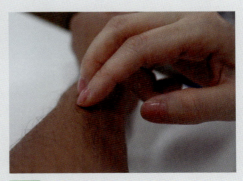

図1 血管の触診方法
指の腹で軽く圧迫するように触診する．
動脈と静脈の違いも意識しながら，まずは自分の腕で練習するとイメージがつきやすい．

コツ 2　患者および自分の体勢づくり

挿入する血管が決まったら，その血管に対して点滴を挿入しやすいように，患者の体位をとり，自分もその対位に合わせて安定した体勢で手技をできるようにしましょう（図2）．最初のうちはこの手順を省いてしまうことが多いので，要注意です．

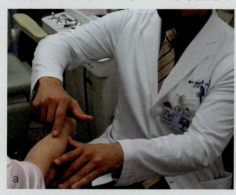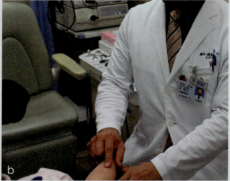

図2　針を刺すときの体勢
a（悪い姿勢）：脇が空いているので，指先が安定しない．
b（良い姿勢）：背筋を伸ばし，脇を締めて，肘が 90°よりも開いた状態．

コツ 3　手の軸とカニューレの軸

図3のように，手首とカニューレの軸を同一にした状態で穿刺ができるように体位を取り直します．

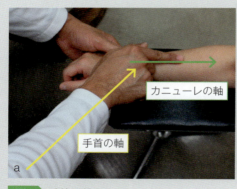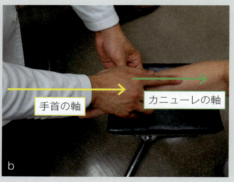

図3　手首の軸とカニューレの軸
a（悪い姿勢）：手首の軸とカニューレの軸が違う．
b（良い姿勢）：手首の軸とカニューレの軸が同じなのでカニューレを進めやすい．

コツ 4　留置針の構造と注意点

いったん皮膚にカニューレを挿入した後，血管に当たらないと焦ってしまいますが，もし血管に当たらない場合は，皮下まで外套と内套を両方引いてきてから角度を付け直して挿入します．このときの注意点として，一度穿刺して，外套を進めたら，血管内に入らなかったからといって，皮下で外套と内套を入れ直すことはやめましょう．カニューレの先端部分がちぎれてしまうことがあり危険です（図4）．

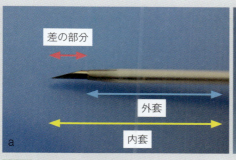
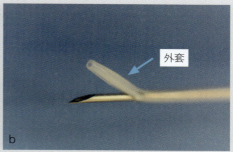

図4 留置計の構造と注意点
a：内套と外套の差の距離分（↔）だけ血管内で進める.
b：皮下で盲目的に外套と内套を抜き差しすると，外套の先端（←）がちぎれてしまうことがある.

コツ 5　カニューレが血管内に留置されたかどうかの確認方法

カニューレの外套が血管内にしっかりと留置できたかどうかを確認したあと，点滴のボトルを刺入部よりも下にするか，ヘパロックなどをエクステンションチューブにつなぎ，血液の逆流を確認します（図5）．このときにあまり強く陰圧をかけると血管が虚脱してしまい，血液が引けませんので，気をつけましょう．

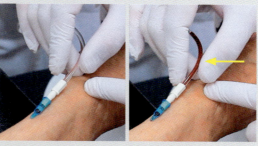

図5　カニューレの留置ができた際にすること
チューブをつないだら，外套が血管内に入っているか，血液の逆流を確認する（←）．点滴のボトルを刺入部より下にすると逆流の確認ができる．

コツ 6　チューブの固定方法

挿入できたあとは，ここで気を緩めず，しっかりとチューブを固定しましょう．刺入部の固定の仕方は，病院によって決まりごとがあるとは思いますが，必ず守って欲しいこととして，図6のようにチューブを全周性に固定するということです．何も考えず皮膚にべたっとテープを貼るだけだと，図6の上段の悪い例のようにチューブが固定されません．なおかつ図7の下段のように接続部を下に押すような形でテープを貼ると，刺入部に上方向の力がかかってしまい，カニューレが入っている血管壁に無駄な力がかかってしまいます．ここでもチューブを全周性に固定して挿入した角度のままカニューレが固定できるよう意識をしましょう．

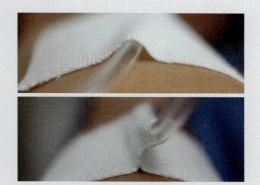

図6　チューブの固定方法①
チューブを固定する目的をもって，しっかりとチューブの全周をテープで固定する．上の写真は，チューブの1/3程度しかテープで固定されていない．

1　末梢静脈路の確保

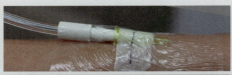
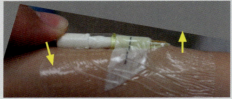

図7 チューブの固定方法②

下の写真のようにコネクト部分をテープでとめるときに，強く押し込んでテープを貼ってしまうと，刺入部が持ちがってしまい，血管に負担がかかる．上の写真のように，刺入部に負担がかからないようにする．

　刺入部を固定できたら，エクステンションチューブの部分を固定しますが，この際にも，図8のように関節をまたいで固定をするのはお勧めできません．関節を動かすたびに，カニューレに力が入ることになります．点滴漏れや接続部が緩むことにつながります．また，その固定のテープでカニューレを挿入した血管の中枢側を隠さないように気をつけましょう（図9）．血管炎や点滴もれなどの発見が遅れる原因になります．

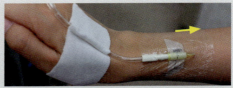
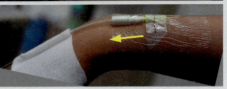

図8 チューブの固定方法③

このように，関節をまたいでテープを貼るのは好ましくない．手首の伸展・屈曲によりカニューレの先端が動いてしまう．

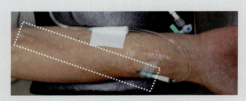

図9 チューブの固定方法④

刺入部がしっかりと確認できるように，そしてカニューレの入っている血管（点線部分）が見えるようにテープを貼る．血管炎などの早期発見につながる．

第Ⅳ章 ■ 基本的手技

2 動脈血採血・ライン

呼吸状態・酸塩基平衡の評価をしたいときや，脱水などで静脈採血ができなかったときなどに動脈血採血を行います．また，重症患者さんには動脈ラインを確保することで，持続血圧モニタリングや頻回採血による血液検査所見の経時的変化をみることが可能になります．動脈穿刺には，静脈穿刺とは違った知識が必要ですので，正しい穿刺部位と手技を身につけましょう．

はじめに体表からアプローチ可能な動脈をみてみましょう（図1）．

触知できればどこでも穿刺可能ですが，患者さんへの侵襲や難易度，穿刺後の圧迫止血を考えると，①橈骨動脈または②尺骨動脈，③上腕動脈，⑦大腿動脈，⑨足背動脈が一般的です．

1 動脈血採血

A 物品準備

必要な物品を表1に示します．基本的には静脈採血と大きく変わりませんが，忘れてはいけないものが，圧迫シールと小枕です（図2）．手元にない場合はそれぞれ，ガーゼを丸めたものや，小タオルを丸めたもので代用可能です．

B 穿刺部位の決定

動脈血採血では下記の禁忌・避けたほうがよい場合がなければ，穿刺部位の第一候補は太く

表1 動脈血採血に必要な物品

・手袋
・消毒薬
・動脈採血キット・穿刺針（22G）
・圧迫シール（動脈用）
・小枕（または小タオル）
・針破棄ボトル

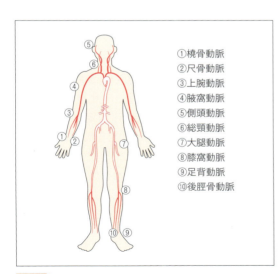

図1 体表から触知可能な動脈

①橈骨動脈
②尺骨動脈
③上腕動脈
④腋窩動脈
⑤側頭動脈
⑥総頸動脈
⑦大腿動脈
⑧膝窩動脈
⑨足背動脈
⑩後脛骨動脈

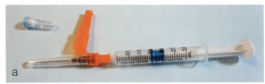
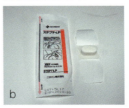
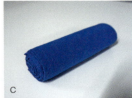

図2 動脈血採血に必要な物品
a：動脈採血キット．
b：動脈圧迫シール（またはガーゼを丸めて代用）．
c：小枕（または小タオルを丸めて代用）．

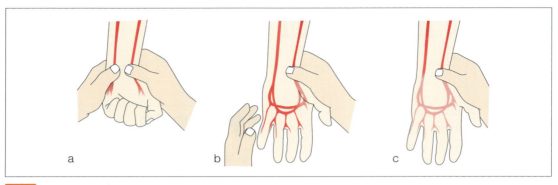

図3 Allenテスト（橈骨動脈の側副血行路の評価）
a：手を握らせた状態で橈骨動脈と尺骨動脈を圧迫する．
b：手を開き，手掌部・母指が蒼白になっていることを確認し，尺骨動脈の圧迫を解除する．
c：10秒以内に手掌部・母指の血流が回復しない場合は，Allenテスト陰性である．これは橈骨動脈の側副血行路がないことを意味し，他部位での穿刺を検討する．

て穿刺が容易な大腿動脈と考えてよいでしょう．

■ **大腿動脈穿刺の禁忌・避けたほうがよい場合**
①皮膚の上からの触診で非常に固く，ゴツゴツした血管が触れる場合．
②手術瘢痕があり，大腿動脈の手術歴がある場合．
③心臓・大血管の手術前で，大腿動脈を露出する予定がある場合．
特に，皮膚の上から大腿動脈を触診し非常に固く触れる場合は，動脈硬化による高度石灰化を認めており，そのような血管を穿刺すると動脈解離による急性動脈閉塞を引き起こすおそれがありますので，穿刺を避けましょう．

大腿動脈が穿刺できない場合は，橈骨動脈，上腕動脈を選択します．橈骨動脈を穿刺する前には，Allenテストを行い，尺骨動脈の開存を確認しましょう（図3）．

C 動脈触診と穿刺針の持ちかた

①非利き手の示指と中指で触診をします．
②動脈の走行に対して平行に触診する方法（図4a）と，垂直に触診する方法（図4b）があります．

③どちらの触診でもよいですが，動脈の蛇行が強い患者さん，痩せていて動脈可動性が大きい患者さんは，垂直に触診することで動脈を固定でき，穿刺が容易になります（図4c，特に上腕動脈で多い）．
④動脈を穿刺すると動脈圧で自然とシリンジ内に血液が貯まってきますので（図5a），穿刺前に目的の採血量に合わせてシリンジを引いておきます（図5b）．
⑤シリンジ吸引に気を配る必要がないので，利き手の母指・示指・中指でシリンジ本体を持ちましょう（図5c）．
⑥シリンジが宙に浮いていると針先がぶれ，狙った位置に正確に穿刺できません．必要に応じて小指を患者さんの皮膚に固定することで，針先の震えを防止できます（図5d）．

D 穿刺

部位別に穿刺方法をみていきましょう．
大腿動脈，橈骨動脈，上腕動脈につき，それぞれ図6〜8で解説をします．

E 抜針・圧迫（図9）

目的量の採血が終了したら，針を抜き，圧迫を行います．穿刺前に圧迫用のアルコール綿（4つ折り）を手元においておくと，スムーズに圧

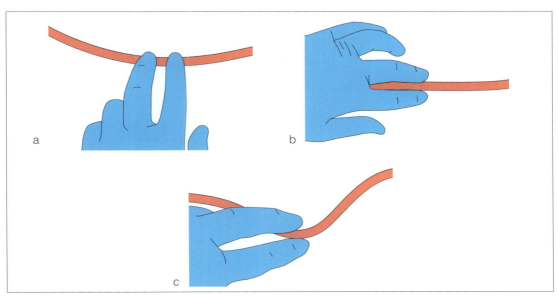

図4　動脈の触診

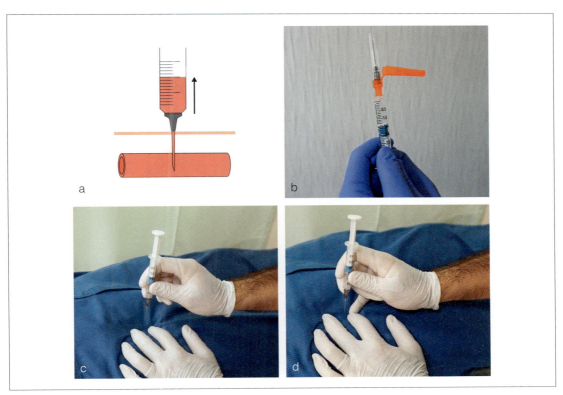

図5　動脈の穿刺

2　動脈血採血・ライン

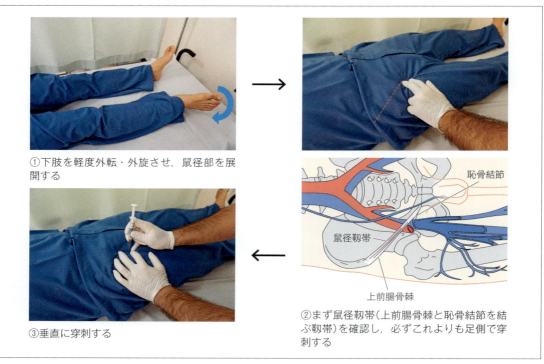

図6 大腿動脈

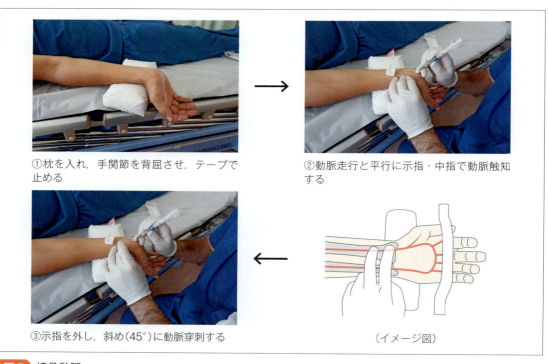

図7 橈骨動脈

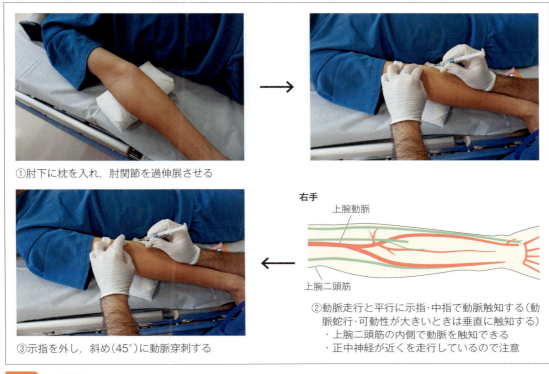

図8 上腕動脈

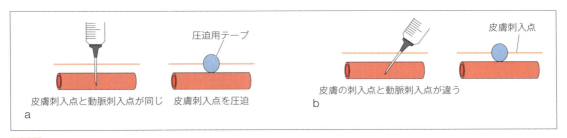

図9 抜針・圧迫
a：垂直穿刺．b：斜め穿刺．

迫を行えます．重要なのは圧迫の強さではなく，圧迫する部位です．圧迫は，皮膚を穿刺した部位ではなく，体内で血管を穿刺した部位です．動脈圧が完全に消失するほど強く圧迫する必要はありません．3～5分ほど用手圧迫したのちに，穿刺部が膨隆してこないことを確認し，圧迫テープを貼ります．圧迫テープは1時間程度で必ず剝がすようにしましょう．

動脈穿刺は不十分な圧迫で容易に皮下出血・血腫ができ，まれに仮性動脈瘤ができる可能性があります．特に，抗血小板薬や抗凝固薬を服用している患者さんは要注意ですので，事前に患者さんの服薬を確認しておくことも重要です．

F 検体の扱い

シリンジ内に空気が混入していると正しい血液ガス分析ができません．リキャップしたあとに，シリンジ内の空気をしっかり抜き，専用キャップに交換しましょう．凝固剤が十分に混

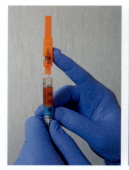 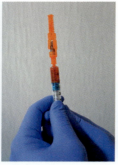 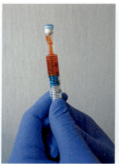 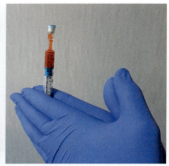

①リキャップ　②空気を抜く　③専用キャップに交換　④抗凝固薬が混和するようにシリンジを回転させる

図10　検体の扱い

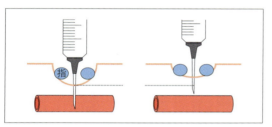

図11　逆血がなくなった

皮膚の圧迫の強さを弱めると，それに伴って針が抜けてしまう．また，触診の際の過度の圧力は，採血時の針先ズレにつながりやすい．
①採血の途中に皮膚の圧力を変えないこと，②シリンジを持つ手を患者さんの皮膚に固定する（図5）ことが重要である．

表2　動脈ラインに必要な物品

・手袋
・消毒薬
・20 または 22G の留置針
・局所麻酔薬（1% キシロカイン）・ツベルクリン針
・小タオルまたは小枕
・固定用テープ
・針破棄ボトル
・圧ライン

和するようにシリンジを回転させます（図10）．

G トラブルシューティング

❶ 暗赤血≠静脈血

シリンジ内にはじめに暗赤血が逆流してきた場合は，静脈穿刺の可能性があります．ただし，そのまま持続して暗赤血が上がってくる場合は，動脈にきちんと穿刺できている証拠で，暗赤血は低酸素血症を意味します．暗赤血＝静脈血と判断し，すぐに抜針してはなりません．

❷ 途中から逆血がなくなった

途中で逆血がなくなった場合は，慎重に針先の深さを調節しましょう．穿刺針が浅くなった

のか，貫通してしまったのかわからない場合は，まずゆっくりと 2～3 mm 針をまっすぐに進めてみましょう．それでも逆血がみられない場合は，逆にゆっくりと引いてきます．

このようなシチュエーションは，動脈を触診している指を皮膚から離したり，指の圧迫の強さを変えたりしたときに発生しやすいです．穿刺時の過度の圧力は皮膚の厚さを変えてしまい，結果的に針先の深さのズレにつながります．触診は動脈拍動が触れる最小限の圧で十分なのです（図11）．

❸ しびれを訴えたら

大腿動脈のすぐ外側には大腿神経，上腕動脈近傍には正中神経が走行しています．穿刺の際に，足先や手までに及ぶ強い疼痛を訴えた場合は，すぐに抜針して穿刺部位の変更も検討しましょう．

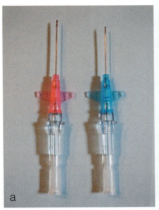
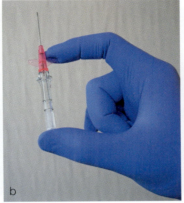
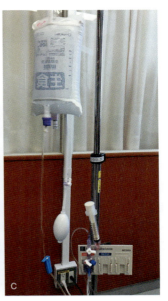

図12 動脈ラインの物品準備
a：動脈穿刺針．b：穿刺針の持ちかた．c：圧ラインバック．

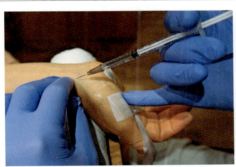

①動脈採血と同様にセットアップし，動脈攣縮の予防に局所麻酔を行う

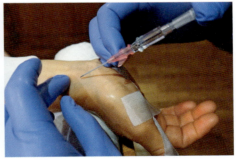

②45°の角度をつけ，静脈穿刺と同様の手技で橈骨動脈を穿刺する

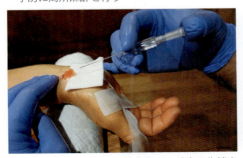

③外套の下にアルコール綿を敷き，外套の先端をしっかりと押さえながら内套を抜く．抑えが不十分だと動脈圧で出血するので注意が必要

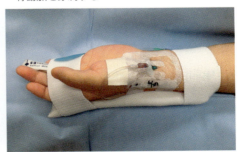

④固定

図13 橈骨動脈

2 動脈血採血・ライン　173

2 動脈ライン

A 物品準備

必要な物品を表2, 図12に示します. 穿刺時の動脈攣縮を防止するために局所麻酔を行うので, 麻酔薬と1ccシリンジを準備します.

B 穿刺部位

前述のAllenテストが陽性であれば, 第一選択は橈骨動脈です. Allen testが陰性, 透析シャントがあるなどの理由で橈骨動脈を用いることができない場合は足背動脈を選択します. 基本的手技は静脈路確保とほぼ同じですが, 穿刺時の動脈攣縮の予防に局所麻酔薬を投与します.

C 橈骨動脈での動脈ライン確保

図13に示します.

▶ おわりに

前述したように, 動脈血採血・動脈路確保は採血後・ルート抜針後の圧迫に失敗すると容易に血腫が形成されます. 血腫で動脈壁(穿刺部)が閉じてしまえば血腫でとどまるものの, そのまま血腫と穿刺部が交通したままになると仮性動脈瘤が形成されてしまい, 最悪の場合, 外科的修復術が必要になることがあります. 決して数分間の圧迫を疎かにしてはなりません.

もう一点が, 神経損傷です. 各動脈の近傍には神経が走行しており, 不用意な穿刺を繰り返すと神経損傷をきたしてしまいます. 特に, 上腕動脈の近傍を走行している正中神経損傷には要注意です. 痺れるような痛みを訴えたら, 必ず針を抜いて穿刺部位を変えましょう.

(宿澤孝太)

第IV章 ■ 基本的手技

3 血液培養

1 血液培養のタイミング

血液培養は一過性または持続性の菌血症を診断するために行うものです．一般的に血液培養のタイミングは38℃程度の発熱を呈したらなるべく早く行うとされています．新しい敗血症の定義であるqSOFAに合致しているような症例では必ず採取しましょう．

初回の抗菌薬投与時の血液培養では，抗菌薬投与前に採取します．抗菌薬投与後では培養の感度が低下するためです．ただし血液培養陽性で抗菌薬治療を開始した場合，フォローアップの血液培養を抗菌薬投与下で実施することがあります．これは血液培養陰性化の確認によって抗菌薬の治療効果を判定するために行います．

2 血液培養採取時の留意点

A コンタミネーションを防ぐ

コンタミネーションとは，血液培養採取時に表皮ブドウ球菌などの皮膚常在菌が混入することによって，菌血症ではないのに陽性となってしまうことです．偽陽性になると不適切な抗菌薬の使用や入院期間の延長につながります．コンタミネーションを防ぐためには以下に記載する穿刺部位の消毒を含めた清潔操作が重要となります．血管内留置カテーテルからの採取はコンタミネーションのリスクが高く推奨されませんが，やむを得ない場合は接続部位をアルコール綿でよく消毒して採取します．

消毒薬は，ポビドンヨードやクロルヘキシジンアルコールを用います．ポビドンヨードは色がついているので，塗った範囲がわかりやすいメリットがありますが，数分の接触時間がないと抗菌活性を発揮できません．最近，色のつく

1%クロルヘキシジンアルコールが発売されており，残留殺菌効果もあるため有用です．

万が一皮膚常在菌が混入し培養されてしまったとしても，それをコンタミネーションと判断できるように採取部位を変えて2セットの血液培養を採取することが必要です．血液培養で採取した血液は専用のボトルに入れますが，好気ボトル，嫌気ボトルが1本ずつ計2本を1セットと呼びます（図1）．

B 検出感度を高める

一般的に成人では計30 mLまでは血液採取量に比例して感度が高まります．各ボトルに最適な血液量（成人の好気性または嫌気性血液培養ボトルで8〜10 mL，小児では1〜3 mL，入れすぎてもいけない）を採取することや，2セット以上採取することが感度の向上につながります．また嫌気性菌用ボトルに空気を混入させないことや，ただちに検査室で培養を開始することも感度向上につながるでしょう．動脈，静脈いずれから採血しても感度は変わりありません．

C 針刺し事故に気をつける

安全作動器具のついた針を使用する，針捨てボックス（図2）を持参するなど，血液培養に限らず採血手技の場合は常に針刺し事故に留意してください．特に血液培養においてはボトルに分注する際に針刺し事故のリスクがあるので注意を払って行います．分注時に針を変える必要はなく，可能であれば分注用ホルダーの使用がのぞましいでしょう．

3 血液培養の手順

①サージカルマスクを装着する．
②シートを敷く．

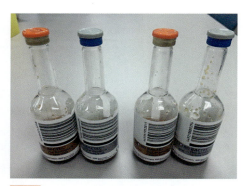

図1　血液培養ボトル（嫌気性菌ボトルと好気性菌ボトル）

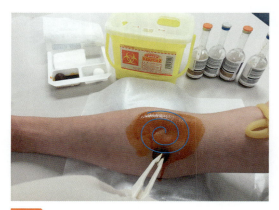

図3　穿刺予定部位の消毒

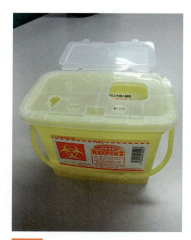

図2　針捨てボックス

③血液培養ボトルのキャップを外し，アルコール綿で消毒する．
④穿刺部位を選定する．
⑤穿刺部位をアルコール綿でこすり皮膚の汚れを落とす．
⑥手指衛生をして滅菌手袋を装着する．
⑦介助者に駆血帯を巻いてもらう．
⑧穿刺予定部位を1％クロルヘキシジンアルコールまたはポピドンヨードにて円を描くように外側に向かって消毒する（図3）．
⑨介助者から清潔に翼状針と注射器を渡してもらい接続し，必要量採血する．
⑩駆血帯を外し抜針する．
⑪嫌気性ボトル，次に好気性ボトルの順に分注する（針は変えない）．
⑫速やかに検査室に提出する（すぐに提出できない場合は室温で保存する）．

COLUMN

新しい敗血症の定義

1991 年以来，敗血症の診断基準として感染症が誘因となった SIRS（Systemic Inflammatory Response Syndrome）が用いられ，敗血症と重症敗血症という用語が使われてきました．しかし基準が複雑なわりに診断基準の精度も高くないことが指摘されていました．それらを受けて 2016 年に米国集中治療医学会が「敗血症および敗血症性ショックの国際コンセンサス定義第 3 版（Sepsis-3）」という新しい敗血症の定義を発表しました[1]．新定義では敗血症は「感染症が疑われ生命を脅かす臓器障害」とされ，SOFA（Sepsis-related Organ Failure Assessment）スコアが採用されて重症敗血症という言葉は用いられなくなりました．SOFA スコアは PaO_2/FiO_2，血小板数，ビリルビン，平均血圧とアドレナリンサポート，GCS（Glasgow Coma Scale），クレアチニンまたは一日尿量をスコア化したものです．

この SOFA スコアは主に ICU の患者を想定して作られたものですが，血液検査や血液ガスの採取など一般病棟で行うには迅速性が欠けるとして，より簡易な qSOFA（quickSOFA）を用いることが提唱されています．すなわち「意識の変容，GCS（Glasgow Coma Scale）15 未満」「収縮期血圧 100 mmHg 以下」「呼吸数 22/分以上」のうち 2 項目以上を満たす場合に，死亡率が増加することが明らかになっており，敗血症を疑うことが推奨されています．

日頃呼吸数の測定はおろそかになりがちですが，今後は発熱患者では必須項目として測定したいところです．そして感染症を疑った患者で qSOFA2 項目以上を満たす場合には，迅速な抗菌薬投与と慎重な経過観察が必要であると思われます．

引用文献
1) Singer M, et al：The Third International Consensus Definitions for Sepsis and Septic Shock（Sepsis-3）．JAMA 315：801-810, 2016

（小林大晃，中澤　靖）

4 グラム染色

感染症診療において，原因微生物を同定することは，診断だけではなく治療にも関わってくる重要なプロセスの1つです．そのプロセスにおいて重要な役割を果たすのがグラム染色です．グラム染色は簡便かつ迅速に施行でき，原因微生物の想定に役立てることができる臨床医の武器の1つです．ある程度鏡検ができるようになるには熟練を要しますが，ひとたび取得するとこんなに便利なツールはありません．ぜひとも本項でグラム染色の基本的な方法を習得し，診療に活かしていただきたいと思います．

表1 グラム染色で準備する物品

- 検体（喀痰，尿，便など）
- スライドガラス
- 爪楊枝など（検体を塗抹するもの）
- グラム染色液
- 顕微鏡
- 油浸用オイル

1 目的

- 感染症診療における原因微生物や炎症像の有無の推定
- 感染症の治療効果判定

2 準備

必要な物品を表1に示します．

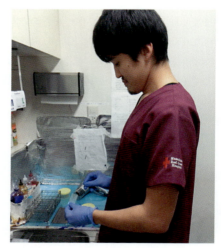

図1 塗抹

3 グラム染色の手順

STEP1 検体の準備

評価したい喀痰，尿，便，無菌検体（髄液，胸水，腹水など）を採取し，検体の外観を評価します．

ABCCO（Amount：量，Blood：血液，Color：色，Consistency：粘稠度，Odor：匂い）の指票を参考に色，膿性かどうか，悪臭の有無，血液が混じっていないかなどを評価します．

スライドガラスに染色を行った日付，患者名，検体名，施行者名などを記載することも忘れてはいけません．

STEP2 塗抹（図1）

微生物検査室では一般的に白金耳などを使用しますが，爪楊枝でも代用可能です．

喀痰は特に膿性部分を採取するようにします．喀痰，便，膿などの検体は薄く塗抹します．

図2を見てわかるように，塗抹が厚すぎると鏡検で正確な評価ができません．よい例では多核白血球の核がきれいに赤く染まり，菌もしっかり観察できます．

尿などの検体は清潔なシリンジと針を用いて採取し（シリンジは2.5 mL，針も23Gなどの細いものを用いると滴下時に検体がスライド上に

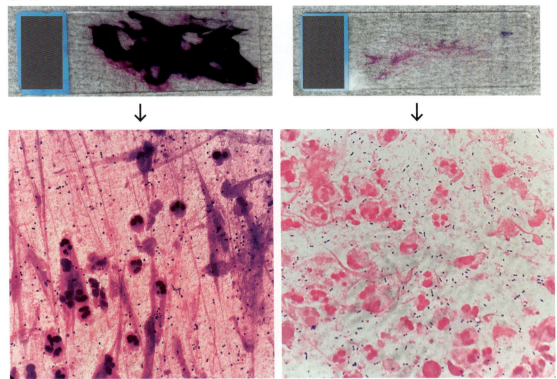

図2 塗抹と鏡検の例

上段：塗抹．下段：鏡検．

広がりすぎるのをより防げます），慎重にスライドガラスに少量滴下します．

　尿などの液体の検体を滴下する場合には，1か所のみだと流水で流れてしまうこともあるので，図3のように，2，3か所で滴下しておくとよいでしょう．

STEP3 固定

　塗抹後，自然乾燥させます．微生物検査室で固定する場合には，主に火炎固定やアルコール（メタノール）固定が用いられます（状況により使用できない場合にはこのSTEPは省略可能）．

STEP4 染色

　グラム染色にはバーミー法，フェイバー法，

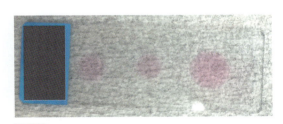

図3 液体の滴下

ハッカーの変法などが用いられます．本項では当院で採用しているバーミー法の手順を説明します．

❶ クリスタル紫液（バーミー M1）

　塗抹検体を覆うように，スライドガラスに染色液を満たします（図4）．染色時間は20秒程度です．

4　グラム染色　179

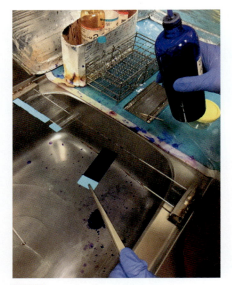

図4 バーミーM1での染色

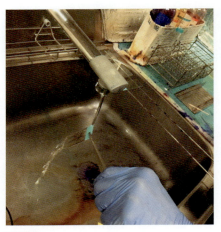

図5 水洗

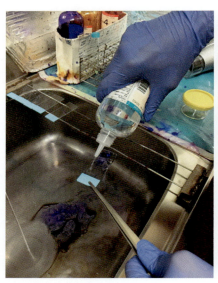

図6 脱色と水洗

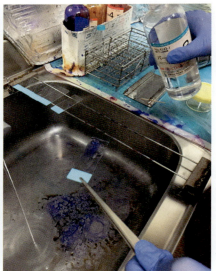

❷ 水洗
　裏面にして静かな流水を標本の端に当てます（図5）．塗抹検体に直接流水を当てないようにしましょう．
　喀痰などはある程度流量があっても流れにくいのですが，尿などの液体検体は流量が多いと流れてしまう場合があるので，注意する必要があります．

❸ ルゴール液（バーミーM2）→水洗
　上記①～②と同様の手順で行います．

❹ アセトン・エチルアルコール（バーミーM3）→水洗
　脱色は最も重要な染色手順です．標本を揺り動かし，標本の紫色が透明になったら，素早く

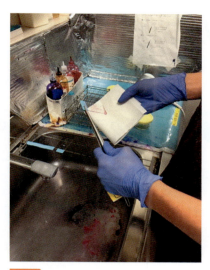

図7 乾燥

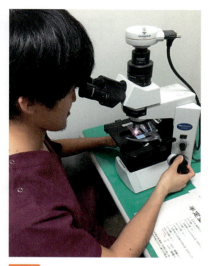

図8 鏡検による観察

水洗します(図6). 脱色が不十分な場合や水洗が不十分な場合は鏡検で適切な評価が困難になることがあるので注意します.

❺ フクシン水溶液(バーミー M4)→水洗
　①〜②と同様の手順で行います.

STEP5 乾燥

　ペーパータオルなどで余分な水分を拭き取り, 自然乾燥させます(図7). 救急外来などでは, 自然乾燥は時間を要するので, ドライヤーで代用する場合もあります. この際には冷風で行うほうがよいでしょう.

STEP6 鏡検(図8)

　まずは弱拡大(100倍)で観察し, その後油浸用オイルを1滴滴下し, 強拡大(1,000倍)で観察します. 鏡検は熟練した医師・検査技師によるフィードバックのもとに行うのが望ましいでしょう.

　　　　　　　　　　　　　　(織田錬太郎, 本郷偉元)

第Ⅳ章 ■ 基本的手技

5 中心静脈穿刺のコツ

1 適応

1. 高カロリー輸液
2. 末梢静脈の確保が困難な場合
3. 血管作動性薬剤や化学療法剤など，末梢血管からの投与が適当でない場合
4. 血液透析用ブラッドアクセス
5. 肺動脈カテーテル挿入経路
6. 中心静脈圧測定

2 禁忌

1. 著明な血小板低下や凝固能の延長がある場合
2. 穿刺部位に感染や血栓の存在がある場合
3. 安静や体位が保てない場合（患者の協力が得られない場合）

表1 それぞれのアクセス血管における利点と欠点

アクセス血管	感染	血胸・気胸	動脈穿刺時の止血
内頸静脈	中	＋	容易
鎖骨下静脈	低	＋＋	困難
大腿静脈	高	－	容易

（日本麻酔科学会：安全な中心静脈挿入・管理のための手引き 2009.より抜粋）

表2 穿刺に伴う機械的合併症の発生率

合併症	内頸静脈	鎖骨下静脈	大腿静脈
動脈誤穿刺	6.3〜9.4	3.1〜4.9	9.0〜15.0
血腫	＜0.1〜2.2	1.2〜2.2	3.8〜4.4
血胸	－	0.4〜0.6	－
気胸	＜0.1〜0.2	1.5〜3.1	－
全体	6.3〜11.8	6.2〜10.7	12.8〜19.4

（McGee DC,et al : Preventing complications of central venous catheterization. N Engl J Med 348 : 1123-1133, 2003）

3 中心静脈カテーテル挿入のアクセス部位となる血管

・内頸静脈
・鎖骨下静脈
・大腿静脈
・肘正中皮静脈・尺側皮静脈（PICC カテーテル）
　表1にそれぞれの利点と欠点を，また表2に穿刺に伴う機械的合併症の発生率を示します．穿刺の成功率，感染や合併症の観点から内頸静脈穿刺が選択されることが多いです．

4 準備するもの

　表3に示します．

5 手順のステップ（内頸静脈）

STEP1 穿刺前準備
● 1-1　モニターの装着（心電図・パルスオキシメーター・血圧計）（図1）
　まず，心電図・パルスオキシメーター・血圧

表3 中心静脈穿刺で用意するもの

・CV カテーテルキット
・キャップ
・マスク
・滅菌ガウン
・滅菌手袋
・全身を覆う滅菌ドレープ
・局所麻酔薬（1%リドカイン）
・心電図・血圧計・パルスオキシメーター
・超音波

穿刺を行う場所は，手術室などの個室で清潔維持が可能な場所が望ましい．

182　第Ⅳ章 ■ 基本的手技

計を装着し，中心静脈カテーテル挿入手技の間，継続したバイタルサインの観察を行います．この際，心電図の電極(赤)が消毒範囲に入らないようにしましょう．

● 1-2　体位をとる(図2)

次に体位をとります．体位は頭部を左に回旋し(しすぎない！)，頭が低くなるTrendelenburg位をとります．これにより，内頸静脈を怒張させることができるので，穿刺成功率が上がります．また，穿刺の際に空気を静脈内に引き込むことにより起こる空気塞栓を予防することができます．

● 1-3　超音波によるプレスキャン(図3)

体位が整ったら，超音波を用いて内頸静脈のプレスキャンを行います．プレスキャンのポイントは，SlidingやTiltingを行いながら，内頸静脈の走行を確認することです(SlidingやTiltingによっても内頸静脈が画面の真ん中にとらえられるようにできるラインが，内頸静脈の走行です)．実際の穿刺を行う部位は，①内頸静脈の内径が大きくなるところ，②内頸動脈と左右の位置にあるところ(前後になっていると，動脈を誤穿刺してしまう可能性がある)です(図4)．

STEP2 清潔操作

● 2-1　術者の清潔準備

術者はキャップとマスクを着用します．手指衛生の後，滅菌ガウンと滅菌手袋を装着します(スタンダードプリコーション)(図5)．

● 2-2　消毒

続いて，消毒を開始します．消毒薬は，CDCのガイドラインで0.5%以上のクロルヘキシジンアルコールのみを推奨しています．クロルヘキシジンアルコールが禁忌の場合は，ポピドンヨードを用いましょう(図6)．

● 2-3　ドレーピング

穿刺部位には，穴あきのドレープを使用します．また全身を覆うように必要に応じて滅菌ドレープを追加します(図7)．

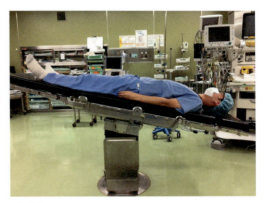

図2　Trendelenburg 位

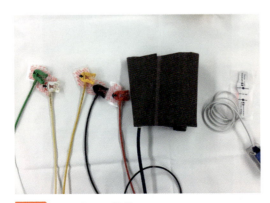

図1　モニターの装着

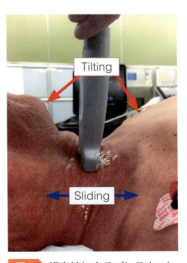

図3　超音波によるプレスキャン

5　中心静脈穿刺のコツ　183

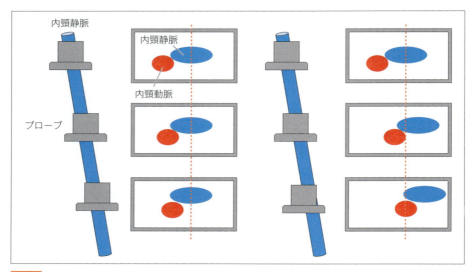

図4 穿刺を行う部位

aは，超音波プローブが内頸静脈に沿っているため，画面上内頸静脈が常に中央にある．一方bは，内頸静脈に沿っていないため，画面の中でない頸静脈が右方に移動してしまっている．

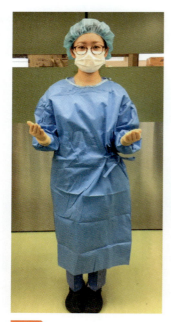

図5 術者の清潔準備

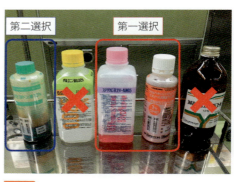

図6 使用する消毒液

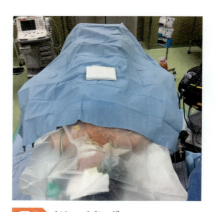

図7 ドレーピング

STEP3 穿刺

● **3-1　局所麻酔**

意識下で穿刺を行う場合は，1%リドカインを用いて局所麻酔を行います．

● **3-2　超音波ガイド下穿刺**

プレスキャンで決めた穿刺部位から，超音波を使用しシリンジに陰圧をかけながら穿刺を行います．穿刺針は，プローブに対して平行に行うことを意識しましょう（図8）．また，穿刺針の先端を常に画像でとらえながら行うことで，穿刺針の先端を常に内頚静脈内に維持することができます（図9）．

● **3-3　ガイドワイヤー挿入**（図10）

抵抗がないことを確認しながら行いましょう．抵抗を感じた場合は無理に挿入せず，ガイドワイヤーを引き戻します．引き戻す際に抵抗を感じる場合は，穿刺針と一緒に抜去しましょう．ガイドワイヤーは不整脈の発生を引き起こす可能性があるため，20 cm以上は挿入しないようにしましょう．

● **3-4　ダイレーター拡張**（図11）

ガイドワイヤーの走行に沿ってダイレーターを挿入します．皮膚の小切開が必要な場合もあります．ポイントは，左手で皮膚にテンションをかけながら挿入することです．挿入後はダイレーターの中で，ガイドワイヤーがスムーズに動くかを確認しましょう．

● **3-5　CVカテーテル挿入**（図12）

カテーテル挿入の際も，ダイレーターと同様に，穿刺部位から頭側へ皮膚にテンションをかけながら行うと挿入しやすくなります．

ガイドワイヤーがカテーテルの後端から出てくるまで，絶対にカテーテルを皮膚の中に挿入しないこと！！！

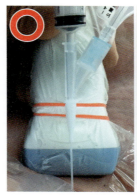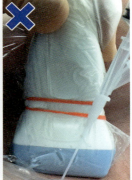

図8　穿刺針の角度

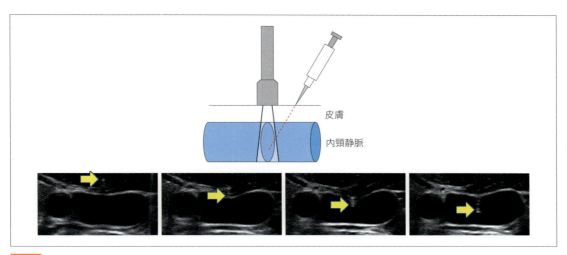

図9　超音波ガイド下穿刺

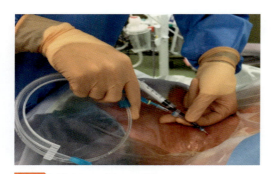

図10 ガイドワイヤーの挿入

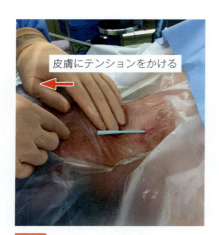

皮膚にテンションをかける

図11 ダイレーターの挿入

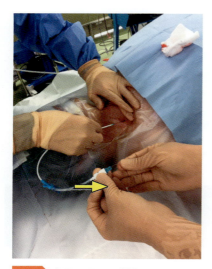

図12 カテーテルの挿入

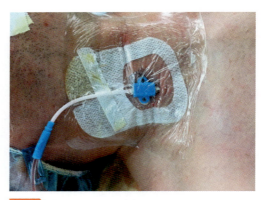

図13 カテーテルの固定

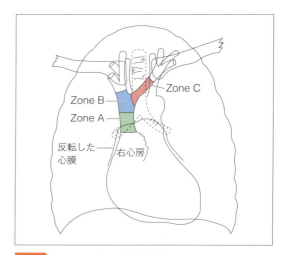

図14 カテーテルの留置位置

〔Stonelake PA: The carina as a radiological landmark for central venous catheter tip position. Br J Anaesth 96 : 335-340, 2006〕

● 3-6　固定（図13）

　カテーテルの固定は，キットに付属している固定具を使用するほうが適切な固定が得られます．使用する糸は，感染の観点からナイロンが望ましいと考えられます．その後，清潔なドレッシング材を用いて固定しましょう．

STEP4　カテーテル先端部の確認

　カテーテルの先端位置は男性13～15 cm，女性12～14 cmで固定します．ただし，体格や穿刺する高さでカテーテルの先端位置が変わりますので，必ず胸部X線を撮影して確認が必

要です．留置位置は，**図14**のZone B（上大静脈と左右の無名静脈の合流部に囲まれる領域）に留置します．またX線上，気胸がないか確認をしましょう．

（山川健太郎）

第Ⅳ章 ■ 基本的手技

6 腰椎穿刺

1 目的

・髄液の採取や排除
・髄液圧の測定
・薬剤の投与（麻酔薬や造影剤，化学療法など）

2 事前の確認項目

・血液検査（血小板数や凝固能）
・頭部 CT（頭蓋内占拠性病変の有無）
・内服薬（抗血小板薬，抗凝固薬の内服の有無，禁忌ではないが注意を要します）
・腰椎 X 線（高齢者や側彎のある場合）

3 禁忌

・頭蓋内占拠性病変による頭蓋内圧亢進（頭蓋内圧亢進はそれ自体では禁忌となりません）
・出血傾向や凝固異常（特に血小板数＜ 50,000/mm³ では硬膜外血腫やくも膜下出血を呈する危険があります）
・穿刺部の感染

4 知っておくべき解剖

A 脊髄円錐の位置

　成人においては，約 60% で L1/2 の高さに位置し，30% は Th12/L1 の高さに位置します．脊髄円錐より尾側は馬尾神経となり，脊髄は存在しません．

B Jacoby 線

　左右の腸骨稜の上縁を結ぶ線（Jacoby 線）はほとんどの成人において，L4 の棘突起または L4 と L5 の棘突起の間を通ります．

C 皮膚から脊柱管までの距離

　BMI を用いて近似できるという論文があります.

　Skin to Center of Spinal Canal（inches）= 0.077 × BMI + 0.88

　1 inch = 2.54 cm

5 準備するもの

● **非滅菌で用意するもの**（図 1）
①消毒薬（イソジン®やクロルヘキシジンなど）
②消毒用処置パック
③滅菌の手袋
④局所麻酔薬（1% キシロカイン®液など）

● **滅菌で用意するもの**（図 2）
①腰椎穿刺針（23〜20G，三方活栓がついているものやついていないものがあります）
②局所麻酔用のシリンジと 23G 針
③圧測定用ガラス棒（マノメーター）
④三方活栓
⑤穿刺部被覆材（絆創膏）
⑥ガラスシリンジ（陰圧をかけて髄液を引く場合に用いる）
⑦髄液採取用滅菌スピッツ
⑧滅菌ガーゼ
⑨滅菌ドレープ

6 手順

❶ 体位をとる

　患者さんに側臥位になってもらい，膝を抱えて臍を見てもらうようにします．介助者にも手伝ってもらい，十分に背中を丸めてもらうようにすることで，棘突起と棘突起の間のスペースを広げるようにします（図 3）.

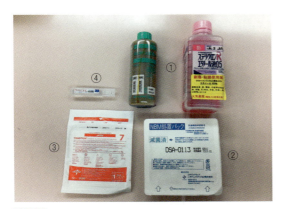

図1 非滅菌で用意するもの

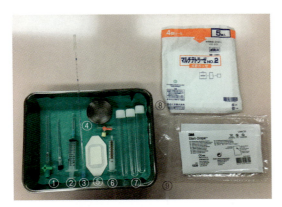

図2 滅菌で用意するもの

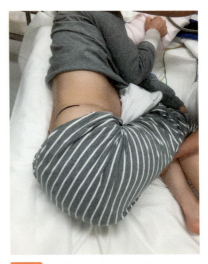

図3 患者さんを上から見たところ

膝を抱えるようにして，丸くなってもらう．背中が地面に対して垂直になるようにする．

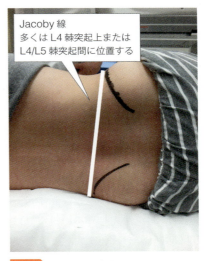

図4 穿刺部の決定

両側の腸骨稜上縁を確認し，Jacoby線を参考に穿刺部を決定する．棘突起や棘突起間の凹み，側彎の有無なども確認しておく．

　背中が地面に対して垂直になるようにして，腰椎穿刺針が垂直に刺さるように注意します．また，ベッドや椅子の高さを調節し，穿刺部が目線に近い高さになるようにします．

❷ 穿刺部の決定

　左右の腸骨稜の上縁を触れ，Jacoby線を確認します．多くの場合，Jacoby線上にL4棘突起またはL4/L5棘突起間が位置するため，これを参考にL3/L4，L4/L5，L5/S1棘突起間をマーキングします．側彎なども考慮し，各レベルの棘突起を触れ正中線を確認します（図4）．

❸ 消毒

　イソジン®やクロルヘキシジンなどを用いて，穿刺部を中心にして2度以上消毒します．
　十分広い範囲を消毒することで，途中で穿刺部を変更する際にも対応できるようにします（図5）．
　消毒後，滅菌手袋やガウンを装着し，滅菌ドレープをかけます（図6）．

6　腰椎穿刺　189

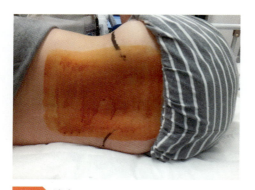

図5 消毒
穿刺部を中心に十分広い範囲を消毒する．

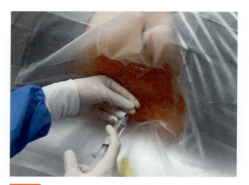

図7 皮下および深部の麻酔

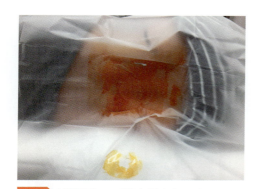

図6 滅菌ドレープをかけたところ
透明のドレープを用いると，腸骨稜の位置などが穿刺中にも確認しやすい．

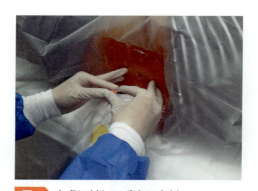

図8 皮膚に対して垂直に穿刺
棘間靱帯の抵抗を感じながら穿刺し，骨に当たる場合はいったん針を抜き，針先を頭側に少し傾けて穿刺し直す．

❹ 局所麻酔

1％キシロカイン®液を用いて，穿刺部を局所麻酔します．最初，皮下が膨隆するように十分に局所麻酔薬を注入し，その後垂直に針を刺して深部にも麻酔を行います（図7）．

この際に針が骨に当たる場合は，棘突起先端に当たっている可能性があり，少し針をずらして棘突起間を確認しておきましょう．

❺ 穿刺

23〜20Gの腰椎穿刺針を用います．筆者は21Gを好んで使いますが，太い針のほうが腰がある（針が曲がりにくい）ため穿刺しやすく，髄液を採取するのにもスムーズです．一方，細い針のほうが腰椎穿刺後の頭痛（post lumbar puncture headache：PLPH）のリスクが少ないといわれています．

ベベルが上を向くようにして，皮膚に対して垂直に穿刺します．ベベルを上に向かせることで，硬膜を頭尾側方向に穿刺することとなり，PLPHのリスクが軽減するといわれています（図8）．

針が骨に当たる場合は棘突起先端や棘突起の頭尾側縁の可能性があるため，少しずつ針先を頭側に傾けて棘突起間を探るようにして穿刺します．また，棘突起に対して垂直に穿刺しておらず，どちらかに回旋している可能性があり，針の進入方向を確認し皮膚直下まで引き抜き，新たな方向への穿刺を試みましょう（図9，10）．

皮膚と皮下組織を通過する際には，腰椎穿刺

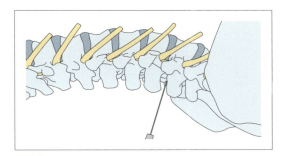

図9 棘突起上縁に針が当たった状態

この場合は針先を少し頭側に傾けて穿刺し直す．

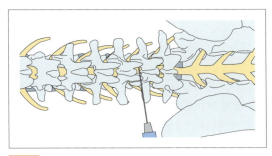

図10 棘突起基部の椎弓に針が当たった状態

針先が皮膚に対して垂直でなくどちらかに回旋していることが多く，皮膚に対して垂直になるように針を穿刺し直す．

針に内芯を入れた状態で穿刺します．非常にまれではありますが，表皮の細胞が硬膜内に迷入することで医原性の類上皮腫を誘発する可能性があるため，この方法で行います．

　棘間靱帯の抵抗を感じながら針を進めていきます．抵抗がなくなったところで穿刺針の内芯を抜いて，髄液の流出を確認します．

　穿刺針を挿入した際に患者さんが下肢にしびれや痛みを感じた場合は，針先が馬尾神経に触れており，硬膜内に針が挿入されていると考えられ，内芯を抜いて髄液の流出を確認します．

　どちらかの下肢に痛みが放散するにもかかわらず，髄液の流出が得られない場合は神経根に触れている可能性があります．その場合はいったん針を抜き，反対側の方向に針先を向けて再挿入します．

⑥ 初圧の測定

　髄液の流出が確認できたら，穿刺針に三方活

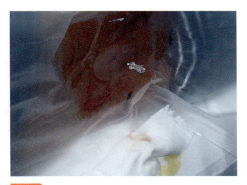

図11 髄液の流出

棘間靱帯の抵抗がなくなったあと，硬膜を貫通する際のプツッとした抵抗が感じられる．腰椎穿刺針の内芯を抜き，髄液が自然流出することを確認する．

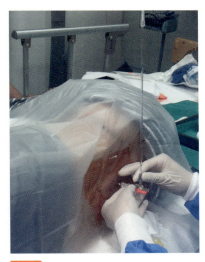

図12 圧の測定

圧測定用のガラス棒をつけて圧を測定する．患者さんにはリラックスしてもらい，呼吸によって液面が上下することを確認する．

栓と圧測定用ガラス棒をつけて初圧を測ります．圧測定用ガラス棒がない場合は，点滴用の延長チューブとメジャーなどでも代用可能です（**図11，12**）．

　患者さんをリラックスさせて，圧を測定します．呼吸に一致して髄液の液面が上下する場合は，硬膜内くも膜下腔の髄液が十分に交通していることを意味します．

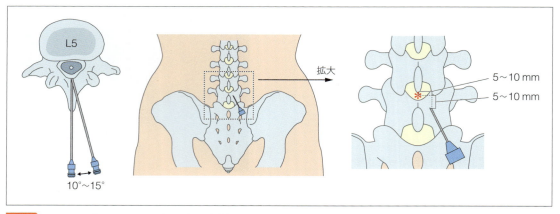

図13 paramedian approach による穿刺
通常の穿刺部（右図＊）より 5〜10 mm 尾側かつ外側から穿刺し，10〜15°頭側かつ内側に傾けて針を進める．

脊髄腫瘍などで硬膜内くも膜下腔がブロックされている場合には，Queckenstedt 試験を行うこともありますが，MRI など画像検査が発達している現在ではあまり行われることはありません．

Queckenstedt 試験

側臥位で腰椎穿刺を行っている状態で，頸静脈を最初は一側，その後両側を圧迫すると，通常は髄液圧が上昇し，圧迫を解除すると同時に元の高さまで低下します．しかし，脊髄腫瘍などで髄液の交通がブロックされている場合にはこの上昇が起きず，Queckenstedt 試験陽性となります．

❼ 髄液の採取

髄液は基本的に自然滴下によって採取を行います．特に髄液圧が高い場合は，陰圧をかけたり，多量の髄液採取を行ったりすることで小脳扁桃ヘルニアを呈するリスクがあり，必要最低限の採取と圧測定のみにとどめておきます．

細胞数や蛋白，グルコースなどの検査，細菌培養などを行うため必要に応じて複数のスピッツに髄液を採取します．

traumatic tap が疑われる場合は最初と最後のスピッツで細胞数を比較します．traumatic tap の場合は，髄液流出にしたがって細胞数が減少していきますが，くも膜下出血の場合には変化がみられません．

❽ 腰椎穿刺の終了

髄液採取後，終圧を測定し穿刺針を抜去します．このとき，内芯を挿入して穿刺針を抜去します．これにより，硬膜を穿刺した穴にくも膜などが挟まって髄液漏出が持続することを防ぎ，PLPH のリスクが軽減できるとされています．

穿刺部を再度消毒し，絆創膏などの被覆材を貼ります．

穿刺終了後は臥位で 2 時間ほど安静にしてもらいます．臥位によって PLPH が予防できるというエビデンスはありませんが，急な頭位挙上によって PLPH が誘発されることを防ぎます．

7 その他のポイント

A 穿刺が困難な場合

高齢者や脊椎の変性が高度な患者さんでは，棘突起間が狭小化していたり，側彎症が進行していたりして，腰椎穿刺が困難な場合があります．事前に腰椎 X 線を撮影しておくことをお勧めします．その場合には paramedian approach で穿刺を行ったり，座位で穿刺を行ったりする場合があります．

paramedian approach は通常の穿刺部から5mm尾側，5mm外側から穿刺を行い，直接椎弓間で硬膜を穿刺する方法です．それでも硬膜に当たらない場合はさらに5mm尾側，5mm外側から穿刺を行います（図13）．

座位で行う場合は，患者さんにベッドの上に座ってもらい，前に置いたテーブルに手を乗せて体を丸めてもらいます．側臥位よりも棘突起間が開きやすいことや，重力により硬膜内くも膜下腔が開いて髄液が流出しやすくなるなどといった利点がありますが，圧測定ができないなどの欠点もあります．

B 腰椎穿刺後の頭痛

腰椎穿刺などにより髄液量が減少し，重力によって脳が尾側に牽引されることによって生じる頭痛をPLPH（post lumbar puncture headache）といいます．立位や座位によって生じ，臥位では改善する頭痛が特徴的です．頭痛のほか，嘔気や嘔吐，めまい，視力障害を伴う場合もあります．

リスク因子としては若年者，女性，頭痛の既往，体格が小柄，妊娠などがあります．小さいサイズの針，ベベルを上に向けて穿刺，穿刺針を抜く際に内芯を挿入する，などによってリスクを軽減できるといわれています．

腰椎穿刺後，24〜48時間後に生じることが多く，生じた場合には最低24時間のベッド上安静，補液，鎮痛薬，カフェインなどで対応します．

多くの場合，3〜4日で改善しますが，数か月以上持続する場合もあり，難治例では硬膜外ブラッドパッチを行うこともあります．

C キサントクロミー

髄液やその上澄みが黄色調を呈していることで，くも膜下出血により赤血球が溶血した場合や，髄液中の蛋白濃度が高値の場合に認められます．

traumatic tapとの鑑別が重要となり，traumatic tapの場合は髄液の流出に従って色調が薄

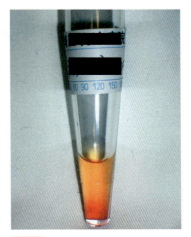

図14 くも膜下出血における髄液所見

遠心分離後も上澄みがキサントクロミーを呈している．

まりますが，くも膜下出血の場合には変化が起こりません．また，くも膜下出血では遠心分離後でも上澄みがキサントクロミーを呈するのに対し，traumatic tapでは新鮮血のため上澄みは無色透明です（図14）．

D ドライタップ

腰部脊柱管狭窄症などの患者さんで，脊柱管内が狭小化している場合は穿刺針が硬膜に当たっているにもかかわらず，髄液が流出しない場合があり，これをドライタップと呼びます．

その他，持続的にスパイナルドレナージで髄液を排出していた患者さんや，脳脊髄液減少症の患者さんもドライタップを呈することがあります．その場合，髄液を採取することは困難ですが，ミエログラフィーが目的の場合などでは，X線透視などで穿刺針が脊柱管内に入っていることを確認したり，透視下で造影剤を注入したりする場合があります．

また，可能であれば検査前に腰椎MRIで硬膜内に髄液腔があることを確認しておくことも有用です．

〈川村大地，菅 一成〉

7 胃管挿入

1 適応
①栄養や薬剤の投与目的
②胃内容物確認(出血など)や減圧目的
③胃洗浄

2 禁忌
①頭蓋底・鼻腔・食道など,チューブの経路の手術後や外傷後の患者
②食道静脈瘤

3 準備すべき機材
表1に示します.

4 手順のステップ

STEP1 鼻の麻酔(スプレー+綿棒)

麻酔は,救急カートの中に入っている8%キシロカイン®スプレーか,耳鼻科のブースのある救急外来や耳鼻科外来に必ず置いてある4%キシロカイン®と5,000〜10,000倍アドレナリンを使用し,麻酔を行います.

このときに,4%キシロカイン®を使う場合は,紙コップの中でアドレナリンと薬液を半々で混ぜ,綿棒をつけておくようにします.しばらくして綿棒の先が薬液を含み,より柔らかくなるため,患者の痛みが少なく鼻腔の麻酔操作をできることになります(図1a,b).その綿棒は鼻腔内を3方向に分け,鼻中隔に沿わせて塗布麻酔します(図1c).鼻中隔彎曲などがあると抵抗があるので,それ以上深部進めるのはやめて,数分置きます.左右それぞれ行い,より麻酔ができたほうの鼻腔にチューブを挿入することにします.

チューブ挿入に伴う鼻出血で耳鼻科が呼ばれることも少なくないので,この麻酔は大切な過程と考えています.

STEP2 チューブの長さの確認(図2)

チューブの大体の長さを患者の体に当てて確認します.この場合は大体60 cm挿入するのが目安と考えます.

表1 NGチューブ挿入に必要な機材

- 胃管チューブ
- 8%キシロカイン®スプレーまたは4%キシロカイン®液
- アドレナリン(5,000倍〜10,000倍)
- 綿球
- 固定用のテープ
- カテーテルチップ

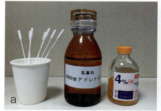
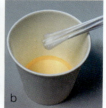
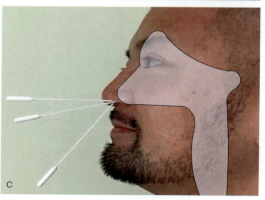

図1 鼻の麻酔(白色の範囲が鼻腔内)

STEP3 チューブ挿入

まずチューブの癖をしっかりと見ます．図3aのように，上に反り返っている状態でチューブを進めていくと，咽頭後壁でうまく下方向に曲がってくれないことがありますので，図3bのように，あらかじめ下咽頭の方向に曲がってくれるような状態で，鼻腔に挿入するようにします．

挿入するチューブの先端には，キシロカイン®ゼリーを少量つけます．

● 3-1　チューブの先端を咽頭後壁に当てる

さあ，挿入です．このような先端が見えないチューブを操作するときは，必ず先端がどのあたりにあるのかをイメージしながら挿入することが重要です．その際どのような段階に分けて手技を行うかという点が大切です．今回は，6段階に分けて手技を進めていきます．

加えて，すべての手技で最も大切な点は，必ず患者のリズムで処置を行うことです．

まずは上咽頭の後壁までのアプローチです．

このときの指先の感覚で重要なことは，咽頭後壁に当たった抵抗を感じることです．チューブをやみくもに入れると，中咽頭や下咽頭に先端が進んでしまいます．そのエリアは当然ですが，患者の反射が誘発されてしまいます．一度反射が誘発されてしまうと，容易に反射を起こしやすくなってしまい，加えて患者も力が入ってしまうので，患者のリズムで手技を行うことが非常に難しくなります．上咽頭内だと患者の違和感は特にないので，まず上咽頭の後壁に当たった状態で，保持します（図4）．

その後，咽頭後壁に当たった状態から，少し下に進められるようにチューブを内側に回しながら（図5），2〜3 cmほど進めます．このときに少し抵抗があったのち，チューブが咽頭後壁のカーブに沿って曲がってくれると抵抗がなくなり，患者が喉の上のほうの違和感を訴えるようになります．

● 3-2　空嚥下してもらう
● 3-3　甲状軟骨が下がったタイミングでチューブを進める
● 3-4　上咽頭後壁から，食道入口部を越えるくらいの距離を進める

このステップが一番重要な場所になります．まずここで空嚥下を1回してもらいます．この時点で，嚥下最中にチューブの先端が喉頭蓋に

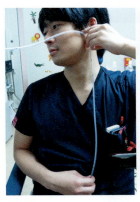
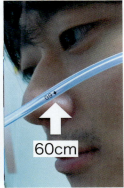

図2　チューブの長さの確認

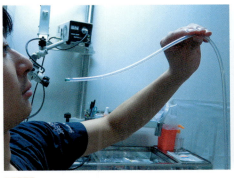
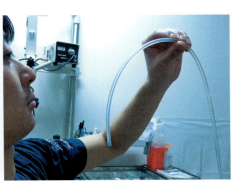

図3　チューブの癖の確認

7　胃管挿入　195

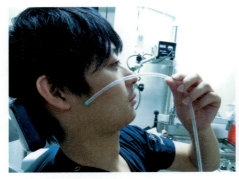

図4　上咽頭後壁でいったん保持

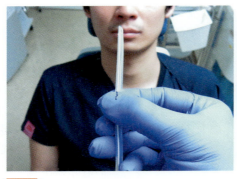
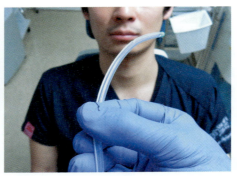

図5　チューブを内側に回しながら進める

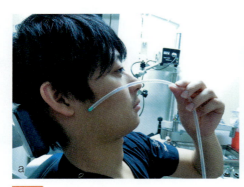
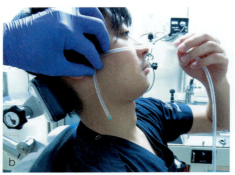

図6　食道入口部まで進める

強く当たる位置にあると，患者が違和感を強く訴えます．その場合は少し引いてください．多少の違和感で嚥下ができる場所に先端を置きながら，次を目指すのは，食道入口部を超えるところです．図6aの状態からbの状態までの距離を一気に進める気持ちです．

このときに，進めるタイミングは，空嚥下に伴って甲状軟骨が下がるときに一緒です．甲状軟骨の挙上のタイミングでチューブを進めてしまうとうまく入らないだけではなく，かなり患者のストレスがあります．

「ごっくん」という言葉で嚥下のタイミングを考えると，くとんの間くらいから進める感じです．

一度進めたら，そこで保持．

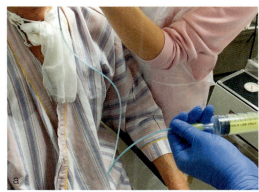
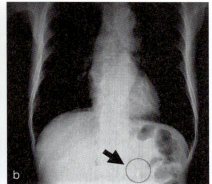

図7 チューブ挿入の確認

● 3-5　むせこみや嗄声がないか確認

その進めている最中にむせこみや嗄声が出る場合は，気管内に迷入している可能性があります．本当に知覚が低下している人は咳も出ませんが，チューブを動かしてみて咳が出るような場合は，迷入を強く疑います．

● 3-6　少しずつチューブを進める

その後も，嚥下をさせながら，甲状軟骨が下がるタイミングで少しずつチューブを進めます．このとき，チューブがうまく入っていると，チューブを進めると自然に嚥下運動が起きてきます．

ここでチューブの先端が食道入口を越えると，まず一安心になります．

引き続き，患者のリズムで嚥下をしてもらいながら，同じタイミングでチューブを進めていきます．

チューブを進めていくと，患者が自然に嚥下をしてくれることがありますので，そのときはうまくタイミングを合わせてチューブを挿入します．患者が自動的に嚥下の動作をしてくるようになったら，こちらの掛け声はなしで，患者の動きに合わせてチューブの挿入をするようにします．

次に抵抗が軽度ある場所（おそらく胃壁に当たっている感覚），またはステップ1で測定した長さを挿入したら，次のステップに進みます．

STEP4 チューブが胃に入っていることの確認（X線・吸引）

チューブが胃にしっかり入っているかの確認です．

基本的にはX線での確認は必須です．それに加えて，カテーテルチップで吸引をかけ胃の内容物が吸引できれば胃の中にうまく挿入できたと判断します．

ここでうまく内容物が引けない場合は，チューブを回転させてみると先端が胃壁に引っかかっている状態が解除されます（図7a）．

チューブの挿入がX線でしっかり確認できたら，注入を開始できます（図7b）．

STEP5 固定

固定は主に看護師さんがやってくれるとは思いますが，頑張って入れたチューブが抜けないように，しっかりチューブの360°をテープで固定します．外鼻腔ではなく，上口唇周辺に固定してください．外鼻腔に固定をしてしまうと，外鼻腔の組織が壊死してしまうことがありますので注意が必要です．

▶ 番外編

様々な理由で，意識の疎通をはかることのできない患者の場合も，注意すべきことはほぼ同様です．

徒手的に甲状軟骨を前方に持ち上げたり，指やマギール鉗子を用いて，チューブを進める方

7　胃管挿入

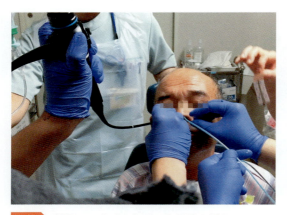

図8 喉頭ファイバーを用いた胃管の挿入

法なども有用ですので試してみてください．
　どうしても挿入ができない場合は，図8のように，喉頭ファイバーなどを用いて行うこともあります．

（大村和弘）

第Ⅳ章 ■ 基本的手技

8 導尿・尿道カテーテル挿入

本項ではカテーテルを挿入することにより，膀胱内の尿を排出させる手技について解説します．

導尿や尿道カテーテルの太さ（サイズ）や形は，カテーテルを挿入する目的（1回，短期，永久），患者の年齢，ドレナージの対象（尿，血液，膿など）により選択します．

1 尿道カテーテルの種類（図1）

カテーテルは，先端の形状（赤で囲まれた部分）と排出側（Channel：黄で囲まれた部分）により分類され，"ネラトン""フォーリー""チーマン"などと呼ばれます．

A 先端の形状による分類（図2）

ネラトンカテーテル：先端に側孔があるまっすぐなカテーテル．主に一時的な導尿や採尿に使用します．

フォーリーカテーテル：最も一般的に使用されています．留置するために固定用のバルーンが先端についています．

チーマンカテーテル：先端部分が軽く彎曲しています．フォーリー型で挿入しにくい，膀胱頸部が高く段差がある場合や，前立腺肥大があり挿入困難な例で有用となります．

B カテーテルの材質

天然ゴムラテックス：ラテックスアレルギーに注意が必要です．

シリコン：ラテックス製と比較して硬いため違和感が強いのですが，体温で温まると結石が付着しにくいなどのメリットもあります．

C 排出側（図3）

1way：単回のドレナージ，洗浄，注入のと

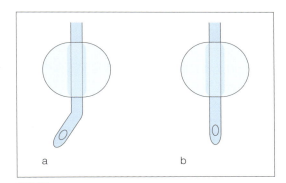

図2 先端の形状による分類
a：チーマン型．b：フォーリー型．

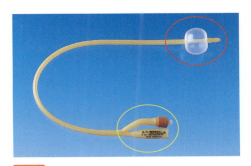

図1 カテーテルの分類
（写真提供：日本コヴィディエン株式会社）

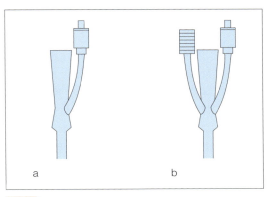

図3 排出側の種類
a：2-way．b：3-way．

表1 カテーテルサイズ

年齢	カテーテルサイズ(Fr)
< 5	5～8
5～10	8～10
10～14	10
> 14	10～14
成人	16～20

1Fr＝外径 1/3 mm

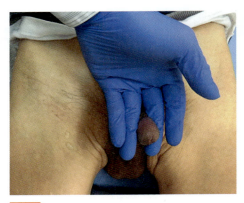

図4 亀頭の引き上げ

きに使用します．

2way：先端のバルーンを膨らますことにより，膀胱に留置し導尿に用いる一般的なカテーテルです．

3way：2wayに加え，灌流用のチャンネルがあります．灌流することにより管の閉塞を防ぎます．

D カテーテルのサイズ

表1のように成長に応じて使用するカテーテルサイズも大きくなります．

2 男性における導尿の手技

挿入のポイントは，挿入される患者の苦痛を和らげる工夫をし，尿道損傷を避けるようにし，決して無理をしないことです．

①患者の体位は，仰臥位で，下肢を伸ばし肩幅程度に軽く開くとよいでしょう．術者が右利きの場合，患者の右側に位置します．必要物品は手の届く範囲に展開しておきます．

②仮性包茎の場合，優しく包皮を翻転して，亀頭を露出させます．
→翻転した包皮は処置後に戻しておくこと！そのままにしておくと嵌頓包茎の原因となる可能性があります．

③亀頭の頸部で左手第3指と第4指の間に挟み垂直に引き上げます（図4）．

④左手の第1指と第2指で外尿道口を開き（図5），外尿道口を消毒します．

⑤カテーテルの先端にキシロカイン®ゼリーなどの潤滑剤をつけます．
→潤滑剤には，カテーテルと尿道粘膜の摩擦を少なくし，挿入しやすくなる効果があります．
→シリンジでキシロカイン®ゼリーなどの潤滑剤を吸引し，外尿道口より尿道内へ注入することも効果があります．

⑥カテーテルを挿入します．
男性の尿道はS状に屈曲しています．引き上げた左手が緩み尿道がまっすぐになっていないと途中で引っかかり，挿入しにくいことがあります．
→挿入時の抵抗の有無に注意しましょう．もし抵抗を感じた場合，尿道損傷を起こす可能性があるため中止することを考慮します．

⑦管から尿の排出を認めたあと，少なくとも2～3 cm以上ゆっくり挿入します．カテーテルのシャフトまで完全に挿入されてもよいです．
→挿入できたと判断しても流出を認めなかった場合，腹壁より膀胱を圧迫し尿の排出を試みます．それでも排出を認めない場合には，シリンジなどを使用して，内容物を吸引できるか確認します．
→尿の排出を認めたあとすぐにバルーンを膨らますとカテーテルの先端が尿道内にあり，尿道損傷をきたす危険性があるので，数cm進めて

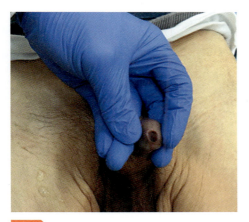

図5 外尿道口の消毒

から膨らませます．

⑧規定量の滅菌蒸留水をバルーン内に注入し，バルーンを膨らまします．
→生理食塩水を使用すると結晶が析出して内腔がつまり，バルーンを膨らますために注入した液が排出できなくなることがあります．
→バルーンを膨らます際の抵抗がある場合や，規定量まで注入できない場合，バルーンが尿道内にある可能性があります．
⑨最後にバルーンをゆっくりと膀胱の頸部に引っかかるまで引き抜きます．

3 女性における導尿の手技

女性の場合，男性と比較し挿入時のトラブルは多くありません．外尿道口の同定が重要となります．

①十分な開脚位をとります．
→体位が重要であり，困難な場合には介助者に体位を固定してもらいましょう．
②利き手ではない第1指と第2指で陰唇を開き，外尿道口を確認します．
→浮腫などで外尿道口の確認が困難なときがあります．その際には介助者に陰唇を開いてもらいます．
③女性の尿道は5cm程度で直線的であるため，抵抗があることはそれほどありません．
④尿の排出を確認します．

→恥骨上部で，腹壁より膀胱を圧迫し排尿を試みます．
→挿入が深すぎて，膀胱壁にあたっている場合には，数cm引いてみましょう
→腟内に留置していることがあります．腟内に入ってしまったカテーテルはすぐに抜去せず，新しいカテーテルを挿入後に抜去します．
⑤男性⑧と同様，規定量の滅菌蒸留水を注入します．
⑥最後にバルーンをゆっくりと膀胱の頸部に引っかかるまで引き抜きます．
→バルーンを膨らましたにもかかわらず抜けてしまう場合，バルーンの大きいカテーテルへ変更して留置します．

4 膀胱穿刺・膀胱瘻造設

A 適応

・尿道カテーテルができず，尿閉となった場合
・尿道損傷
・尿道から周囲への溢流を認める場合
・尿道周囲膿瘍
・尿道と周囲臓器(腟・直腸・皮膚)と瘻孔を認める場合
・神経因性による慢性尿閉

B 手順

通常は尿道よりカテーテル挿入が困難な急性尿閉の場合に行われます．

①エコーで膀胱内に尿が充満されていることを確認します．
②恥骨結合上の約4cm(2横指)頭側を穿刺部位とし，エコーにて直下に腸管や前立腺がないことを確認します．
③カテラン針を使用し局所浸潤麻酔を行います．その際，針を膀胱内にまで進め尿の排出を確認することで，穿刺の方向や膀胱までの深さを確認できます．やや頭側方向が穿刺しやすいでしょう．
④一時的な穿刺の場合，点滴用留置針を使用

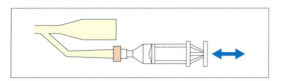

図6 バルーンを膨らます

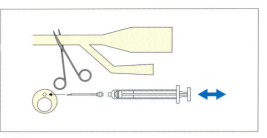

図8 インフレーションルーメンの切断

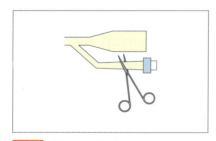

図7 逆流防止弁の切断

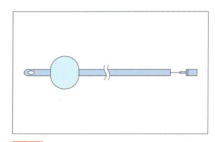

図9 シャフトの切断

し，外套針を残すことで急性尿閉の回避が可能です．
（膀胱瘻挿入キットがある場合）
　⑤穿刺予定部を小さく切開し，腹直筋筋膜まで切開しておくと次の操作がしやすくなります．
　⑥キットの穿刺針を膀胱内まで挿入します．
→腹直筋を貫くときに力が入るため，⑤で筋膜を切開しておくことで，余分な力を入れる必要がなくなります．
　⑦カテーテルを十分な深さまで挿入し終了です．

■バルーン注入水が抜けない！！
　─抜去困難なときの，トラブルシューティング
【バルーンを破裂させないで注入水を抜く方法】
　①吸引せず，シリンジを装着したままにしておく：吸引すると，ルーメン内圧が過度にかかり余計に注入水が抜けにくくなるためです．
　②バルーンを膨らましてみる（図6）：2.5 ccや5 ccのシリンジを使用し，滅菌水や空気を注入し，バルーンを膨らまします．注入水を引こうとしても，注入腔が完全に閉塞しているときに有効です．
→多くの場合，①，②の方法で注入水が抜けます．
　③逆流防止弁の付け根で切断し，バルーンから注入水が自然に排出するかどうかみる（図7）．
　④バルーン側のインフレーションルーメンを切断し，ガイドワイヤーなどの細い針金をルーメン内に挿入して，閉塞を解除（図8）．
　⑤カテーテルのシャフト自体を切断し，④と同様にルーメンの大きさにあった針金などの鋼線を挿入（図9）：切断したときに，カテーテルが尿道内に押し込まれないように，確実に保持しておくことが重要です．
　これらの方法で注入水が抜けない場合は，バルーンを破裂させる方法を検討します．
【バルーンを破裂させて注入水を抜く方法】
　留置されている尿道カテーテルを引っ張ってしまい，バルーンが尿道内にとどまってしまった場合は上記の方法ですと対応が困難なことが多くあります．

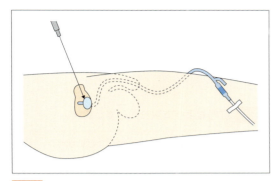

図10 バルーンの破裂（腹部エコー下）

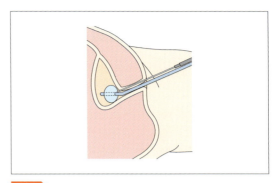

図11 バルーンの破裂（女性）

①注入し破裂：バルーンに大量の水を注入してバルーン自体を破裂させます．
②鋭利な針を使用して破裂
・透視を使用します．膀胱内に造影剤を注入すると，バルーンが欠損影として確認されます．膀胱穿刺の手技と同じようにして，長い針を使用してバルーンを直接破裂させます．
・エコーにてバルーンが膀胱内に確認できた場合，上記と同様，長い針を使用してエコー下にバルーンを直接破裂させます（図10）．
・女性では，尿道がまっすぐかつ短いため，バルーンを引っ張り，バルーンに沿って長い針を挿入し，直接破裂させることも可能です（図11）．
・男性でバルーンを引っ張り，尿道内にバルーンが留置されている場合，エコーや透視にて確認することが困難な一方で，直腸診にてバルーンを触知できることがあります．その場合，直腸より針を挿入し，バルーンを直接破裂させます（図12）．

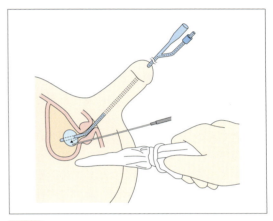

図12 バルーンの破裂（男性，直腸診下）

バルーンを破裂させ尿道カテーテルを抜去したあとは，バルーンの破片がバルーンに残ってしまうことがあります．抜去したカテーテルを十分に観察し，残存の恐れがある場合には，膀胱鏡による観察および破片の回収を考慮する必要があります．

（山本順啓）

8　導尿・尿道カテーテル挿入　　203

第Ⅳ章 ■ 基本的手技

9 直腸診

直腸診（digital rectal examination：DRE）を受ける被検者は，他人には見られたくない部分をさらすという羞恥心や，指を挿入することによる痛みへの恐怖心などから非常に敏感になっており，デリケートな検査です．直腸診を行う際には配慮が必要です．

表1のような病状を認める患者では肛門および直腸診が必要となります．

▼診察を行う"前"に確認すること
・直腸診の必要性を説明し，同意を得たうえで行いましょう．
・患者さんのプライバシーが十分確保される診察環境（カーテンなど）を準備しましょう．
・医師と患者が異性の場合，単独での診察は控えましょう．可能であれば，患者と同性のコメディカルに同席を求めます．
・診察に際して，タオルで覆うことにより，下半身の露出面を少なくするなどの工夫が必要です．

1 問診

直腸・肛門病変についての既往歴などを確認します．また，直腸・肛門病変で多く認められる症状（出血，痛み，脱出，かゆみなど）や痔などの既往歴，排便状態も聴取します．直腸診により痔瘻や痔核などの症状が悪化することがあるため確認が必要です．

2 肛門周囲の観察

直腸診を行う前に，直腸周囲の視診を行います．肛門の外痔核，瘻孔，肛門からの脱出，肛門周囲の発赤浮腫，腫瘤の有無などについて十分に観察します．異常所見を認めた場合には，

表1 肛門および直腸診が必要な病状

・排便時の出血・痛み，排便困難などの訴え
・血便・タール便など，便の性状の異常
・便秘・下痢などの便通の異常
・排尿困難・頻尿・尿閉など排尿障害を訴える男性
・帯下・不正出血などの訴え

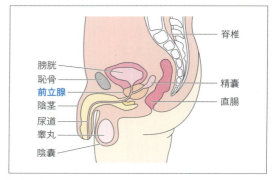

図1 男性の泌尿器・生殖器の解剖

直腸診を行わず，上級医や指導医，消化器専門医へコンサルトしましょう．

3 直腸および肛門の構造

肛門は，排便・放屁時以外は，括約筋によって閉じています．直腸は大腸の終部より，長さが約20 cmあります．直腸の上2/3部では腹膜で被われており，男性では膀胱，女性では子宮を覆う腹膜に連続しています．Douglas窩（膀胱直腸窩）下1/3部は腹膜を欠いています．

前方に，男性では膀胱・前立腺があり，女性では腟があります．

4 前立腺の構造

肛門から5 cm程度のところに前立腺を触れ

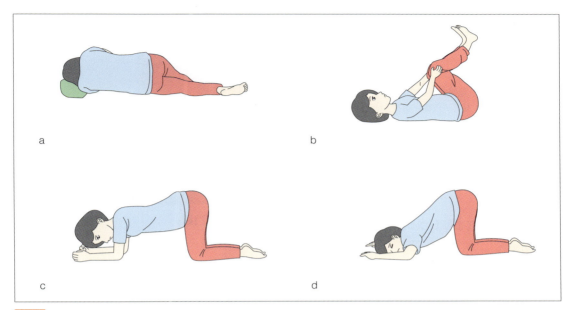

図2 診察時の体位
a：側臥位(Sims' position)．b：仰臥位・截石位(lithotomy position)．c：膝肘位(knee-elbow position)．
d：膝胸位(knee-chest position)．

ることができます．正常な前立腺は大きさが3×3×3 cm程度(くるみ大：walnutsize)であり，ゆで卵程度の硬さを持つ臓器です(図1)．

大きい前立腺では，全体を触れることが困難な場合もあります．

5 診察時の体位

側臥位(Sims' position)，仰臥位・截石位(lithotomy position)，膝肘位(knee-elbow position)，膝胸位(knee-chest position)，立位(standing-up position)などがあります(図2)．

一般に体位による診断能の優劣はなく，体位による痛み・不快感に差は認められません．本邦や英国では，側臥位でされることが多くありますが，北米では立位でされることが多い傾向があり，施設・検者間による違いも認められます．示指もしくは中指が前立腺近位(直腸では口側)および精嚢まで届くような体位をとります．

体位による利点・欠点としては，仰臥位では患者と検者の目が合う可能性があり，好まない患者もいます．膝肘位は肥満体の患者においては，この体位が適しているという報告があります[1]．また立位は他の体位と比較し，ベッド移動が困難な人でもできることや，診察に手間がかからないとされます．

筆者は研修医時代に外科の指導医より側臥位での診察を教わりました．次に，泌尿器科では截石位での直腸診を教わったため，当初，截石位にて行っていました．現在は，患者さんにより3つの体位を使い分けていますが，基本的には側臥位にて診察を行っています．

側臥位で直腸診を行う場合，検者が右利きであれば，被検者は左側臥位にし，両膝をかるく抱えてもらい，肛門に示指を挿入しやすい体位をとらせています．この方法だと肥満患者でも容易に診察が可能であり，また外陰部を露出しないため患者の羞恥心を抑える効果も期待されます．

表2 泌尿器科疾患以外に直腸診が必要な病状・疾患

・肛門内外の腫瘤
・肛門管の評価
　　肛門括約筋の緊張・弛緩の程度
　　疼痛の有無(方向，圧痛，波動なども評価)
　　痔核の有無(方向など)
　　患者に怒責をかけさせることで重積の有無
・隣接する，前立腺・子宮・Douglas窩の所見
・指先に付着する粘液・出血・便の性状
　⇒必要に応じて肛門鏡診を追加

表3 肛門鏡にて診断しうる疾患

・肛門癌，直腸癌
・肛門ポリープ・直腸ポリープ
・肛門周囲膿瘍
・内痔核・外痔核

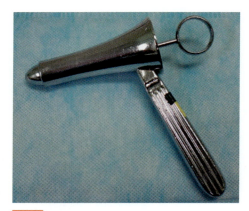

図3 肛門鏡

6 指診の流れ

①ゴム手袋を着用します．診察には，最も感覚が鋭敏な示指または中指を使用します．
②指にはグリセリンやキシロカイン®ゼリーなどの潤滑ゼリーをつけます．
③直腸診の前に，患者さんに口を軽く開けて呼吸するように指示し，肛門の緊張が緩むのを確認します．
④指の先端で肛門縁〜肛門上皮を触れます．
⑤その後，指をゆっくり直腸前面に沿わせるように示指を挿入します．
⑥指の中央で肛門管全体を触診します．
⑦指の基節まで挿入し，直腸，前立腺，子宮頸部，仙骨前面などを評価します．
⑧抜いた指に付着した便，粘液，血液を観察します．

7 触診所見の評価

主として，前立腺の大きさや性状を調べます．さらに，精囊，膀胱，尿道，肛門括約筋などの所見が得られることもあります．前立腺を診察後，指を360°回転させて直腸内を診察し，腫瘍，潰瘍，ポリープの有無についても調べます．指を抜去したら血液付着の有無についても確認をします．

泌尿器科疾患以外に直腸診で観察すべき病状や疾患について，表2にまとめます．

■肛門括約筋の緊張が低下している場合

肛門(輪)は内肛門括約筋(＝自律神経支配)と外肛門括約筋〔下直腸神経(陰部神経)とS2-4仙骨神経支配〕で構成されています．脳卒中，脊髄損傷などの神経性疾患または肛門括約筋の障害があると，緊張が低下している場合があります．

■肛門鏡にて診断しうる疾患

表3，図3を参照．

■前立腺の直腸診を行う際のポイント

下記のa)〜f)をチェックします．
a) 大きさ(size)：胡桃大 walnut →小鶏卵大 small hen's egg →鶏卵大 hen's egg →鷲鳥卵大 goose egg
　前立腺癌に対して内分泌治療をしている場合は萎縮して触れにくいこともあります．
b) 辺縁(margin)：不明瞭な場合，前立腺癌が疑われます．
c) 硬度(consistency)：前立腺癌(石様硬)＞

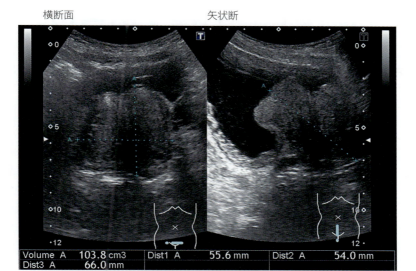

図4 腹部エコー（前立腺肥大症）
所見：幅：5.5 mm，高さ：5.4 mm，長さ6.6 mm，体積 103 cm³．

前立腺肥大症（かたゆで卵）＞正常前立腺（ゆで卵）

d）表面（surface）：通常は平滑ですが，局所浸潤前立腺癌ではざらざらと不整です．

e）圧痛（sensitivity）：急性前立腺炎で認められます（マッサージ後に症状が悪化することがあるので控える）．

f）可動性（movability）：前立腺癌が周囲へ浸潤していると可動性が悪くなります．

■直腸診による大きさの信頼性について

超音波検査を使用した前立腺体積の測定が有用です．直腸診による前立腺体積の測定は主観的なものであり検者間でばらつきが認められ，信頼性が低いとされています．しかし，模型（3Dモデル）を使用し訓練することにより検者間のばらつきが減り，超音波検査で測定した前立腺体積と相関を認めるようになります．

■超音波検査を用いた前立腺体積の計算方法

前立腺体積（mL）＝ $\pi/6 \times$（長径×短径×前後径）

図4は，前立腺肥大症の写真です．右側の矢状断では，前立腺が膀胱内に突出した所見を認めます．こういった所見は直腸診では評価が困難ですので，画像（US・MRI）による評価は有用です．

引用文献

1) Romero FR, et al：Patient Positioning During Digital Rectal Examination of the Prostate：Preferences, Tolerability, and Results. Int Braz J Urol 37：371-379, 2011

（山本順啓）

10 胸腔ドレーン挿入のコツ

1 適応

気胸，胸水貯留，急性膿胸，血胸，乳び胸などです．

2 目的

肺の拡張改善や胸水生化学検査・細胞診，膿胸に対する胸腔洗浄などを目的に行います．

▶注意すべきこと

局所麻酔薬のアレルギーの有無，左右の確認，気胸と巨大ブラの鑑別，術中迷走神経反射に注意します．胸膜炎後や胸部術後患者は胸腔内に癒着を生じていることがあるので，呼吸器外科へコンサルトしましょう．処置前には必ずvital signの確認やSpO_2が低下していれば酸素吸入を，血圧低下や頸静脈の怒張といった症状があれば緊張性気胸を疑い，緊急の脱気が必要です．また，重度肺虚脱に対する急速な再膨張

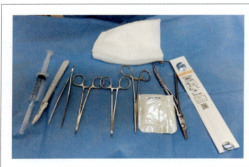

図1 胸腔ドレーン挿入に必要な機材

□局所麻酔薬（1%キシロカイン®など）
□5あるいは10 mLシリンジ
□23G針
□滅菌ガーゼ
□メス（できれば尖刃）
□1針縫合セット（持針器，針）
□2-0ナイロン糸
□ペアン鉗子
□モスキート鉗子 2本（他の把持鉗子可）
□12～18Frトロッカーカテーテル
〈トロッカーカテーテル固定〉
□Y字カットガーゼ 1枚
□透明ドレッシング材（テガダームなど）
□布テープ

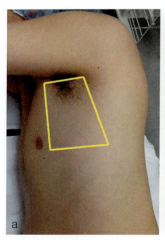
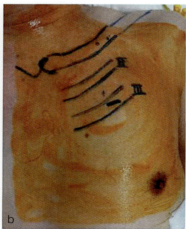
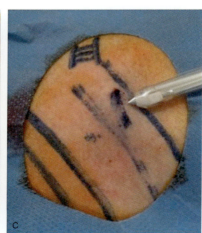

図2 肋間の確認とマーキング
a：safe triangle．b：左前胸部第2肋間．c：ドレーン径＋5 mm程度．

は，再膨張性肺水腫をきたす可能性があるので注意が必要です．

3 準備すべき機材

図1を参照．

4 手順のステップ

STEP1 肋間の確認

気胸の場合，前胸部であれば第2または3肋間鎖骨中線，側胸部であればsafe triangleの中腋窩線付近（図2a，広背筋前縁・大胸筋外側縁に囲まれ，上縁は腋窩，下縁は乳頭の高さで囲まれる領域）からアプローチし，16～18Frのトロッカーカテーテル（以下ドレーン）を選択することが多いです．

STEP2 マーキング

刺入部の肋骨上縁を確認し，5mm程度足側に予定切開線を油性ペンでマーキングします（図2b）．ドレーン径＋5mm程度の皮膚切開で手技に困ることは少ないです．マーキング後，広めに皮膚消毒し，穴あきドレープを掛けます（図2c）．適宜，患者さんに声掛けしながら行います．

STEP3 浸潤麻酔と試験穿刺（図3）

痛みは患者さんの恐怖や不安を増悪させます．皮膚切開部の麻酔を行います．次に，ドレーン穿刺予定の肋骨上縁を確認し，陰圧を掛けながらゆっくり針を進めます．空気を吸引したところが胸腔です．皮膚から胸腔までの距離（針の深さ）を覚えます．陰圧を掛けながらゆっくり針を抜き，空気が吸入できなくなったところで壁側胸膜に1～2mLほど，麻酔します．さらに少しずつ針を抜き，同様に麻酔を追加します．

STEP4 皮膚切開と縫合糸掛け（図4a）

肋骨上縁とマーキングのズレがないかを確認します．真皮までしっかりメスで皮膚切開します．出血が多ければガーゼで圧迫止血します．

まず，創端より3mm程内側に2-0ナイロンで固定の糸掛けをします．ドレーン挿入幅を残して，垂直マットレスで糸を掛け，結紮せずモスキートで把持します．モスキートは糸がやや緩い状態で患者さんの体に乗せておくと，創が閉まらずにすみます．

ドレーン抜去用に余りの切開中央に同様にマットレス縫合し，モスキートで把持し，先程と同様に患者さんの体に乗せておきます．

2本の糸掛けの間からドレーン挿入を行います．入院中に手術を予定している場合はドレーン抜去用の糸掛けは省略してもよいです．

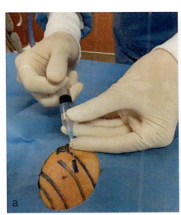 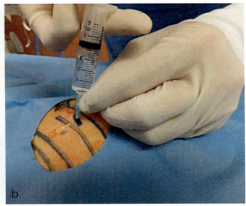 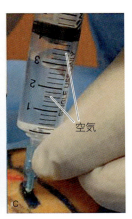

図3 浸潤麻酔と試験穿刺
a：皮下麻酔．b，c：陰圧をかけながら試験穿刺を行う．

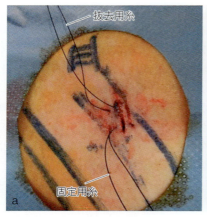
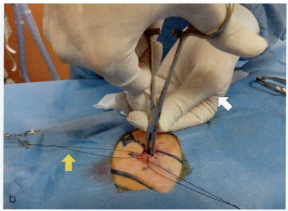

図4 縫合糸掛けと胸壁トンネル
b：モスキートで糸を把持する(⇧)．左手をストッパーにする(⇧)．

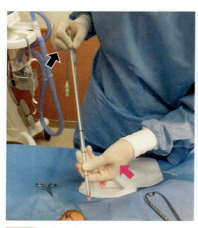
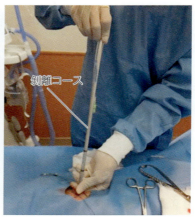

図5 ドレーンの挿入(1)
グリップを包み込むように把持する(↑)．左手をストッパーにする(↑)．

STEP5 胸壁トンネル(図4b)

脇を軽く閉めて腕がブレないようにします．左手でペアンの先端から胸腔までの距離＋1cm程度の所を穿刺部位を隠さないように下から持ちます．ペアンのブレを減らす役割と誤って深く刺しすぎないためのストッパーの役割を果たします．

肋骨上縁に向けてペアン鉗子で皮下組織，筋層を剝離します．STEP3で把握しておいた胸腔までの距離を意識しながら剝離を行いましょう．肋骨上縁まで剝離したら，ペアン鉗子を胸壁に対し垂直方向になるよう鉗子を立てて肋間筋を十分に剝離します．よい剝離を行うと筋膜の裂けるミシミシと音が鳴り，後のドレーン挿入もスムーズになります．

STEP6 壁側胸膜穿刺

事前に把握しておいた胸腔までの距離になったら，いよいよ壁側胸膜を穿刺します．胸壁剝離の際，適宜，注射器を用いて胸腔内までの距離を確認してもよいです．胸膜は少し勢いをつけてペアンを差し込みます．急に抵抗がなくな

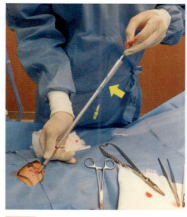
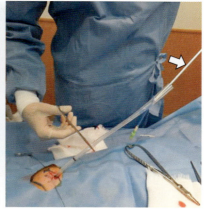

図6 ドレーンの挿入（2）

ドレーン先端を寝かせて挿入する（⇧）．ドレーンをクランプしてから，針を抜去する（⇧）．
注：なお『外傷初期診療ガイドライン─ JATEC（改訂第5版）』（へるす出版）では，外傷時の胸腔穿刺（胸腔ドレナージ）においては，胸腔ドレーンの内套は使用せず，ドレナージチューブの先端をペアンで固定して，ドレナージチューブの挿入を行うことを推奨しています．

る感覚を覚えましょう．STEP5と同様，ペアンが必要以上に胸腔に刺さらないように片方をストッパーとしてペアンに沿えておくことが大切です．穿刺後，ペアンを広げると気流を音として確認することができます．

STEP7 ドレーンの挿入（図5）

ドレーンの挿入時も左手をストッパーにします．右手はグリップ（針のお尻）を包み込むように把持し，先の剥離コースにドレーンを挿入します．肋骨上縁まで挿入したら胸壁に対し垂直方向にして刺します．抵抗が強ければ，再度ペアンで剥離コースの確認と，適宜剥離を追加します．挿入時，手に伝わる抵抗がなくなると，胸壁へ到達したと考えます．

さらに2cm程度挿入し，ドレーン先端を頭側方向に寝かせ，胸壁に沿わせ，針を少し引き抜いた状態でドレーンを挿入します（図6）．気胸であれば肺尖部に向けて前胸部アプローチの場合は10cm，側胸部であれば15〜20cmほど挿入します．胸水であれば背側に向けて挿入します．抵抗があれば無理に進めず，抵抗のないところでドレーンを固定します．内套を途中ま

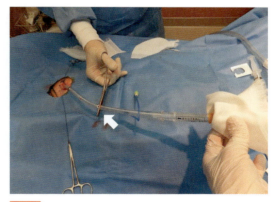

図7 ドレーンの接続

ドレーンと接続してからクランプを解除する（⇧）．

で抜いて，ドレーンをペアンでクランプしてから針を完全に抜去します．

STEP8 ドレーンの接続（図7）

胸腔内に挿入できているかを確認します．清潔下に操作を進めます．介助者からチェストドレーンバックチューブを清潔ガーゼで把持し，受け取ります．介助者に先端のキャップを外してもらい，ドレーンと接続します．クランプ鉗子を緩め，患者さんに深呼吸や咳嗽をさせて，

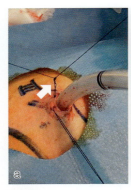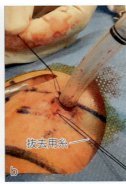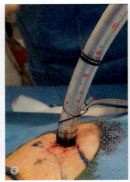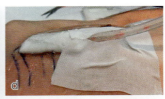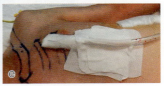

図8 皮膚固定
a：結紮後，隙間を作り管を結紮固定する（⇧）．b, c：ドレーン抜去用の糸を管に巻き付け，結紮固定する．

呼吸性変動を確認します．呼吸性変動が乏しいようならドレーンを少し抜き，再度呼吸性変動を確認します．呼吸性変動がなければ，ドレーンを入れ直します．

STEP9 皮膚固定

固定用ナイロンをドレーン刺入部がきっちり閉まるように結紮し，少し隙間を作ってから再度結紮玉を作ります．その後，ドレーンに糸を1周させ，外科結びで固定します（図8a）．ドレーン抜去用の糸は刺入部近くで，管に巻き付け，その糸とドレーンと結紮固定します（図8b, c）．内側から外側に向かって消毒液を皮膚から落とし，ガーゼで乾かします．

ドレーン刺入部が不潔にならないように清潔ガーゼで覆い，ドレープを外します．ドレーン刺入部をY字カットガーゼで包み，透明フィルムで覆います．管が浮いても，シールが浮かないようにY字にカットした綿テープでフィルムを固定します（図8d）．さらに1枚，綿テープをその上に貼付し，適宜固定のテープを追加補強します（図8e）．体幹部でドレーンを追加固定し，終了です．

挿入後のX線写真を確認し，管が深ければ固定を外し，清潔下に適切な分だけ抜き，再度固定をします．一度固定した管は膿胸の原因となるため，さらに深く進めてはいけません．

〔仲田健男〕

第IV章 ■ 基本的手技

11 腹腔穿刺

腹腔内には正常な状態で約50 mLの体液が存在していますが，種々の原因で分泌と再吸収のバランスが崩れると生理的以上の体液，すなわち腹水が貯留する場合があります．100 mL以上貯留すると超音波で確認できることが多く，500 mL以上貯留すると腹満感などの自覚症状がみられます．

1 適応

腹腔穿刺は診断ないしは治療，もしくはその両方をかねて行われます．

2 診断

腹水を採取して外観や性状を調べます．穿刺液が漏出性か滲出性かを鑑別し，さらに特徴的な所見を踏まえて総合的に診断します．腹水の性状比較と鑑別診断を表1に示します．

3 治療

・腹水貯留による症状(腹部圧迫感や呼吸苦など)があり内科的治療に抵抗性のもの
・抗癌剤の注入

4 注意すべき症例

・出血傾向：播種性血管内凝固症候群(disseminated intravascular coagulation：DIC)の合併症例
・穿刺部位の側副血行路や感染のある症例
・広範な腹腔内癒着，腸管拡張が疑われる症例
・尿閉で膀胱拡張が疑われる症例

5 準備すべき器材

表2に示します．

表1 腹水の性状比較と鑑別診断

	漏出性	滲出性
外観	透明，淡黄色	混濁，膿性，血性
比重	< 1.015	> 1.018
蛋白量 (g/dL)	< 2.5	> 4.0
Rivalta 反応	(−)	(＋)
フィブリン 析出	(−)	(＋)
細菌	(−)	(＋)のことあり
細胞成分	少ない	多い
鑑別診断	肝硬変，ネフローゼ症候群，うっ血性心不全	癌性腹水，化膿性腹膜炎，膵炎

表2 腹腔穿刺に必要な器材

・腹部超音波装置
・滅菌手袋，滅菌穴あきドレープ，消毒薬，滅菌ガーゼ
・局所麻酔薬：1~2% キシロカイン注など
・注射器(10~20 mL)，注射針(22~23G カテラン針，23G 針(局所麻酔用))，留置針(16~22G の静脈留置用のサーフロー針，ハッピーキャスなど)
・排液バック，輸液セット，縫合セット
・各種モニター(血圧計，パルスオキシメーターなど)，救急薬品など

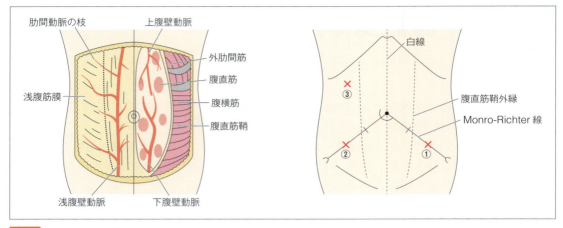

図1 穿刺部位の解剖

穿刺推奨部位
①：Monro点（臍と左上前腸骨棘を結ぶ線（Monro-Richter線）上，外側1/3の点）．
②：McBurney点（逆Monro点とも呼ばれるMonro点の反対側の点）．
③：肝外側．

6 手順のステップ

STEP1 準備

1-1 説明と同意

患者，家族に病状と腹腔穿刺の目的・方法・合併症について十分な説明を行います．できる限り膀胱の拡張をなくすため，事前に排尿もしくは導尿をしておきます．通常は仰臥位で行いますが貯留液が多量のときは，場合により半坐位にするなど患者の楽な体位で穿刺することもあります．

1-2 穿刺部位の解剖（図1）

穿刺経路となる腹壁は主として筋肉から形成されており，腹側は腹直筋，側方は外から外腹斜筋，内腹斜筋，腹横筋で構成されています．腹直筋はさらに前葉と後葉で形成された腹直筋鞘内に存在しています．穿刺の際に問題となる脈管は，皮下組織と浅腹筋膜の間を走行する浅腹壁動脈と，腹直筋の中を走行する上腹壁動脈および下腹壁動脈です．

腹腔穿刺にあたっては，これらの動脈を避ける必要があります．浅腹壁にある脈管は細く，一般には腹直筋を避ければ安全です．腹壁にはそれ以外に，穿刺に際して大きな問題となる解剖学的な構造は存在しません．

STEP2 穿刺部位の決定，マーキング

基本的には腹部超音波装置のガイド下に穿刺します．まず超音波にて腹腔内を十分観察したあと（図2a），推奨部位を参考にしながら腹直筋の外側で，できるだけ貯留液が多く腹腔内臓器を避けて安全に穿刺できる部位を油性マジックでマーキングします．また皮膚から腹腔内との距離も測っておくと穿刺深度の目安になります．

手術瘢痕近傍は腸管などの癒着が多く，腸管を損傷しやすいので避けましょう．腹直筋の外側を穿刺するのは腹壁動静脈を避け，また側腹部（傍結腸溝）に腹水が貯留しやすいためです．

STEP3 試験穿刺

3-1 消毒

穿刺部位を中心に広めに皮膚を消毒し，穴あきの滅菌ドレープで覆います（図2b）．

3-2 麻酔

23G針を用いて穿刺部位を膨潤させ，浸潤麻酔を行います．その後は注意深く針を進め，抵抗がなくなり腹水が吸引されたら，腹水が引け

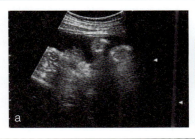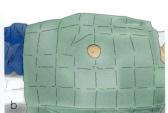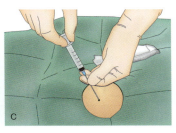

図2 穿刺手順
a：穿刺部位を超音波で確認する．
b：広めに消毒しドレープをかける．
c：左手は穿刺針を把持しながら腹壁に固定支持して穿刺する．

なくなる所まで抜き，腹膜と腹壁に十分に麻酔します．穿刺の方向，深さを覚えておくことが本穿刺を安全に行うポイントです．

3-3 穿刺・腹水採取
試験穿刺での角度や深さを念頭に置き，22〜23G カテラン針を注射器に接続し陰圧をかけながら針を進めます（図2c）．試験穿刺の場合，注射器（10〜30 mL）に，検査に必要な量の貯留液を採取します．

3-4 穿刺抜針後圧迫・固定
穿刺後はガーゼで圧迫しテープで保護します．

STEP4 穿刺排液（継続して排液が必要なとき）

4-1 穿刺
試験穿刺での角度や深さを念頭に置き，留置針（16〜22 G の静脈留置用のサーフロー針）に注射器を接続し陰圧をかけながら徐々に進めます．腹水がひけた所で末梢静脈に留置針を挿入するように内套を固定し外套をゆっくり進めます．屈曲しないように注意し，固定留置します．抜去する際は圧迫固定します．

大量の腹水を排液する場合は，排液速度を調整するために留置針に輸液ルートを連結して，目盛り付き採液バッグにつなぎます（図3）．クレンメを調節して1時間あたり1,000 mL 以下の排液速度とします．1,000 mL 以上の大量排液をする場合はあらかじめ静脈路を確保しておきます．1回の排液量は1,000〜3,000 mL 程度とします．

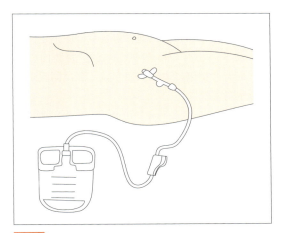

図3 穿刺排液

STEP5 検体の取扱い

5-1 検体の取扱い
採取液はまず性状や臭いを確認したあと，検査に提出します．必要に応じて細菌検査や細胞診も行います．新鮮血，胆汁性腹水や膿性腹水を認めれば，ただちに開腹術を考慮しなければならない場合もあります．

5-2 血性腹水を採取した場合
穿刺操作に伴う出血（traumatic tap）ではないか迷うことがあります．穿刺操作に伴うものでは排液するにしたがって徐々に色調が薄くな

ります．もしくは非凝固性です．排液が凝固するなら穿刺操作による出血の可能性が高いでしょう．

7 起こりうる合併症

出血：腹壁の血管損傷や腹腔内臓器の穿刺が原因となります．

ショック：循環血漿量の減少によりに血圧低下をきたすことがあります．

感染，腹膜炎：消化管の穿刺，不潔な穿刺操作によるものです．

◢ trouble shooting

出血：腹壁からの出血に対しては圧迫止血を行います．まれではありますが，腹腔内の臓器，血管の損傷による出血が続く際は開腹止血術を検討します．

ショック：原因を究明しながら急速に補液を行います．

腸管穿刺：針をすぐ抜かずに，腸管内容液やガスを可能な限り吸引して内圧を低下させてから穿刺針を抜去します．抗菌薬を投与して腹膜炎の発生の有無を注意深く観察します．

排液の停止：穿刺針が屈曲したりすることが原因であることが多いです．排液が停止した場合，固定をいったん外して屈曲の有無を確認します．

▶ おわりに

腹腔穿刺は，指導医のもと何度か経験することで比較的に習得可能な手技ですが，油断は禁物です．頻度は少ないものの重篤な合併症に至ることもあり，常に入念な準備と慎重な実施を心がけてください．

（畑　太悟）

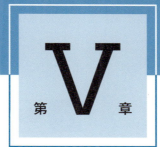

第V章

外科・救急手技・ベッドサイド手技

第Ⅴ章 ■ 外科・救急手技・ベッドサイド手技

1 酸素投与法

循環器疾患，呼吸器疾患や脳卒中などでは，酸素投与の適応となることが多くあります．酸素投与では，酸素飽和度を94〜99%に保つように，投与量を増減します（酸素投与が100%のときには，過剰な酸素が投与されている可能性もあるので注意が必要です）．

1 酸素療法の目的

酸素療法の目的は，吸入酸素濃度（FiO_2）を増加させ，動脈血酸素分圧（PaO_2）を正常に保ち，組織に十分な酸素を供給することです．また，肺胞酸素分圧（PAO_2）が70 mmHg以下になると低酸素性肺血管攣縮を起こし，肺高血圧症を誘発することがあるため，これを予防することも目的とします．

A 適応

低酸素血症（動脈血中PaO_2が正常閾値を下回った状態）の予防．

ルームエア呼吸下でPaO_2 < 60 torr，またはSaO_2 < 90%．あるいはPaO_2および/あるいはSaO_2が特別な臨床的状況に関して好ましい範囲を下回った状態をいいます．

B 投与例

以下の場合などに投与します．

①低酸素血症が疑われる急性症例および治療開始後の一定時間内に低酸素血症が認められた場合．

②重症外傷などにより正常な呼吸運動が損なわれるとき．

③急性心筋梗塞，脳梗塞などの虚血低酸素による組織保護が必要な症例．

④短期間の治療あるいは外科的治療において低酸素状態の発現が予想されるまたは予防が必要な症例．

2 酸素投与器具

鼻カニューレ，フェイスマスク，ベンチュリーマスク，リザーバー付きフェイスマスクなどがあります．

酸素投与器具は，患者気流量と酸素供給流量により，低流量と高流量に分けられます．低流量のものは，侵襲度が低い一般的な酸素供給方法です．一方，高流量のものは，酸素供給流量を患者吸気流量より高く設定するので大気の混入がなく，患者の換気状態が変化しても設定したFiO_2を維持できます．

● **比較的規則正しい呼吸パターンの患者には鼻カニューレ，酸素マスクを用いる**

方法：酸素濃度の設定はなく，酸素飽和度などを指標として流量をセットします．この流量は一般的に1〜6 L/分の場合が多いですが，成人の場合の流量を考慮すると不足しています．つまり，酸素配管やボンベから流れる100%の酸素を○L/分にセットしても，不足分は室内の空気を吸入して補うことになるのです．患者の呼吸パターンの変化に伴い，吸入酸素濃度が変化することを考慮しなければなりません．

【鼻カニューレ】

"4"の法則（図1）．

【フェイスマスク】

酸素流量6〜10 L/分の投与で，酸素濃度35〜60%までの投与が可能です（図2）．

【ベンチュリーマスク】

酸素流量4〜12 L/分の投与で，酸素濃度24〜50%の精密調節が可能です（図3）．

【リザーバー付きフェイスマスク】

酸素を高流量で流すことで，100%に近い高濃度で投与できるものです．"10"の法則で覚え

218 第Ⅴ章 ■ 外科・救急手技・ベッドサイド手技

酸素流量(L/分)	なし	1	2	3	4
酸素濃度(%)	21	24	28	32	36

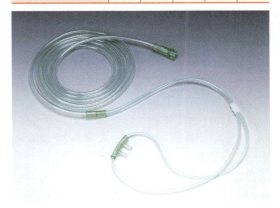

図1　鼻カニューレ

酸素流量(L/分)	6	—	6～7	—	10
酸素濃度(%)	35	—	50	—	60

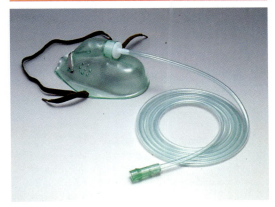

図2　フェイスマスク

酸素流量(L/分)	4	6	8	10	12
酸素濃度(%)	24	32	40	40	50

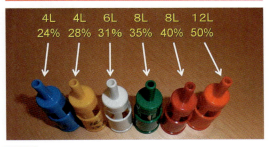

図3　ベンチュリーマスクコネクター

酸素流量(L/分)	6	7	8	9	10～15
酸素濃度(%)	60	70	80	90	100

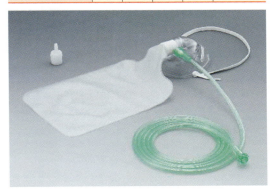

図4　リザーバー付きフェイスマスク

ましょう（図4）.

● 高濃度の酸素投与が必要なときに使用する

　呼気時にリザーバー内に酸素を蓄え，吸気時にリザーバー内の酸素とチューブから出てくる酸素，マスク内のガスを吸入する方法です．これにより，通常の酸素マスクに比べ高濃度の酸素を投与することができます．ただし，マスク内に貯留した呼気二酸化炭素の再呼吸を防止す

るため，流量を6L/分以上にしてリザーバーバッグが空にならないように酸素流量を調節しなければなりません．また高濃度酸素投与による CO_2 ナルコーシスなどの危険性がある患者には注意が必要です．

3　酸素投与における注意点

● 酸素投与患者の「SpO_2」を過信しない．呼吸回数にも注目！

　パルスオキシメータ普及により，バイタルサイン計測の際，呼吸数は計測されないことが多くなっています[1]．SpO_2 は呼吸数の代替指標にはならず，急性変化においては呼吸数がより早

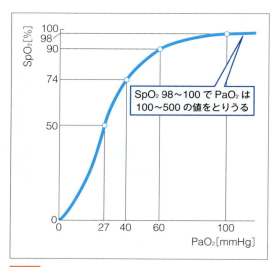

図5 SpO₂ と PaO₂ の関係を表す酸素解離曲線

実際の酸素解離曲線は SpO₂ 98％程度で PaO₂ 100 mmHg となり，酸素投与患者における SpO₂ 98〜100％は PaO₂ では 100〜500 mmHg 程度の幅がある．このため SpO₂ ≧ 98％のときは高酸素血症が生じている可能性が高く，少なくとも 97％以下に制限すべきであるとする報告もある．よって，SpO₂ が 98％程度以上であれば，投与酸素量は過剰な酸素投与による肺損傷を避ける意味で積極的に下げていくべきである[9-17]．

期に鋭敏に反応しますが，急変前のバイタルサインでは呼吸数計測が最も欠落しやすくなります．このため，呼吸数の生理学的意義を知っておく必要があります．

よって，モニターの SpO₂ のみで呼吸状態を評価せず，患者から直接呼吸数を計測すべきです．

また，高酸素血症は CO₂ ナルコーシス，活性酸素による肺傷害，吸収性無気肺などの有害事象リスクを生じさせることを知らなければなりません．重症患者において高酸素血症は死亡リスクを増加させるとの報告が多数あり，低酸素血症よりも死亡率を高める報告も複数あります[2-8]．

酸素投与患者においては「SpO₂ 100％ = PaO₂ 100 mmHg」ではありません．SpO₂ 98％で PaO₂ 100 mmHg に相当し，SpO₂ 98〜100％のときは PaO₂ 100〜500 mmHg までの幅をとりうるのです（図5）．このため SpO₂ ≧ 98％のときは高酸素血症が生じている可能性が高く，少なくとも 97％以下に制限すべきであるとされます．

人工呼吸器患者での至適 SpO₂ 目標値は近年の報告から，90〜92％での管理が今後推奨される可能性があります．

酸素投与において注意を必要とする特別な症例の酸素投与法を以下にまとめます．

①「COPD 急性増悪患者」においては SpO₂ 88〜92％での管理が望ましいです（GOLD ガイドライン）[17-19]．

②終末期患者において SpO₂ が正常でありながら呼吸困難を訴えることは多くありますが，このような患者において酸素投与は室内気吸入酸素濃度と比較して，症状緩和効果は変わらないことが多いです．しかし，酸素投与により患者の呼吸困難症状は軽減されることが多く，酸素投与は考慮してもよいと考えます．

③終末期患者においては SpO₂ 目標値を定めるよりも快適さを重視すべきです[20]．

④終末期患者においては病態を考慮したうえで NPPV の使用を検討してもよいでしょう[21, 22]．

引用文献

1) Cretikos MA, et al：Respiratory rate：the neglected vital sign. Med J Aust 188：657-659, 2008
2) Kilgannon JH, et al：Association between arterial hyperoxia following resuscitation from cardiac arrest and in-hospital mortality. JAMA 303：2165-2171, 2010
3) Bellomo R, et al：Arterial hyperoxia and in-hospital mortality after resuscitation from cardiac arrest. Crit Care15：R90, 2011
4) Kilgannon JH, et al：Relationship between supranormal oxygen tension and outcome after resuscitation from cardiac arrest. Circulation 123：2717-2722, 2011
5) Rincon F, et al：Association between hyperoxia and mortality after stroke：a multicenter cohort study. Crit Care Med 42：387-396, 2014
6) Ferguson LP, et al：Relationship between arterial partial oxygen pressure after resuscitation from cardiac arrest and mortality in children. Circulation 126：335-342, 2012
7) Wijesinghe M, et al：Routine use of oxygen in the treatment of myocardial infarction：systematic review. Heart 95：198-202, 2009
8) Cabello JB, et al：Oxygen therapy for acute myocardial infarction. Cochrane Database Syst Rev 8：CD007160, 2013

9) Kallet RH, et al：Hyperoxic Acute Lung Injury. Respir Care 58：123-141, 2013

10) Wagner PD, et al：Continuous distributions of ventilation-perfusion ratios in normal subjects breathing air and 100 per cent O2. J Clin Invest 54：54-68, 1974

11) Albert RK.：The role of ventilation-induced surfactant dysfunction and atelectasis in causing acute respiratory distress syndrome. Am J Respir Crit Care Med 185：702-708, 2012

12) Martin TR：Interactions between mechanical and biological processes in acute lung injury. Proc Am Thorac Soc 5：291-296, 2008

13) Gattinoni L, et al：Lung recruitment in patients with the acute respiratory distress syndrome. N Engl J Med 354：1775-1786, 2006

14) Suzuki S, et al：Current oxygen management in mechanically ventilated patients：a prospective observational cohort study. J Crit Care 28：647-654, 2013

15) de Graaff AE, et al：Clinicians' response to hyperoxia in ventilated patients in a Dutch ICU depends on the level of FiO2. Intensive Care Med 37：46-51, 2011

16) Suzuki S, et al：Conservative oxygen therapy in mechanically ventilated patients：a pilot before-and-after trial. Crit Care Med 42：1414-1422, 2014

17) Austin MA, et al：Effect of high flow oxygen on mortality in chronic obstructive pulmonary disease patients in prehospital setting：randomised controlled trial. BMJ 341：c5462, 2010

18) Plant PK, et al：One year period prevalence study of respiratory acidosis in acute exacerbations of COPD：implications for the provision of non-invasive ventilation and oxygen administration. Thorax 55：550-554, 2000

19) NHLB/WHO Workshop Report：Global Initiative for Chronic Obstructive Lung Disease. Global strategy for the diagnosis, management, and prevention of chronic obstructive lung disease. Updated 2006

20) Tiep B, et al：Oxygen for end-of-life lung cancer care：managing dyspnea and hypoxemia. Expert Rev Respir Med 7：479-490, 2013

21) Nava S, et al：Noninvasive ventilation and dyspnea in palliative medicine. Chest 129：1391-1392, 2016

22) Cuomo A, et al：Noninvasive mechanical ventilation as a palliative treatment of acute respiratory failure in patients with end-stage solid cancer. Palliat Med 18：602-610, 2004

（太田修司）

第Ⅴ章 ■ 外科・救急手技・ベッドサイド手技

2 挿管

基本的には，ビデオ喉頭鏡の使用を勧めます．マックグラス，エアウェイスコープなどといった器具が発売されています．スマートホンにアダプターを接続するだけでビデオ喉頭鏡になるデバイスも発売されています．

ビデオ喉頭鏡は，普段挿管をしていない医師でも，挿管の成功率が高まります[1]．また，挿管困難が予想される場合などにも，直視下に行う挿管よりも十分に広い視野を確保できるので同様に成功率が高まります[2]．

ビデオ喉頭鏡(図1)でも，直視下に行うマッキントッシュ型の喉頭鏡(図2)でも体位，挿管手技の基本は同じです．

1 体位

①sniffing position をとります．古典的にこの体位をとることが推奨されています．「物の匂いを嗅ぐ姿勢」ということです．物の匂いを嗅ごうとすると頸部が伸展し，後頭部を屈曲する姿勢をとるはずです．この姿勢をベッドで寝ている患者にとらせます．

②後頭部に枕を入れます．首の長さに合わせた高さに調整するほうがよいです．首が短い患者には低めのものを入れます(頭部の重みで沈まないものが望ましいです)．

③枕を挿入したら患者を真横から観察してください．特に肥満患者や挿管に困難が予想される場合は，外耳道と胸骨の高さが一致するように枕の高さを調整してください(肥満患者の場合，肩の下にも枕を入れ，ベッドの上半身をギャッジアップするなどの工夫が要ります．古典的な sniffing position よりも頭の位置が高くなるようにしてください)[3]．

2 挿管手技

①開口をさせます．右手でクロスフィンガーをして開口をさせます．親指で下顎を押し下げ開口させると同時に，人差し指で後頭部が後屈する姿勢をとります．うまくできない場合は自分のおなかで患者の頭部を押さえて頭部が後屈した状態をキープします．簡単にいうと，患者が天井を向いて開口している状態を作り出します(図3)．

②天井を向いて十分に開口していると，喉頭鏡のブレードを上から下に入れるだけです．右から左に向かってブレードを進めることを意識しなくても自然に舌が左方に圧排されます．

③ブレードの先端を喉頭蓋谷に進めます．ブレードの先端にだけ力が伝わるような感覚で喉頭鏡ごと持ち上げてください．腕を伸ばすようにしてもよいです．

④喉頭が展開され，声門がきちんと見えることを確認します．以降は，声門から視線を離してはいけません．介助者からチューブを受けとって挿管します(声門がきちんと見えていれば，挿管とは声門の間にチューブを置いてくる感覚です．チューブを無理矢理に挿入しようとしている場合は，多くの場合，展開が不十分なことが多いです)．

⑤気管チューブは，鉛筆を持つように持ってください．右方向から口腔内に侵入して，先端を声門に向かわせるように進めてください(正中から侵入させると，声門への視野がふさがれてしまうので，挿管が難しくなります)．

3 挿管後の確認

ビデオ喉頭鏡では，画面上で確実に気管内へチューブが挿入されたことを複数の眼で確認で

222　第Ⅴ章 ■ 外科・救急手技・ベッドサイド手技

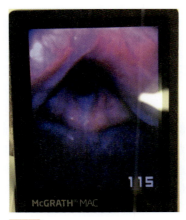

図1 ビデオ喉頭鏡

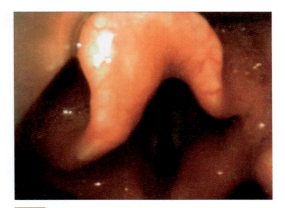

図2 マッキントッシュ型喉頭鏡

きるので，この点においてもビデオ喉頭鏡は有用です．挿入時のワンポイントとして，適切な位置にチューブをビデオ画面上で確認するコツを教えます．

成人の場合は，通常カフ付きの挿管チューブを使用します．そこで，画面上で，カフが声門を通過し，カフの後端が1〜2 cm通過した位置でチューブの挿入を止めます．この位置が大部分の場合で，適切な位置になりますので覚えておいてください．

チューブの気管内挿管後の確認は，基本的には，左右の中腋窩線のレベルで聴診してください．この位置で聴診すれば，対側の呼吸音を聴診することがないので，中腋窩線のレベルで聴診できれば，同側の肺が換気されていることが確認できます．

多くの部位で聴診ができれば，さらに確実ですが，最初に聴診すべき部位は，左の中腋窩線です．ここで，聴診できれば，多くの場合で片肺換気でないことを確認できます．

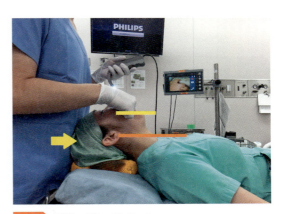

図3 挿管の際のポイント

術者が腹部で患者の頭部を後屈できるように保持し（⇨），患者を天井と水平になるように（━）開口させる．外耳孔と胸骨の高さ一致するように（━）枕を挿入する．可能なかぎりビデオ喉頭鏡を使用すること．

引用文献

1) Nouruzi-Sedeh P, et al：Laryngoscopy via Macintosh blade versus GlideScope：Success rate and time for endotracheal intubation in untrained medical personnel. Anesthesiology 110：32-37, 2009
2) Aziz MF1, et al：Comparative effectiveness of the C-MAC video laryngoscope versus direct laryngoscopy in the setting of the predicted difficult airway. Anesthesiology 116：629-636, 2012
3) El-Orbany M, et al：Review article：head and neck position for direct laryngoscopy. Anesth Analg 113：103-109, 2011

（鹿瀬陽一）

3 緊急気道確保：非侵襲的

非侵襲的な緊急気道確保と聞いて，皆さんはどのようなイメージを描くでしょうか．一口に緊急気道確保といいますが，その種類は非常に多岐にわたります（図1）．患者の自発呼吸がある場合は，triple airway maneuvers（開口＋下顎挙上＋頭部後屈）や経鼻エアウェイを挿入するだけでも気道を確保できますが，呼吸していない患者には陽圧換気が必要です．本項では図1の手技のうち，気管挿管・侵襲的気道確保以外の手技について解説します．

1 triple airway maneuvers（開口＋下顎挙上＋頭部後屈）

意識レベルが低下すると，上気道開大筋群の緊張が緩み上気道は閉塞しやすくなります．しかし自発呼吸があれば，本法で上気道閉塞を解除することで換気可能になります．図2のように口を開け，下顎を挙上し，頭部を後屈させます．ただし多発外傷や頸髄損傷が疑われる患者など，頸部を愛護的に扱う必要がある場合，頭部後屈は禁忌なので，開口と下顎挙上だけで気道確保を試みます．

2 経鼻エアウェイ

triple airway maneuvers によって気道が確保できない場合，エアウェイの挿入を考慮します．エアウェイには経口，経鼻の2種類があります．経口エアウェイは経鼻エアウェイに比べて咽頭への刺激が強いです．自発呼吸のある患者は咽頭反射も残っている場合が多いため，挿入の明らかな禁忌がなければ，嘔吐反射を誘発しやすい経口エアウェイよりも，経鼻エアウェ

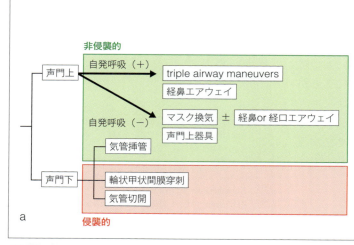 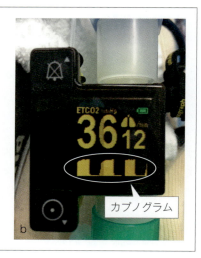

図1　緊急気道確保の種類(a)とカプノグラム(b)

非侵襲的気道確保（緑）から侵襲的気道確保（赤）への移行の判断基準は，以前は非侵襲的方法のいずれを用いても気道が確保できず SpO_2 が90％を下回った時点や徐脈になった時点などとされていた．しかしそれでは遅いとして2014年に出された日本麻酔科学会気道管理ガイドラインでは，非侵襲的方法のいずれを用いても換気が十分にできない場合（その客観的指標としてカプノグラムの使用を推奨：図b）に侵襲的方法に移行すべきとしている．

イを選択します．

● 手順

①経鼻エアウェイサイズの決定：鼻孔の大きさから決定する方法と鼻孔〜下顎角間距離を参考にする方法があります（図3a）．目安は成人男性：内径7.0 mm，女性：内径6.0 mm程度です．

②経鼻エアウェイに2%キシロカイン®ゼリーを塗布します．

③鼻孔より挿入します．この際，ベッド（水平面）にほぼ垂直の方向に進めるのがコツです（図3b）．抵抗がある場合，無理に挿入すると容易に鼻出血をきたします．エアウェイを少し引き抜き回転させながら愛護的に進める，あるいは対側の鼻孔からの挿入に変更します．それでもうまくいかない場合は小さいサイズに変更します．

④挿入後，エアウェイを通して呼吸音が聴こえることを確認します．カプノグラムをモニターできる状況では，CO_2サンプリングチューブを経鼻エアウェイのそばに置いて波形を観察しましょう．

3　マスク換気

自発呼吸が消失あるいは著しく抑制されている場合，陽圧換気が必要になります．第一選択は**マスク換気**です．上述のtriple airway maneuversにより上気道を開通させることが，適切なマスク換気のポイントです．

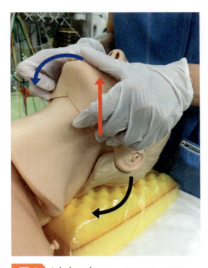

図2 triple airway maneuvers
開口（↓），下顎挙上（↑），頭部後屈（↓）．

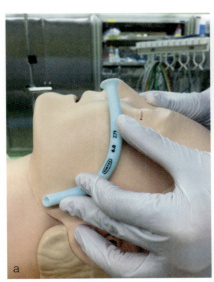 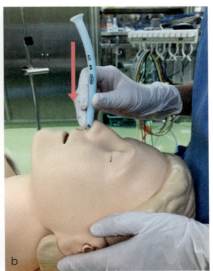

図3 経鼻エアウェイ
a：鼻孔から下顎の距離に合うサイズを選択する．b：水平面に対して垂直に挿入する．

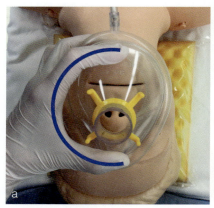
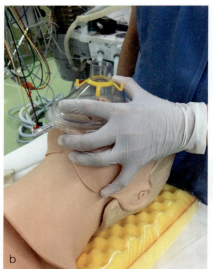

図4 マスク換気
母指と示指でCの字を作り(a)，中指と環指は添えるだけとする(b)．

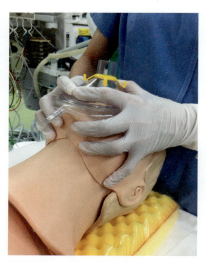

図5 マスク換気(2人法)
1人の施行者が両手でマスクを保持する．

● 手順

①ジャクソンリース回路もしくはバックバルブマスクを用意します．
②患者の頭側に立ち，小指を下顎角にかけ，下顎を挙上します．
③母指と示指でCの字を作るようにして，フェイスマスクを顔面に密着させます(図4a)．
④中指と環指を下顎に添えます(図4b)．
⑤バッグを押したときにエアリークが大きい場合は，フェイスマスクがより密着するように，マスクの保持方法を調整します．

下顎に添える中指と環指に力を入れ過ぎると軟部組織が圧迫されて上気道狭窄が助長されるため，力加減に注意が必要です．

上記の手順は施行者が1人でマスクを保持しバッグを押す「1人法」です．マスクを的確に密着させることが難しい時は「2人法」で行います．1人の施行者が両手でマスクを保持し，もう1人の施行者がバッグを押す方法です(図5)．

■ ちょっと詳しく―ジャクソンリース回路とバックバルブマスクの違い

両者はともに用手的陽圧換気をするためのものですが，その作動原理はまったく異なります．ジャクソンリース回路(図6a)は陽圧換気をするためには必ず酸素を必要とします．しかし，酸素をつなぎさえすれば，高濃度酸素を投与することが可能です．一方，バッグバルブマ

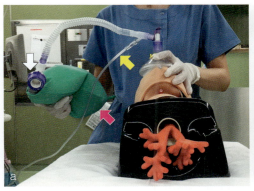 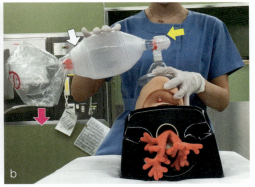

図6 ジャクソンリース回路とバッグバルブマスク

a：ジャクソンリース回路．酸素は必須である(⬆)．バルブで陽圧を調節する(⬇)．バッグの膨らみ＝肺の膨らみとなる(⬅)．
b：バッグバルブマスク．バッグは自己拡張機能を有している(⬇)．酸素およびリザーバーバッグをつなげば高濃度酸素を投与可能(⬆)．一方弁により呼気の再呼吸は起こらない(⬅)．

スク(図6b)は自己拡張機能を有しているため，酸素がなくても空気で陽圧換気することができます．しかし逆に，酸素をつないだとしても，リザーバーバックなどを併用しなければ高濃度酸素を投与することはできません．両者の違いを理解したうえでどちらが適している状況かをよく考えて使用しましょう．

4 経口エアウェイ

マスク換気が上手くいかない場合，次の選択肢は経口エアウェイ挿入です．

● 手順

①経口エアウェイサイズの決定：口唇から下顎角までの長さに一致するものを選択します(図7a)．
②開口し，エアウェイの大彎側が尾側になるように挿入します(図7b)．
③先端が咽頭後壁付近まで入ったところでエアウェイを180°回転させ根元まで挿入します(図7c)．このとき，経口エアウェイで舌根部を押し込まないように注意します．

5 声門上器具

上記のいずれの方法でも気道確保が困難な場合，直ちに気管挿管を試みる前に声門上器具(supraglottic airway device：SGA)挿入を検討します．アメリカ心臓協会(American Heart Association：ASA)の心肺蘇生ガイドライン2015においてもSGAは高度な気道確保器具の1つとして推奨されています．SGAには色々な種類があり，SGAを介した気管挿管の可否，胃管アクセスの有無により，表1のように分類されます．

ここでは胃管アクセスがあり，デバイス内を通して挿管可能なi-gelとAuraGainについて説明します．一見シンプルな器具ですが，SGAを適切に使用するには十分な経験が必要です．取り扱いに精通した指導者のいない状況で安易に選択すると危険ですので注意しましょう．

● 手順

①SGAサイズの決定：パッケージに推奨体重が記載されていますが，基本的に成人男性は#4，女性は#3を選びます．
②AuraGainではマスク部の後面に潤滑用ゼリー(KYゼリーなど)を塗布し，カフを脱気し

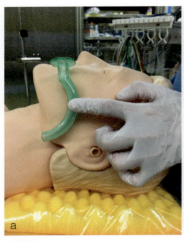 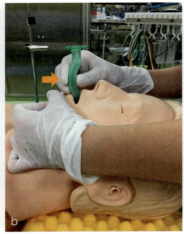 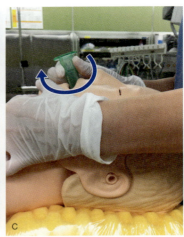

図7 経口エアウェイ
a：口唇から下顎の距離に合うサイズを選択する．
b：大弯側が尾側となる（→）．
c：先端が咽頭後壁付近まで入ったら180°回転させ根元まで挿入する．

表1 声門上器具の分類

		胃管アクセスなし		胃管アクセスあり
気管挿管できる	LMA Classic™		i-gel	
	air Q™		AuraGain™	
気管挿管できない	Solus		LMA ProSeal™	
			LMA Supreme™	

ておきます．i-gel はカフがないので脱気の手間は不要ですが，マスク部の後面だけでなく前面，側面にもゼリーを塗布します．いずれの場合もゼリーがマスク前面の開口部に付着しないように気をつけます．

③sniffing position（頸部前傾＋頭部後屈）をとります．

④チューブ近位端を持ち，硬口蓋を直視しながら硬口蓋に沿うように挿入します．

⑤留置後，AuraGain™ ではカフを膨らませます．まず最大注入量の1/2～1/3程度の空気を入れて，リークの有無，換気の状態を確認し

ます．追加する場合もカフ内圧が 60 cmH₂O を超えないようにします．

⑥リーク量が大きい場合，位置やカフ注入量を調整します．改善しない場合は 1 サイズ大きいものに変更します．

▶ **おわりに**

自発呼吸の有無で気道確保の方法は大きく変わります．患者の状態に応じて，適切な方法を選択することが重要です．

（木村斉弘，木山秀哉）

4 緊急気道確保：侵襲的

1 輪状甲状間膜穿刺・切開のコツ

A 適応

挿管および換気が困難もしくはそれに準ずる状態.

B 相対禁忌

12歳以下.

C 準備すべき機材

図1を参照.

- E入りキシロカイン®*
- 輪状甲状間膜穿刺キット（クイックトラックなど）*
- 10番または15番メス*
- 足ながモスキート2本，またはペアン2本
- 有鈎鑷子2本
- 吸引管
- 長鼻鏡
- 筋鈎
- ID5.0の挿管チューブ

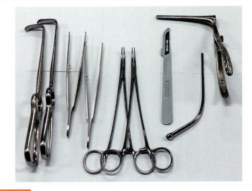

図1　準備すべき器材

＊は輪状甲状間膜穿刺キットを使用する場合の機材．ただ，輪状甲状間膜穿刺でうまく換気ができない場合は切開を行う必要があるので，上記すべての機材を準備できるように徹底しておく．

2 手順のステップ

A 輪状甲状間膜穿刺

右利きの方は患者の左側に立ちます．

STEP1
皮内・皮下の麻酔(0.5〜1cc程度)，7分ほど待つことが望ましいです(図2).

STEP2
輪状甲状間膜直上の皮膚を3cm程度横切開をします(図3).

STEP3
白線を確認して，縦切開をします(図4).

STEP4
輪状甲状間膜を確認して，やや頭側に向けて穿刺します(図5).

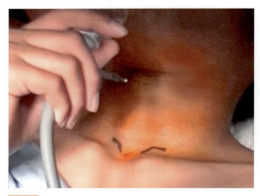

図2　皮内・皮下の麻酔

1 mLのシリンジに1％E入りキシロカイン®を入れ局所麻酔をしているところ．

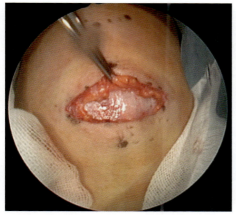

図3 輪状甲状間膜直上の皮膚の横切開

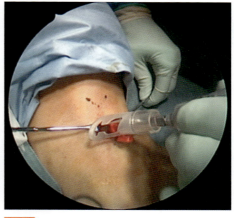

図5 穿刺

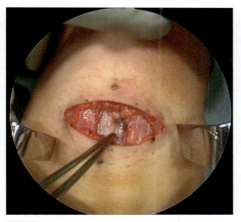

図4 縦切開

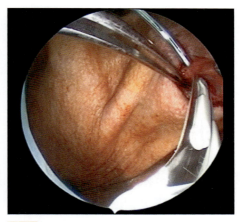

図6 靱帯の切開

B 輪状甲状間膜切開

右利きの方は患者の右側に立ちます．

STEP1
皮内・皮下の麻酔（0.5〜1cc程度），7分ほど待つことが望ましいです．

STEP2
輪状甲状間膜直上の皮膚を3cm程度横切開をします．

STEP3
白線を確認して，縦切開をします．

STEP4
輪状甲状間膜を確認して，10番または15番メスで靱帯を切開します（挿入したら抜かずに，その創部の中でしごくように）（図6）．

STEP5
利き手で足ながモスキート挿入し，気管孔を把持します（吸引管で血液が気管内に入らないようにする）（図7）．

4 緊急気道確保：侵襲的 231

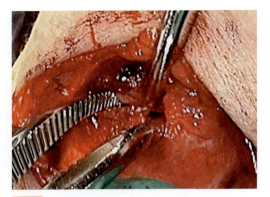

図7 気管孔の把持

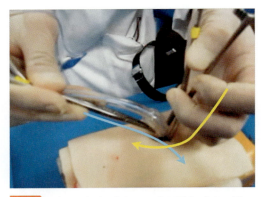

図9 ペアンおよびチューブの挿入イメージ

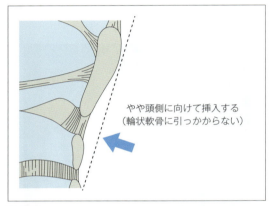

図8 デバイスおよびチューブの挿入角度イメージ

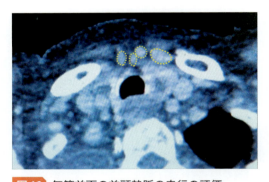

図10 気管前面の前頸静脈の走行の評価

STEP6
気管孔を把持しながら，モスキートを反対の手に持ち替えます．

STEP7
チューブを把持したモスキートを挿入します（やや頭側へ向ける）（図8, 9）．

STEP8
チューブが気管内に入ったことを確認して，モスキートを腹側へ寝かせて進めます．

3 手技のポイント

A 麻酔を打つ

換気の状況が許すのであれば，酸素化とともに，浸潤麻酔も7分ほど時間を置きます．

場所は，輪状甲状間膜直上の皮内と皮下でそれぞれ0.5 mL程度です．

膨隆ができるくらい多くの量を入れる人たちがいますが，そのような必要はありません．むしろ組織が分厚くなってしまい，手技がやりにくくなります．

B 皮膚切開を大きく（まずは皮膚を切る）

大きな出血をする原因の血管は脂肪組織に走っています（図10，また42頁，図2も参照）．

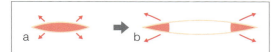

図11 皮膚は大きく切開する

切開が小さいと血があふれてくる（a）．一方で，切開を大きくすると血がわきに流れるようになる（b）．

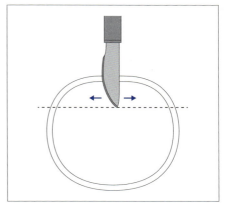

図12 輪状甲状間膜のレベルでの気管の断面図

深さを一定にしてメスを何度も動かしてしっかりと靭帯を切開する．

そのためまず大きく皮膚だけを切りましょう．慣れてない人は皮膚を小さく切る傾向がありますが，とても危険なことです．皮膚切開が小さいと創部から血が溢れ出てきてしまいますし，輪状甲状間膜の確認すらできません．

大きく皮膚を切る意味というのは，当然ですが指でしっかりと余裕を持って輪状甲状間膜の位置を確認できることと，もう1つ血液が流れる道を作るという意味もあります．大きく切ると側方に血が流れてくれるので，一番確認をしたい中心部分は比較的出血が少なくなります（図11）．

C 10番メスで輪状甲状間膜をしっかりと切る

皮膚を切ったら，前頸静脈に気をつけながら，必要あれば結紮して縦に広頸筋と胸骨舌骨筋を側方に避けます．輪状甲状間膜がしっかりと触知できる状態になったら，10番メスと吸引管を準備しましょう．

メスを入れるときに怖いことというのは，輪状軟骨を傷つけてしまうこと，気管の後壁を傷つけてしまうことです．先端の尖っている11番メスを使うと容易に気管後壁を傷つけてしまいます．ここは15番メスか10番メスがオススメです．個人的には15番メスは刃が小さいため，10番メスが最適だと思います．

このときに，輪状甲状間膜は比較的硬い組織ですので，しっかりと輪状甲状間膜にメスを1度で刺し，一定の深さでメス先を固定して，しごくようにメスを使うと膜がしっかりと切れます（図12）．

やってはいけないこととして，恐る恐るメスを使っていると，血液が気管内に流れ込むことによるむせこみが起こり，気管の確保がしっかりできていないにもかかわらず患者が暴れ始めます．非常に危険なので気をつけましょう．

D 穿刺する角度をやや頭側に向ける（図8）

多くの人がデバイスを挿入する角度を地面に垂直に向けてしまいます．

そうすると，デバイスの先端が輪状軟骨に当たってしまい，強い抵抗を感じたり，皮下に迷入してしまうことがあります．そのためやや頭側に向けてデバイスの挿入を心がけましょう．

E ペアンを挿入したときは，先端を開口部を入れすぎない

豚肉を使ったシミュレーションを行うと，ペアンで気管孔を保持しながら，もう1本のペアンで気管チューブを挿入するということが，1つの山場になっているようです．

このコツとしては，ペアンを挿入して1度気管内に入ったら，先端を気管内に入れすぎないこととなります．

そのまま先端を少し持ち上げるようにして，気管に引っ掛けながら，もう一方のペアンを

4 緊急気道確保：侵襲的 **233**

Xの形になるように挿入し，気管チューブが気管に入ったら，一気に腹側に寝かせて気管前壁を沿わせるようにチューブを挿入します（図9）．

（大村和弘）

第V章 ■ 外科・救急手技・ベッドサイド手技

5 気管カニューレの入れ替えのしかた

　研修医時代に必ず回る救急救命科・集中治療室で，必ずといっていいほど遭遇する気管カニューレの入れ替え．意外にしっかりと対応するのが難しい分野かもしれません．入れ替えをする際には，当然ですが入れ替えの時期，呼吸状態に合わせて気をつけることが多少変わりますが，基本的にはしっかりとした道具，人員を用意して，呼吸状態が悪い方でもよい方でも，最短時間でみるべきポイントを押さえて入れ替えをすることが必要になります．

　では準備するものを確認しましょう（図1）．

STEP0

　まず，何よりも事前の酸素化をしましょう．

- 筋鉤
- 吸引管（金属タイプ，ネラトンタイプ）
- 挿入されているカニューレと同径のもの
- 挿入されているカニューレより1サイズ小さいもの
- ペンライトまたはヘッドライトまたは無影灯
- 喉頭ファイバー
- 曇り止め
- 肩枕

これをすることで，もし仮に換気不全になった場合でも，多少の時間的猶予ができます．

STEP1

　気管内，カフ上の吸引をします．そのまま，道具の確認と役割分担の確認をしましょう．

　最低医師2人＋看護師1人が必要になります．STEP2以降の手技を誰がどのように行うのか，皆で共有します．

STEP2

　肩枕を入れて，頭部を後屈し，甲状軟骨を挙上させ，気管孔がしっかりと持ち上がっている状態にします（図2）．そして，バック換気や挿管管理がしやすいように，頭側のついたてを外し，ベッドの台をちょうどよい高さに上げておきましょう．

STEP3

　カニューレ抜去し，気管孔を筋鉤で保持します．このときに気管孔に肉芽ができていないか確認をしましょう．

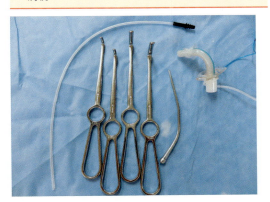

図1　事前に準備する道具
筋鉤の先端の幅は2種類用意しており，頭が太く皮膚から気管までの距離が長い患者のために鉤も長いものにしている．

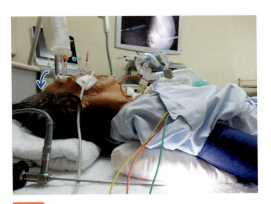

図2　処置前の体位
肩枕を入れて，頭部は後屈させて喉頭の挙上および下顎が処置の際に邪魔にならないようにする．

235

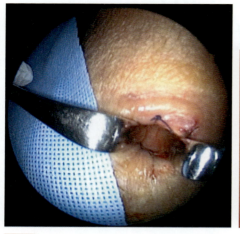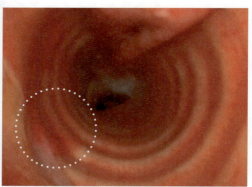

図3 喉頭ファイバーによる気管粘膜の確認
点線で囲まれている領域に，粘膜の発赤を認める．潰瘍化はしていない．

STEP4
喉頭ファイバーにて気管の内部を確認し，粘膜面に潰瘍ができていないかの評価をしましょう（図3）．

栄養状態や全身状態が悪い患者，カニューレの管理が悪い場合，カニューレのカフや先端が粘膜と過度に接触することにより，潰瘍ができてしまいます．

STEP5
カニューレの入れ替えをし，$EtCO_2$の波形を含めた種々の換気の確認をして終了とします．

（大村和弘）

第Ⅴ章 ■ 外科・救急手技・ベッドサイド手技

6 心肺蘇生法

心肺蘇生法(cardiopulmonary resuscitation：CPR)は医療者としての基本手技です．いざ目の前で心停止事例が発生したときには，常に適切な心肺蘇生法ができるように日頃から準備やトレーニングをしておく必要があります．

1 一次心肺蘇生法（BLS）(図1)

心停止事例が発生したときには，まずは一次心肺蘇生法(basic life support：BLS)から開始します．胸骨圧迫から開始して，可能であれば人工呼吸も行います．もし人工呼吸が行えない場合には，胸骨圧迫のみを行っても構いません．

また近年，多くの自動体外式除細動器(automated external defibrillator：AED)が駅や公共施設や学校にも配備され，院内にもAEDが配備されている病院も多く，いざというときには適切に早期除細動を行うことが医療者に求められています．

Point1 呼吸と脈の有無に迷ったならばただちに胸骨圧迫を開始

呼吸と脈の確認において，呼吸があるかないか，脈があるかないか，迷った(わからない)ならば，ただちに胸骨圧迫を開始してください．特に呼吸は，普通の呼吸ではない「死戦期呼吸」に惑わされることもあり，「呼吸の有無に迷った(わからない)ならばただちに胸骨圧迫を開始」とするべきです．

Point2 質の高い胸骨圧迫が重要

すべての救助者は，良質な胸骨圧迫を行うべきです．質の高い胸骨圧迫とは，以下のようなポイントがあります．

・約5cmの深さ(6cmを超えない深さ)で(強く)．
・1分間あたり100〜120回の速さで(早く)．

・胸骨圧迫の中断を最小に(絶え間なく)．
・胸骨圧迫の解除は完全にして，胸壁を元に戻す(フルリコイル)．
・蘇生全体における胸骨圧迫の占める割合(chest compression fraction：CCF)を最低60%以上，可能であれば80%以上に．

Point3 早期除細動

除細動(電気ショック)が1分遅れるごとに7〜10%救命率が低下します．一分一秒でも早期の除細動が重要です．普段からAEDやマニュアル除細動器の使用ができるようにトレーニングを受け，いざというときには早期に適切な除細動を行うことが必要になります．

A 一次心肺蘇生法の手順

❶ 反応の確認と緊急通報

周囲の安全を確認して，安全であれば傷病者に近づきます．傷病者の肩を軽く叩きながら大声で呼びかけます．何らかの応答や仕草がなければ「反応なし」とみなし，大声で叫んで応援を呼んでください．救急通報(119番または院内緊急コール)とAED(またはマニュアル除細動器)を依頼します．

❷ 心停止の判断

呼吸と脈拍有無を確認します．医療従事者や救急隊員などは，頭部後屈顎先挙上などの気道確保を行ったうえで，胸と腹部の動きを5〜10秒未満で確認，また同時に頸動脈の脈拍を確認します．

呼吸と脈がなければ，また死戦期呼吸などの正常な呼吸でなければ，さらに呼吸の有無がわからない(迷う)場合も，ただちにCPRを開始します．

❸ CPR（胸骨圧迫と人工呼吸）の開始

CPRを行ううえで大切なのは，質の高い胸

237

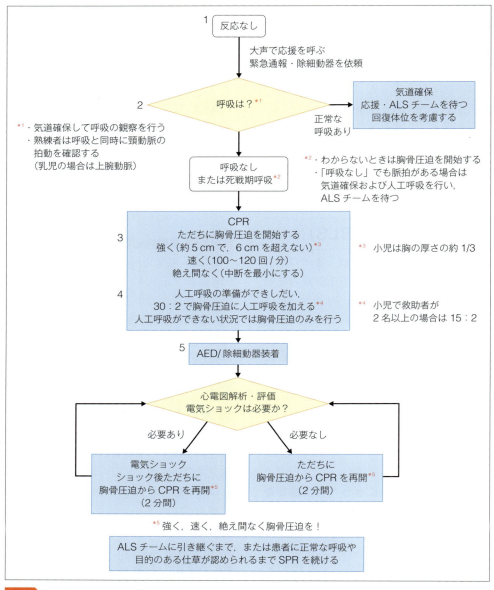

図1 医療者用の一次心肺蘇生法のアルゴリズム

ALS：二次救命処置，CPR：心肺蘇生，AED：自動体外式除細動器
〔日本蘇生協議会（監）：JRC蘇生ガイドライン2015．p49，医学書院，2015より転載〕

骨圧迫を行うことです．質の高い胸骨圧迫とは，前述のポイントの通りです．手掌基部を胸骨の下半分に置き，強く早く絶え間ない胸骨圧迫を開始します．複数の救助者がいる場合は，救助者が互いに注意しあって，胸骨圧迫の部位や深さやテンポが適切に維持されていることを確認しましょう．

疲労による胸骨圧迫の質の低下を最小とするために，救助者が複数いる場合には，2分ごとを目安に胸骨圧迫の役割を交代します．交代に要する時間は最小にしてください．

救助者が人工呼吸をできる場合は，胸骨圧迫

と人工呼吸を30：2の比で行います．頭部後屈顎先挙上などの気道確保を行ったうえで，感染防護具（フェイスシールドやポケットマスク）を使用した人工呼吸を行います（院内の場合，もし可能であればバックバルブマスクをAEDと一緒に配備しておき，いざというときには使用することが望ましい）．1回換気量の目安は人工呼吸によって傷病者の胸の上がりを確認できる程度し，約1秒かけて行います．過換気は避けてください．

前述のポイントの通り，CPR中の胸骨圧迫の中断時間は最小限にするべきです．やむなく胸骨圧迫を中断するのは，人工呼吸を行うとき，心電図モニターや脈拍を評価するとき，電気ショックを実施するとき，の3つだけです．これらのときでも中断時間は最小限にするべきです．

❹ AEDの使用

AEDが到着したらすみやかに使用してください．最初に電源を入れ（電源ボタンを押すタイプと蓋を開けると自動的に電源が入るタイプがあります），あとはAEDの音声メッセージに従って操作します．パッドは，右前胸部（鎖骨下）と左側胸部（左腋窩から5〜8cm下）に貼付してください．救助者が2名以上いて可能であれば，パッドを貼付する間も胸骨圧迫を続けましょう．AEDの音声メッセージにしたがって胸骨圧迫を中断して解析を行います．除細動（電気ショック）の適応の場合には，誰も傷病者に触れていないことを必ず確認したうえで，点滅している除細動ボタンを押し除細動を行います．除細動後は，脈の確認を行うことなく，直ちに胸骨圧迫から再開します．

AEDは2分ごとのECG解析が行われるので，音声ガイドに従って必要なら除細動を行います．除細動後は直ちに胸骨圧迫からCPRを再開します．

最近のAEDには小児用モード（や小児用パッド）があります．日本におけるAED使用における小児の基準は未就学児（幼稚園以下）なの

で，小学生以上は成人用モードで構いません．もし小児用モードがない場合には，小児に対して成人用モードを使用して構いません．

❺ 一次救命処置の継続

モニター心電図を利用できない状況下では，明らかに自己心拍再開と判断できる反応（呼びかけへの応答，普段どおりの呼吸や目的のある仕草）が出現しない限り，胸骨圧迫を中断してはいけません．モニター心電図を利用できる状況下に限っては，2分ごとの心電図解析のタイミングで脈拍の有無を確認します（ただしこの場合も脈拍の有無の確認のために胸骨圧迫が中断する時間は10秒未満とすべきです）．

◾ 補足：胸骨圧迫のみのCPR

目の前で心停止が目撃された場合には，胸骨圧迫のみのCPRを行っても構いません．また心停止が目撃されていない場合でも，気道確保や人工呼吸の技術または意思をもたない場合には，胸骨圧迫のみのCPRでも構いません（ただし小児の心停止では，心停止の原因が呼吸原性である可能性が高く，人工呼吸を組み合わせたCPRを行うことが望ましい）．

2 4つの心停止波形

一次心肺蘇生法を開始するような心停止の状況では，以下の4つの心停止波形が想定されます．逆にいうと心停止であればこの4つの波形以外にはありえないということです．どの波形であってもただちに一次心肺蘇生法で行っていた絶え間ない胸骨圧迫を開始（再開）します．

❶ 心室細動（ventricular fibrillation：VF）
（図2）

・除細動の適応あり．

・正常な形をしたQRSが認められません．リズムは不規則．心臓が小刻みにふるえている状態．一刻も早い電気的除細動が必要であり，挿管や点滴確保や薬剤投与などよりも，除細動が優先されます．

6　心肺蘇生法　239

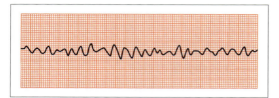

図2 心室細動

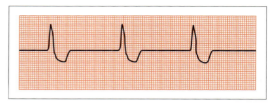

図4 無脈性電気活動

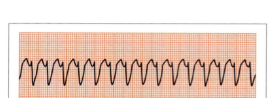

図3 無脈性心室頻拍

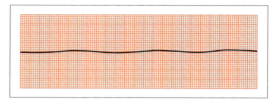

図5 心静止

❷ 無脈性心室頻拍（pulseless ventricular tachycardia(VT)）（図3）

- 除細動の適応あり．
- リズムは規則的ですが，QRS幅は広いです．この波形そのものは心室頻拍(VT)ですが，頸動脈を触知できなければ無脈性心室頻拍と呼び，心停止の状態です．心室細動と同様に直ちに除細動が必要です．

❸ 無脈性電気活動（pulseless electrical activity：PEA）（図4）

- 除細動の適応はない
- 心電図上は何らかの波形が認められるものの，頸動脈を全く触知できないもの（ただしVFとpulseless VTを除く）．心臓に電気的に活動はあるものの全く収縮していないか，わずかに収縮しているだけで心拍出量は得られていない状態．心拍が遅い（徐拍）場合と早い（頻拍）場合があります．

❹ 心静止（asystole）（図5）

- 除細動の適応はない
- いわゆるフラット．心静止を疑ったら真の心静止かどうかを確認する必要があります．絶え間ない胸骨圧迫を行いながら，モニターの電源やリード線の確認（はずれていないか）を行い，不適切な誘導（パドルモードなどの波形確認ができない誘導）でないか，感度が低すぎ（×1/4 など）ないか，を確認します．

3 二次心肺蘇生法（ALS）（図6）

一次心肺蘇生法に続き，蘇生器具を使用したより高度な二次心肺蘇生法（advanced life support：ALS）を行います．必要に応じて，静脈路の確保，薬剤の投与，気道の確保（必要があれば気管挿管）などを行います．またAEDによる除細動では解析や充電に時間がかかるため，マニュアル除細動器が使用できる場合には，より胸骨圧迫の中断時間が短いマニュアル除細動器を使用します．

Point1 2分ごとの心電図リズム解析はBLSと同様

BLSでもAED使用時も2分ごとに胸骨圧迫を中断しての心電図リズム解析を行いますが，マニュアル除細動器を使用したALSでも同様です．ただしマニュアル除細動器では，救助者が心電図のリズム解析を行うため，解析に要する時間は数秒であり解析後にはただちに胸骨圧迫を再開することができます．さらにその後の除細動器の充電中も胸骨圧迫を継続することが

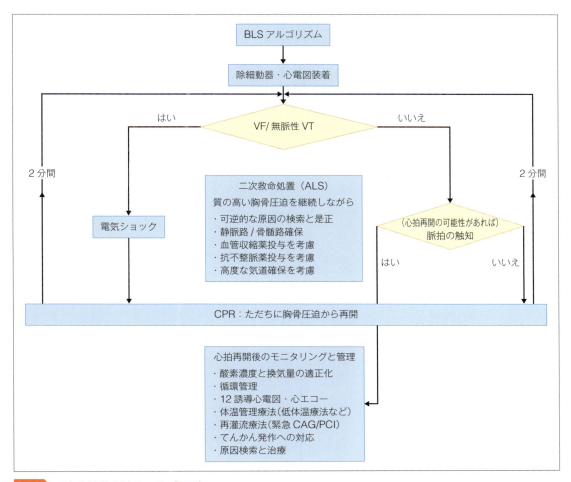

図6 二次心肺蘇生法のアルゴリズム

〔日本蘇生協議会（監）：JRC 蘇生ガイドライン 2015．p48．医学書院．2015 より転載〕

できるため，より中断時間が短い CPR を行うことが可能です．

Point2 「心室細動や無脈性心室頻拍」の場合には

すべての救助者は，良質な胸骨圧迫を行うべきであるのは BLS と同様ですが，心室細動や無脈性心室頻拍の場合には除細動が最も重要になります．また血管収縮薬であるアドレナリン（初回 1 mg 静脈内投与，その後も継続して 1 mg 静脈内投与）の投与を 3〜5 分ごとに行います．さらに抗不整脈薬であるアミオダロン（初回 300 mg 静脈内投与，2 回目は 150 mg 静脈内投与，その後は持続静注）も考慮します．

Point3 「無脈性電気活動や心静止」の場合には

すべての救助者は，良質な胸骨圧迫を行うべきであるのは同様ですが，無脈性電気活動や心静止の場合には原因検索と原因治療が最も重要になります．また血管収縮薬であるアドレナリン（初回 1 mg 静脈内投与，その後も継続して 1 mg 静脈内投与）の投与を 3〜5 分ごとに行います．

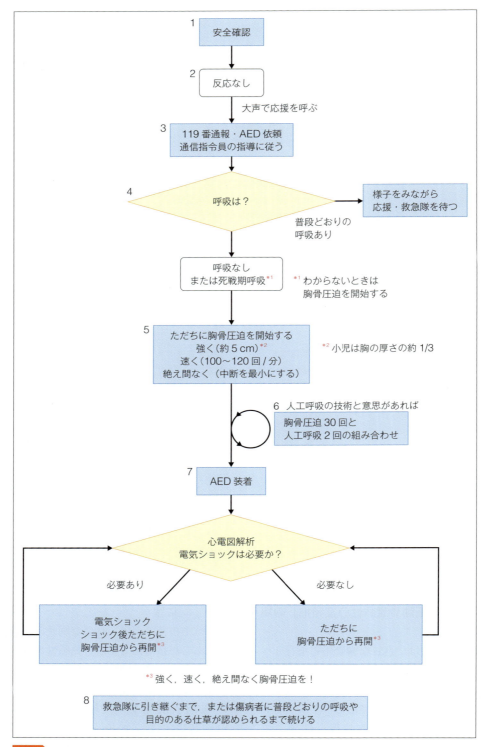

図7 一般市民の一次心肺蘇生法のアルゴリズム

〔日本蘇生協議会（監）：JRC 蘇生ガイドライン 2015．p18，医学書院，2015 より転載〕

A 二次心肺蘇生法の手順

❶「心室細動(無脈性心室頻拍)」の場合

BLSの初回の除細動後は,二次心肺蘇生法に移行します.2分後のリズムチェック後に2回目の除細動を行う前後で血管収縮薬であるアドレナリン(初回1 mg)を投与,さらに2分後のリズムチェック後に3回目の除細動を行う前後で抗不整脈薬であるアミオダロン(初回300 mg)静脈内投与も考慮します(薬剤投与による神経学的予後改善のエビデンスは乏しいものの,自己心拍再開のエビデンスはあります).

❷「無脈性電気活動や心静止」の場合

BLS後は,二次心肺蘇生法に移行します.リズムチェック後に無脈性電気活動や心静止を確認した直後に,ただちにアドレナリン(初回1 mg)投与を行います.

❸ 自己心拍再開後の治療

自己心拍再開後は,集約的な集中治療を行います.

A) 気道管理(Airway):必要があれば,気管挿管を行い呼気終末二酸化炭素濃度($EtCO_2$)を35〜40 mmHgに管理します.必要に応じて人工呼吸器管理を行います.

B) 呼吸管理(Breathing):酸素投与やSpO_2が94%以上を維持できる最小限の投与量とします(SpO_2が100%を常に維持されるような状況は避ける).

C) 循環管理(Circulation):血圧は収縮期血圧が90 mmHgを維持できるように補液を行います.補液で血圧が維持できない場合には,昇圧薬の投与を考慮します.また12誘導心電図を行い,心停止の原因に急性冠症候群の関与がないかを確認して,もし関与がある場合(関与が疑われる場合)には緊急心臓カテーテル検査治療を行います.

D) 中枢神経管理および鑑別診断(Dysfunction of CNS, Disability, Differential Diagnosis):患者が指示に従わない場合には中枢神経の障害を疑い,体温管理療法を考慮します.また心停止になった原因の検索と治療を引き続き行い,再度心停止に陥るのを防ぎます.

4 一般市民(市民救助者)の一次心肺蘇生法(図7)

一般市民に一次心肺蘇生法を指導する場合,医療従事者が行う場合と以下の点が異なります.

一般市民に対しては反応の有無や呼吸の有無について迷った場合も,119番通報して通信司令員の指示に従ってもらいます.119番通報をした救助者は,通信司令員から心停止の判断や一次心肺蘇生法について口頭指導を受けることができます(市民救助者が,反応の有無や呼吸の有無や正常の呼吸の有無を確認するのにはハードルがあります.または死戦期呼吸を判断することも難しい可能性が高いので,わからなければ胸骨圧迫から開始してもらいます).

市民救助者が呼吸の有無を確認するときには気道確保を行う必要はありません.その代わりに胸と腹部の動きの観察に集中します(一般市民でも熟練救助者は患者の呼吸を確認しながら,同時に頸動脈の脈拍を確認してもよいですが,難しければ気道確保は行わずにそのまま胸と腹部の動きで呼吸の有無を確認します.また確認には10秒以上かけないようにします.呼吸がないと判断した場合,もしくはわからない場合には,ただちに胸骨圧迫からCPRを開始します).

市民救助者は感染防護具を持たないことが多く,また人工呼吸を躊躇することも多ので,もし人工呼吸の技術または意思をもたない場合には,胸骨圧迫のみのCPRでも構いません(ただし小児の心停止や成人でも溺水など心停止の原因が呼吸原性である可能性が高い場合には,人工呼吸を組み合わせたCPRを行うことが望ましいです).

(武田 聡)

7 カテコラミンの使いかた

第Ⅴ章 ■ 外科・救急手技・ベッドサイド手技

カテコラミンはカテコールアミンとも呼ばれるホルモンで，交感神経受容体のアゴニストです．内因性カテコラミンのドパミン，ノルアドレナリン，アドレナリンと，合成カテコラミンであるドブタミンとイソプロテレノールに大別されます．ドパミン受容体やアドレナリン受容体サブクラスが含まれるカテコラミン受容体と結合し，作用は大きく α と β に分けられますが詳細は成書に譲ります．

本項ではカテコラミン点滴製剤を使用する代表的な場面において，ガイドラインが推奨する成人と小児の投与量とそれらの使い分けにポイントを絞り概説します．

1 心停止

小児では 2.「徐脈性不整脈」も参照．

成人と小児では濃度が違うことに注意しましょう！

成人：0.1% アドレナリン 1 mg を静脈路もしくは骨髄路から 3〜5 分間隔で投与[1]
小児：0.01% アドレナリン 0.01 mg/kg（最大量 1 mg）を骨髄路もしくは静脈路から 3〜5 分間隔で投与[2]

心停止中の血管収縮薬の使用に関してはいまだ議論の余地があるところですが，成人では低いエビデンスで，小児では根拠に乏しいとしながらも，アドレナリンが推奨されています[1, 2]．

アドレナリンの投与により成人，小児ともに短期的転帰（生存入院率や自己心拍再開）の改善は認めますが，長期的転帰（生存退院率や神経学的転帰）改善の根拠は乏しく，上記標準用量での投与が推奨されます．投与のタイミングはショック非適応リズムでは可能な限り速やかな投与を推奨しています．ショック適応リズムでは，電気ショックとの関係において推奨や提案をするほどのエビデンスは十分でないとしていますが，二次救命処置における心停止蘇生アルゴリズムにおいては，成人，小児ともに 2 回目の電気ショック後の投与を指示しています．

2 徐脈性不整脈

小児では 1.「心停止」も参照．

成人：アトロピン不応性の症候性徐脈に対してアドレナリン 2〜10 µg/ 分またはドパミン 2〜10 µg/kg/ 分を持続投与[3]
小児：0.01% アドレナリン 0.01 mg/kg を骨髄路または静脈路で投与[2]
成人・小児：イソプロテレノール 0.01〜0.03 µg/kg/分の持続点滴[4, 5]

徐脈とは心拍数異常の 1 つで，成人では 60 回/分未満，小児では患者年齢の正常心拍数より遅い心拍数と定義され，小児の徐脈性不整脈は心停止直前に最もよく認められる心リズムです．循環不良の徴候を認め，酸素投与と換気を行っても心拍数が 60 回/分未満の小児症例は胸骨圧迫開始の適応となり，アドレナリンが第一選択の薬剤となります[2]．

成人の症候性徐脈，小児の迷走神経緊張の亢進や一次性房室ブロックに由来する徐脈では，アトロピンがまず選択されます．アトロピン不応性の徐脈性不整脈に対して JRC 蘇生ガイドライン 2015 ではアドレナリンまたはドパミンが，日本循環器学会の不整脈薬物治療に関するガイドラインではイソプロテレノールが推奨されています．イソプロテレノールは小児でも，緊急時やペースメーカ植え込みまでの橋渡しと

して投与されます[5].

3 ショック

ショックにおいて，必ずしも「血圧＝灌流」ではありませんが，臓器・組織への血流を確保できる最低限の血圧維持と，酸素供給の改善が治療目標となります．体血管抵抗の低下に起因する血液分布異常性ショック，心拍出量の低下に起因する心原性ショックと循環血液量減少性ショックのいずれも，初期治療の酸素と輸液で臓器・組織灌流を回復できないときにカテコラミンの併用が必要となります．ただし，現時点では生命予後などの臨床的に重要なアウトカムをエンドポイントとした研究は少なく，ショックに対してカテコラミンの種類，適切な投与のタイミング，適切な投与量に関する十分な情報は得られていません[6].

A 血液分布異常性ショック

❶ アナフィラキシーショック[7]
0.1% アドレナリン 0.01 mg/kg（最大量：成人 0.5 mg，小児 0.3 mg）を大腿部中央の前外側に筋注し，必要に応じて 5〜15 分ごとに再投与

アナフィラキシーの重症度評価でグレード 3（重症）の致死的症状（心停止，嗄声，呼吸困難，低血圧，意識消失など）を認めると，薬物 5 分，ハチ 15 分，食物 30 分程度で呼吸停止または心停止に至ると報告されているので，迅速な処置が必須となります．β遮断薬を投与されている患者ではアドレナリンに十分な反応を示さず，グルカゴンやアトロピンの投与が必要となる場合があります．

アドレナリン自己注射薬（エピペン®）は処方される規格が体重で異なり，体重 30 kg 以上の小児や成人には 0.3 mg，体重 15 kg 以上 30 kg 未満の小児には 0.15 mg が処方されます．体重 15 kg 未満の小児に使用できる製剤は用意されていません．エピペン®での症状改善の有効性は 82.2% と評価されています．

❷ 敗血症性ショック
成人：ノルアドレナリン 0.05〜μg /kg/分で持続投与を開始[8]
小児：warm shock（末梢血管拡張）ではノルアドレナリン 0.03〜1.5 μg /kg/分を，cold shock（心収縮不良）ではアドレナリン 0.03〜1.5 μg/kg/分を持続投与する[9]

初期輸液療法に反応しない成人の敗血症性ショックに対する第一選択薬はノルアドレナリンが強く推奨されています（1B）．致死的不整脈（頻脈など）などに注意を要するもののドパミンに比較して有意に低率であったことによるものです[10].

小児ではエキスパートコンセンサスながらも，第一選択薬はアドレナリンとされますが，心拍出量が多く末梢血管が拡張している症例では成人と同様に，ノルアドレナリンを第一選択薬として考慮してもよいとされています．ドパミンに比較してアドレナリンの死亡率が低かったとの報告があります[11].

十分な輸液とノルアドレナリン投与でも循環動態の維持が困難な敗血症性ショックでは，血管拡張に伴う相対的循環血液量減少性ショックや敗血症性心筋障害に伴う心機能低下（心原性ショック）の合併を考え，成人ではアドレナリン，バソプレシン，ドブタミンなどの追加投与がエキスパートコンセンサスとして弱く推奨されています[10].一方小児では，バソプレシンは死亡率上昇の可能性があるので使用しません．病態に応じてドブタミンを使用します[11].

B 心原性ショック（成人[12]・小児[13, 14]）

ノルアドレナリン　成人：0.03〜0.3 μg/kg/分
ドパミン　成人：0.5〜20 μg/kg/分
　　　　　小児：1〜5 μg/kg/分で開始，最高 20 μg/kg/分（クラスⅡ，レベル C）
ドブタミン　成人：0.5〜20 μg/kg/分
　　　　　　小児：2〜5 μg/kg/分で開始，最高 20 μg/kg/分（クラスⅠ，レベル C）

アドレナリン　小児：0.1～1.0 μg/kg/ 分（クラスⅡ，レベルC）

　成人の心原性ショックでカテコラミンの投与はクラスⅠ，レベルCでの推奨となっていますが，長期使用により予後が改善するエビデンスはありません．

　急性心不全治療ガイドライン（2011 年改訂版）では，収縮期血圧 90 mmHg 未満の心原性ショックに対する初期投与薬としてドパミンが記載されています．しかし，SOAP Ⅱ試験[15]での心原性ショックのサブグループ解析は，ドパミンに比較しノルアドレナリンは死亡率が低く，不整脈などの副作用が少ない結果でした．また ROSE 試験[16]や ANZYCS-CTG[17]の結果からは低用量ドパミンの持続投与による腎保護作用は示されませんでした．

　以上の考察からは，現在ドパミンを積極的に使用する根拠は乏しく，収縮期血圧が 90 mmHg 未満の心原性ショックの患者では，ノルアドレナリンまたはドパミンを第一選択とします．

　低心拍出量を認める際はドブタミンが第一選択薬となりますが，昇圧効果は弱いのでノルアドレナリンやドパミンとの併用が必要となります．

　一方，小児の心原性ショックではカテコラミンの投与が予後を改善するか未だ不明なので，不整脈の誘発などによる予後の悪化が懸念されます．ノルアドレナリンはアドレナリンより昇圧作用が強いものの，その使用による血圧維持が予後改善に有用と証明した研究はありません[14]．

C　出血性ショック（循環血液量減少性ショック）

　外傷性ショックの 80％ は出血性ショックです．原則として，出血性ショックにカテコラミン使用は禁忌であり[18]，血管収縮薬（ノルアドレナリン）の早期使用は循環血液量の程度にかかわらず死亡率を悪化させる可能性があると報

告されています．ショックが遷延し，輸液・輸血では対処しきれない状況や，心停止が切迫する極限の状況での投与はやむを得ないと考えられています[19]．

4　鼻出血[20, 21]

　0.1％ アドレナリンを生理食塩水で 5 倍に希釈した 5,000 倍エピネフリン液（名称に注意！）を 4％ キシロカイン® と等量に混合した溶液に，ガーゼもしくは綿球を浸して余分な液を絞ったあとに鼻腔内に挿入

　鼻出血とは，鼻腔あるいは副鼻腔粘膜からの出血で，出血点の 8 割以上はキーゼルバッハ部位からの出血です．同部のピンチング（鼻翼をつまみ鼻中隔を圧迫）と上記止血薬の使用により効果的に止血が得られます．

　現在のところ，本邦においては鼻出血の診療ガイドラインは存在しません．

引用文献
1) 日本蘇生協議会（監）：JRC 蘇生ガイドライン 2015．第 2 章 成人の二次救命処置．pp70-75，医学書院，2016
2) 同上．第 3 章 小児の蘇生．p192
3) 同上．第 2 章 成人の二次救命処置．pp92-93
4) 日本循環器学会：不整脈薬物治療に関するガイドライン（2009 年改訂版）．pp35-37
5) 小児循環器学会「小児不整脈の診断・治療に関する検討委員会」：小児不整脈の診断・治療ガイドライン．pp26-29
6) 讃井將満（編）：臨床に直結する集中治療のエビデンス．pp142-148，文光堂，2013
7) 日本アレルギー学会（監）：アナフィラキシーガイドライン．pp11-21，メディカルレビュー社，2014
8) 日本集中治療学会 Sepsis Registry 委員会：日本版敗血症診療ガイドライン．pp39-47，2013
9) 遠藤文夫（総編集）：最新ガイドライン準拠　小児科診断・治療指針，改訂第 2 版．pp269-272，中山書店，2017
10) 西田修，他：日本版敗血症診療ガイドライン 2016（J-SSCG2016）．日本救急医学会雑誌：S69-96，2017
11) 同上，S206-208
12) 日本循環器学会：急性心不全治療ガイドライン（2011 年改訂版）．pp29-35
13) 日本循環器学会：小児期心疾患における薬物療法ガイドライン．pp123-129
14) 同上，pp209-214
15) De Backer D,et al：Comparison of dopamine and

norepinephrine in the treatment of shock. N Eng J Med 362：779-789, 2010

16）Chen HH, et al：Low-dose dopamine or Low-dose nesiritide in acute heart failure with renal dysfunction:the ROSE acute failure randomized trial. JAMA310：2533-2543, 2013

17）Bellomo R, et al：Low-dose dopamine in patients with early renal dysfunction:a placebo-controlled randomized trial. Australian and New Zealand Intensive Care Society（ANZICS）Clinical Trials Group. Lancet 356：2139-2143, 2000

18）日本外傷学会・日本救急医学会（監）：改訂第5版外傷初期診療ガイドライン　JATEC. pp164-166, へるす出版, 2016

19）日本外傷学会（監）：外傷専門診療ガイドライン JETEC. pp287-293, へるす出版, 2014

20）門脇孝, 他（監）：日常診療に活かす　診療ガイドライン UP-TO-DATE 2016-2017. pp753-758, メディカルレビュー社, 2016

21）近藤健二：耳鼻咽喉科的マイナーエマージェンシー　鼻出血. Medical Practice 31 臨時増刊号：pp194-196, 2014

（佐藤浩之）

8 局所麻酔のしかた

　日常診療において局所麻酔（局所浸潤麻酔や表面麻酔など）は行う頻度の高い手技です．局所麻酔を安全かつ適切に行うには，まず使用する薬剤の特性を理解することが重要であり，ここでは局所麻酔薬の基礎的知識および代表的な局所麻酔法について解説します．

　また，超音波ガイド法の普及に伴い，近年，末梢神経ブロックを用いる機会が増えてきているので，代表的な末梢神経ブロック法もあわせて紹介します．

1 局所麻酔薬に関する基礎的知識

A 局所麻酔薬の作用機序

　局所麻酔薬の作用は，活動電位の発生と伝達を担っている細胞膜に存在する電位依存性Na^+チャンネルの開口をブロックし，活動電位の伝導を遮断することで発揮されます．

B 局所麻酔薬の種類と特徴

❶ 種類

　局所麻酔薬の構造はほぼすべて共通しており，脂溶性の芳香族残基と水溶性のアミノ基，その間が中間鎖でつながれた構造から形成されています．

　中間鎖はアミド結合あるいはエステル結合しており，局所麻酔薬はこの結合様式でアミド型とエステル型に分類されます（図1）．

❷ 特徴（表1）

【作用順序】
　細い神経から順に麻酔されていきます．血管運動神経→温覚→痛覚→触覚→深部圧覚→運動機能の順で効きます．術中に深部圧覚が残ることもあります．

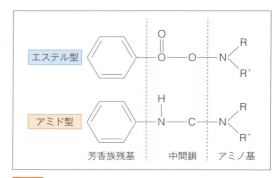

図1 局所麻酔薬の構造

【エステル型】…コカイン，プロカイン（ノボカイン®），クロロプロカイン，テトラカイン（テトカイン®），ベンゾカインなど．
【アミド型】…リドカイン（キシロカイン®），メピバカイン（カルボカイン®），ジブカイン（ペルカミン®），ブピバカイン（マーカイン®），ロピバカイン（アナペイン®），レボブピバカイン（ポプスカイン®）など．
　現在使用されている局所麻酔薬の多くはアミド型に属する．

【作用時間】
　作用時間の長いものはブピバカイン，短いものはコカイン・プロカインで，中間はリドカインとメピバカインなどです．

【分解】
・エステル型：血漿中コリンエステラーゼで速やかに加水分解されます．
・アミド型：肝臓でゆっくり分解されます．

【アレルギー反応】
・エステル型：加水分解の代謝産物であるパラアミノ安息香酸の抗原性により，アレルギー反応を起こすことがあります．
・アミド型：アレルギー反応がほとんど起きません．以前はバイアル製剤の抗菌薬添加物（メチルパラベン）によるアレルギー反応が起きていましたが，アンプル化でそれも減少しました．

表1 局所麻酔薬の特徴

	エステル型			アミド型			
一般名	コカイン	プロカイン	テトラカイン	ジブカイン	リドカイン	ブピバカイン	メピバカイン
商品名	コカイン	ノボカイン	テトカイン	ペルカミン	キシロカイン	マーカイン	カルボカイン
相対力価	2	1	10	15	2	8	2
相対毒性	4	1	8	12	2.5	8	0.3
作用発現	1分	2〜5分	5〜10分	10分	2〜3分	3〜5分	2〜5分
作用時間	1時間	0.5〜1時間	2〜3時間	2.5〜3時間	1〜3時間	3〜5時間	2〜3時間
極量		10 mg/kg	2 mg/kg	1 mg/kg	5 mg/kg	2.5 mg/kg	7 mg/kg
その他	習慣性＋	抗不整脈作用	脊椎麻酔のみ	最も強力な局所麻酔薬 脊椎麻酔のみ	安全域が広い 抗不整脈作用		キシロカインに類似

【血管収縮薬（エピネフリン）添加】

麻酔浸潤部位の血管を収縮させることで，局所麻酔薬の吸収を遅らせます．その結果，局所麻酔薬の作用時間の延長や中毒の予防になります．また，手術部位の出血量の減少作用もあります．

・使用上の注意：指（趾）などの終末動脈から供給を受けている組織への使用は激しい血管収縮反応を起こし，壊死を生じる可能性があります．特に末梢血管に疾患のある患者のときは使用を控えてください．

C 局所麻酔薬の合併症

❶ 局所麻酔薬中毒

血中濃度の上昇により中毒性ショックを起こすことがあります．局所麻酔薬の極量と中枢神経系・呼吸系・循環系の中毒症状を常に念頭におく必要があります．

・即時型：急激に痙攣や意識消失，循環虚脱が起こります．
・遅発性：30分程度経過してから段階的に発現します．

【初期症状】

不穏症状・多弁・興奮状態・口唇のしびれ・呼吸促進など（中枢神経刺激症状）．

【中期症状】

悪心・嘔吐・痙攣・頻脈・血圧上昇など．

【末期症状】

血圧低下・徐脈・蒼白・発汗・不整脈・意識喪失，

❷ アナフィラキシーショック

エピネフリンによる反応：添加エピネフリンが原因

▶️ショックへの対応〔詳細は「カテコラミンの使い方」の項（→244頁）を参照〕

まずバイタルサインを確認します．また，発症時に体位変換をきっかけに急変する可能性があるため，急に座ったり立ち上がったりする動作は行わせないようにしましょう．原則として仰臥位とし下肢は挙上させます．嘔吐や呼吸促迫を呈している場合には楽な体位として下肢を挙上しましょう．合わせて，酸素投与，静脈ルート確保を行いましょう．アドレナリン筋注も有用です．専門の医師がいる場合は応援を要請しましょう．

8　局所麻酔のしかた

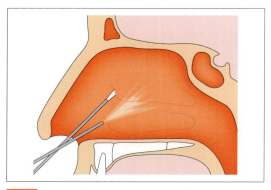

図2 表面麻酔：粘膜への麻酔薬の塗布・噴霧

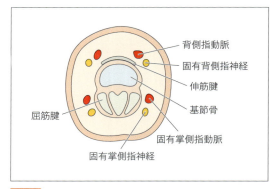

図3 指(趾)関節ブロックの解剖図

2 代表的な麻酔のしかた

A 表面麻酔

痛覚神経の末梢終末を遮断する方法です．粘膜・創面に局所麻酔薬を塗布や噴霧，貼付し痛覚を遮断します（図2）．

【適応】

鼻腔粘膜，口腔粘膜，気管支，食道，泌尿生殖器，創面，内視鏡時の麻酔などに用います．

正常の皮膚にはほとんど効きませんが，注射による疼痛を緩和させる目的として局所麻酔薬の貼り薬を注射の30分〜1時間前に注射部位に貼っておく方法があります．

【麻酔薬】

コカイン，リドカインが一般的です．

B 局所浸潤麻酔

痛覚神経の末梢終末を遮断する方法です．皮下に直接，局所麻酔薬を注射して痛覚を遮断します．

【適応】

体表の組織(小範囲)．

【麻酔薬】

リドカイン，メピバカイン，プロカインを用いることが多いです．

Point

皮膚を45°の角度で穿刺します．

傷があれば創面から注射します→皮膚には痛点がありますが，創面には痛点がないからです．汚染剤では感染を広げるリスクがあるので避けましょう．

原則として神経走行の中枢から末梢に向かって局所麻酔薬を浸潤させます．

なるべくゆっくり注射しましょう(slow injection)．急速に局所麻酔薬を注入すると，麻酔薬が組織を広げることによる痛みが強くなります．そして薬が効くまでしっかり待ってから手技を行いましょう．

C 末梢神経ブロック

末梢神経の本幹または神経叢の神経内またはその周囲に局所麻酔薬を注射し，その神経の支配領域を麻酔します．表面麻酔や局所浸潤麻酔より少量の局所麻酔薬で広範囲の麻酔が可能ですが，神経解剖の知識を要します．

様々な末梢神経ブロックがありますが，なかでもよく用いられる指(趾)ブロック，腕神経叢ブロックを紹介します．

【麻酔薬】

リドカイン，ブピバカインを使用することが多いです．最近ではロピバカインやレボブピバカインが使われることも多くなっています．

❶ 指(趾)関節ブロック—Oberst麻酔法
（図3）

【適応】

指(趾)の麻酔を必要とする幅広い疾患に適応

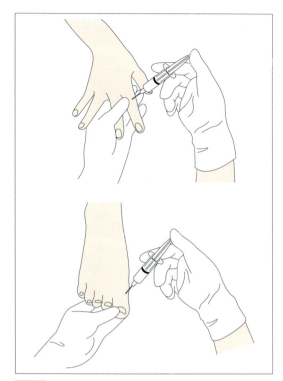

図4 刺入点

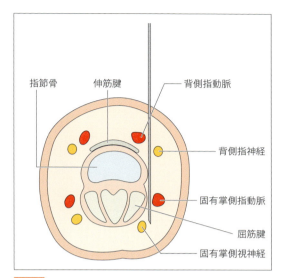

図5 麻酔薬の注入部位

2本の背側指神経と2本の掌側指神経の周囲に各1〜2 mLずつ局所麻酔薬を注入し浸潤させる．

されます．

【解剖】

指（趾）の知覚神経は4本，つまり掌側（足底側）の2本の掌側指神経と，背側の2本の背側指神経です．

【手順】

STEP1

針はなるべく細いもの，できれば26 G以下を使用しましょう．

STEP2

刺入点について，手掌や足裏からの注射は痛みが強いので，背側から注射しましょう（図4）．

STEP3

そのまま針を抜かずに掌側（底側）へ向けて深く刺します．術者の人差し指で針先を掌側皮下に確認しながら，ここへ麻酔薬を注入します（図5）．

STEP4

一度針を抜き，先ほどの背側刺入部から対側の背側へ向けて針を進め，麻酔薬を注入します．

STEP5

対側の背側から掌側へ向けて針を深く刺します．同様に対側の掌側皮下へ麻酔薬を注入します．

Point

麻酔薬を注入する際は必ず吸引テスト（血液の逆流がないことを確認）を行いましょう．

1指に麻酔薬8 mLを超えないように注意しましょう．

❷ 腕神経叢ブロック

【適応】

腕や手の手術，整復操作．

【解剖】

腕神経叢は第(4)5〜8頸神経および第1(2)胸神経の前枝から構成されます．椎間孔を出たあと，前斜角筋と中斜角筋の筋膜からなる鞘に囲まれて下行し，腕神経叢を形成しています．こ

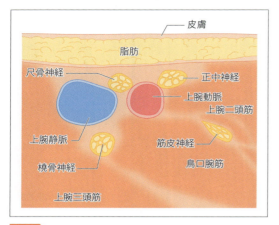

図6 神経の位置関係

走行のバリエーションは様々である.

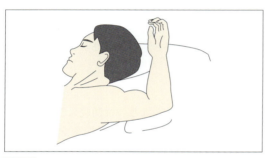

図7 体位

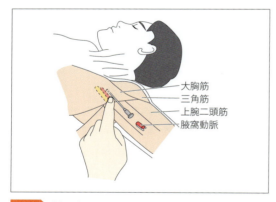

図8 刺入点

れらの神経叢は離合集散を繰り返したあと，腋窩部では橈骨神経，正中神経，尺骨神経，筋皮神経となり（図6），上肢に分布し，その運動，知覚を支配します．また，腋窩部ではこれらの

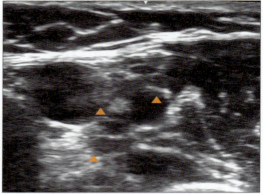

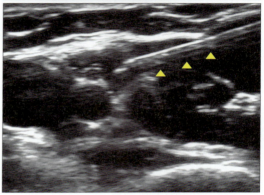

図9 超音波で見た神経（▲）とブロック針（▲）

神経は腋窩動脈を囲むように存在します．左上肢の場合，この部位では，正中神経は腋窩動脈の右上方，尺骨神経は腋窩動脈の左上方にあり，橈骨神経は尺骨神経のさらに深部（動脈に対して6～9時の方向）にあることが多いです．ただし，解剖学的バリエーションが多いため走行が異なることがあります．

鎖骨上法，鎖骨下法，斜角筋間法などがありますが，ここでは最も頻用される腋窩ブロック法の手技を解説します．

【手順】

STEP1

体位は仰臥位で行います．肩関節を120～130°外転，90°外旋，肘関節を90°に屈曲した体位がよく安定し，神経が表在化します（図7）．

STEP2

示指で腋窩動脈の拍動を触れ，尺骨神経と正中神経を固定します．

人差し指の先端部の皮下に局所浸潤麻酔を行い，25G 針を刺入します（図 8）．この際，皮膚に対しほぼ垂直に針を刺入します．

STEP3

針先を神経周囲まで進めます．

STEP4

麻酔薬を神経周囲に注入します．1 神経あたり 5 mL 程度の麻酔薬を注入します．

Point

超音波で針先および神経を確認しながら，ブロック針を刺入し神経周囲に局所麻酔薬を注入する超音波ガイド法がよく用いられます（図 9）．その場合は超音波のプローベに対し平行に 22G ブロック針（50〜70 mm）を皮膚に対し約 30° で上腕前方から刺入します（平行法）．ブロック針を超音波で確認しながら神経の近くまで針先を進め神経周囲に麻酔薬を注入します．超音波ガイド法では針先や注入した麻酔薬の広がりを目で確認できるため，安全性と確実性が確保できます．

参考文献

1) Lalonde D, et al：Local anesthetics: What's new in minimal pain injection and best evidence in pain control. Plast Reconstr Surg 134：40S-49S, 2014

（牧野陽二郎，宮脇剛司）

8　局所麻酔のしかた　**253**

9 針・糸の選びかた

縫合においては，愛護的に縫合するとともに組織の損傷を最小とするために適切な縫合材料を選択することが重要です．本項では縫合針と縫合糸の選びかたについて解説します．

1 針の種類

彎曲，先端と断面の形状，根部の形状，長さ，直径で分類します（図1）．

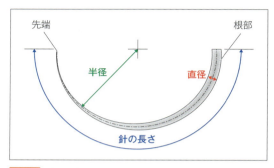

図1 針の名称

A 彎曲

1/2 circle：強彎針は深部組織や真皮を縫合するときに使用します．
3/8 circle：弱彎針は主に皮膚縫合に用います．

B 針先端，針断面（図2，表1）

① 角針（標準三角針，逆三角針）
逆三角針は，彎曲の小彎側に平らな面がくるので，組織の損傷が少ないため皮膚縫合に用いることが多いです．

② 丸針
組織損傷は少ないですが，針の切れが悪いため硬い組織には不向きです．皮下脂肪層，粘膜や血管の縫合に適しています．

③ 針先端が鈍い丸針
腹膜を縫合するときのように直下に存在する組織の損傷を防ぐために用いられます．

C 針根部（図3）

① 弾機針
糸を通しやすいですが，根部が幅広く組織を損傷します．

② めど通し針
針穴のある針．糸を通しやすく根部が丸く組織損傷が少ないです．

③ 無傷針
針と糸を接着させたもので組織損傷が最も少ないです．皮膚縫合，真皮縫合，皮下組織の縫合，血管吻合などに用います．

D 針の長さ，直径

長さは 10 mm，11 mm，13 mm，18 mm，21 mm とあります．皮膚や皮下組織など，縫合する組織の厚さ，糸をかける深さから針の長さを選択します．直径は根部の直径で，長さとともに大きくなります．

2 糸の種類

非吸収性，吸収性の2種類で，糸の太さはUSP（米国薬局方）規格で表示されています．

A 非吸収性縫合糸

① 天然糸
絹糸．合成糸に比べて組織反応が大きいです．編み糸であるため，しなやかで取り扱いが容易です．結びやすいですが，編み目に細菌が宿り感染巣になることがあります．

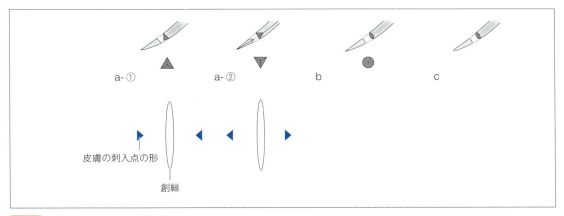

図2 針の先端と断面
a-①：標準三角針．a-②：逆三角針．b：丸針．c：針先端が鈍い丸針．
逆三角針は刺入点の組織に縫合糸が食い込みにくく組織損傷が少ない(a-②)．

表1 縫合針の種類による貫通力と組織障害

	角針	丸針	先端が鈍い丸針
針先端と断面			
貫通性	高	低	低
組織障害性	高	低	低
備考	皮膚などの硬い組織に組織の損傷が少ない逆三角針が利用される	腸管や血管などの軟らかい組織に利用される	直下に存在する組織の損傷を防ぐために利用される

❷ 合成糸

【モノフィラメント】

　代表的な材質はナイロンです．組織損傷が少ないですが，硬く結節部が緩みやすい欠点があります．柔軟性に欠け，編み糸と比べ取り扱いにくいです．生体反応を引き起こしにくく，表面が滑らかなため，細菌の繁殖巣を作りにくいなどの利点があります．

【マルティフィラメント(編み糸)】

　組織通過性はやや劣りますが，しなやかで取り扱いやすく緩みにくいです．代表的な材質はナイロンです．

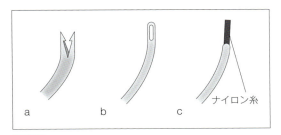

図3 針の根部
a：弾機針．b：めど通し針．c：無傷針(根部にナイロン糸などを接着している)．

B 吸収性縫合糸

❶ 天然糸

　カットグット：牛腸・羊腸を主成分とするも

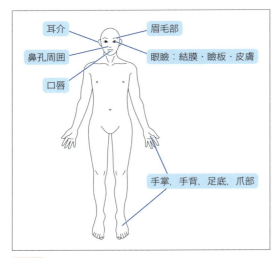

図4 縫合に経験を要する部位

眼瞼，鼻孔，耳介，口唇，眉毛など，顔面のフリーボーダーのある部位は注意が必要．神経損傷，血管損傷，靱帯・腱断裂，皮膚欠損，骨折を伴う場合は上級医に相談する．

のですが，牛材料の問題から販売中止となり最近では用いられません．

❷ 合成糸

【ポリディオキサノン】

モノフィラメント合成吸収糸で，組織通過性がよく組織損傷が少ないです．4週間後の抗張力は70％であり，完全吸収には180日以上かかります．消化管吻合において縫合不全を防ぐため抗張力残存率の高いモノフィラメント合成吸収糸が用いられます．

【ポリグラクチン】

編み糸で，しなやかで結びやすい．解けやすく，抗張力残存率は4週間で約25％で，2〜3か月で吸収されます．編み糸であるため創部感染の要因となることがあります．

3 実際の針・糸の選びかた（表1）

A 皮下組織の縫合，真皮縫合，皮膚縫合

❶ 皮下組織の縫合

組織の緊張に合わせて糸の太さを選択します．4-0か5-0の吸収性縫合糸を用いることが多いです．背部などは皮膚が厚く緊張がかかるため3-0や4-0を用いる場合もあります．

❷ 真皮縫合

針付モノフィラメント合成吸収糸が用いられます．太さは緊張や皮膚の厚さによって選択します．四肢，体幹では4-0か5-0，顔面では5-0か6-0を用います．手掌・足底では，縫合糸の結節が持続的刺激となるため真皮縫合は行われません．眼瞼は皮膚が薄く，縫合糸の結節が表面から触れるため，真皮縫合は通常行いません．

❸ 皮膚縫合

皮膚は抵抗があるため，前述のように切れのよい逆三角形の角針付ナイロン糸を用います．口腔内，外陰部などは抜糸を必要としない合成吸収糸を用います．糸の太さは四肢，体幹では4-0，5-0，顔面では6-0や7-0を選択することが多いです．

B 損傷部位による針・糸の選びかた

❶ 眼瞼部

皮膚は6-0ないし7-0ナイロン糸を用います．結膜縫合は，6-0ないし7-0の合成吸収糸を用います．結節が結膜面に出ないように瞼板あるいは筋層側で糸を結びます．

❷ 口唇・口腔

口腔内粘膜は創傷治癒が早く感染にも比較的強いです．5-0の合成吸収糸で縫合します．口腔内の深い場所は強彎針を選択します．口輪筋や粘膜は5-0の合成吸収糸で縫合し，赤唇乾燥部は6-0ないし7-0ナイロンで縫合します．

❸ 手・足

手掌部は結節が刺激となるため真皮縫合せ

ず，皮膚縫合は5-0ナイロンを用います．足底
は荷重部など創に緊張がかかる場合は4-0ナイ
ロンを選択します．腱縫合では4-0，5-0ナイ
ロン糸を用います．関節包や筋膜組織，骨膜組
織は4-0，5-0のモノフィラメント合成吸収糸
を用います．指尖部損傷で，爪床の大きな損傷
が疑われる場合は，爪甲を剥離し爪床の状態を
観察する必要があります．爪床の縫合には8-0
などの細い針付吸収糸を用いることが多いで
す．爪床に段差が残存すると爪変形が必発しま
す．

▶ おわりに

　縫合に経験を要する部位(図4)では合併損傷
（神経血管損傷・骨折など）の判断は容易ではな
い場合があるため，上級医または専門医に相談
すべきです．安易な一次縫合は二次的なトラブ
ルの原因となる可能性があるため注意を要しま
す．

参考文献

1) 一瀬正治：形成外科手術で用いられる縫合材料．形成外科 47：10-15, 2004
2) 山本有平（編）：縫合の基本手技．PEPARS 14, 2007
3) 林哲二，他：縫合材料と縫合処置．消化器外科 24：415-422, 2001
4) 市倉隆：結紮と縫合．手術 59：1783-1789, 2005

（堀まゆ子，宮脇剛司）

第Ⅴ章 ■ 外科・救急手技・ベッドサイド手技

10 道具の持ちかた・使いかた

手技には切離（切開，切断），剝離（鋭的，鈍的），止血，縫合の4つの過程がありますが，それぞれの過程で組織を愛護的に扱うことが術後合併症の予防につながります．また，使用する器具やその特徴を十分に理解し，適切に使用することが重要です．本項では，使用する頻度の高い器具と，その具体的な使いかたについて説明します．

1 道具とその持ちかた

A メス

主に組織を切開するときに使います．メス刃は大きさや形状によって番号づけされており，大きさに応じたメスホルダーを選択します．メス刃とメスホルダーがあらかじめ一体となったディスポーザブルの製品もあります．

皮膚切開では，10番（円刃刀），11番（小尖刃刀），15番（小円刃刀）の3種類のメス刃を使用することが多く，体幹や四肢の切開には10番，小切開には15番，皮膚を鋭的に切開する場合（眼瞼皮膚など）は11番を選択します．10番メスは示指を刃の直上に添えるバイオリン弓式に，11番と15番はペンホールド式に把持します（図1）．切れなくなったメス刃は，適宜交換するようにしましょう．

B 剪刀

刃の形状（直／曲），先端の形状（鋭／鈍），長さ（長／短）によって様々な種類があり，対象となる組織の大きさ，硬さ，深さ，目的によって使い分けます．クーパー剪刀（雑剪と呼ばれることもあります）は，剪刀のなかでも特に刃に厚みがあり，刃先は鈍で彎曲しています．固いものを処理する際に使用し，結紮糸の切断など

生体組織以外の処理を行うことが多いです．

クーパー剪刀よりも薄いメイヨー剪刀は厚みのある組織や固い組織を切離する際に用います．

膜組織や血管の処理にはメッツェンバウム剪刀を用います．小範囲での皮下組織の剝離や軟部組織の処理は刃先が薄い形成剪刀を，顔面周囲の処置にはさらに薄くて鋭い眼科剪刀を使用します．

形成外科では，5-0よりも細い糸を切断する際には眼科剪刀（曲）を，またメスで切除できない皮膚の処理を眼科剪刀（直）で行うことがあります．

剪刀は示指を添えるようにして使用します．曲がりの剪刀は，彎曲が上を向くように持つのが一般的です（図2）．

C 鑷子

組織の損傷を最小限に，かつしっかりと把持できるものを選択します．アドソン型鑷子とマッカンドー型鑷子が代表的で，いずれにも有鉤と無鉤の2種類あります．細かい組織の把持にはアドソン型有鉤鑷子を，血管や神経の把持には組織損傷を避けるために無鉤鑷子を選択します．

皮膚は創縁でなく直下の真皮や皮下組織を持ち，表皮につまんだ跡を残さないよう注意します．有鉤鑷子で皮膚を把持する際には，1鉤のほうを真皮下にかけるようにし，皮膚にダメージを与えないよう緩く持つようにしましょう（図3）．

D 持針器

代表的なものにヘガール型とマチュー型があり，皮膚縫合では器械縫合を行いやすいヘガール型を選択します．大きさや長さは，使用する

258 第Ⅴ章 ■ 外科・救急手技・ベッドサイド手技

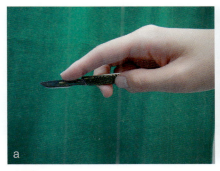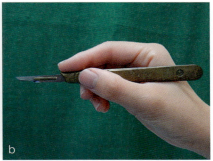

図1 メスの持ちかた
a：バイオリン弓式．b：ペンホールド式．

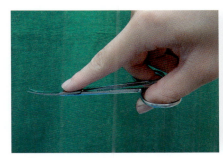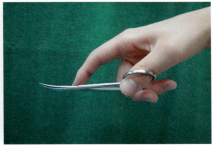

図2 曲がりの剪刀の持ちかた
曲がりの剪刀は弯曲が上を向くようにして使用する．

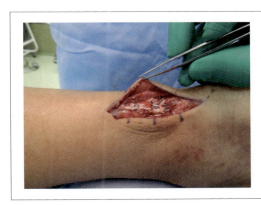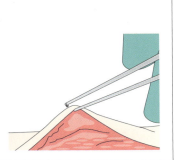

図3 有鉤鑷子での皮膚の持ちかた
1鉤のほうで軟部組織をかけるように持ち，組織を損傷しないように注意する．

針の大きさや縫合する部位の深さに応じて使い分けましょう．

持ちかたは，ヘガール型は指輪に母指と環指を入れて示指を軽く添えるように，マチュー型はラチェットを手掌で包み込むように持ちます（図4）．針は，糸を通す部位から全長の1/4くらい離した位置を持針器の先端で把持するようにします（糸付きの針の場合，糸がついている付近は中空になっています）．

持針器の先端にはダイヤモンドチップがつい

10 道具の持ちかた・使いかた 259

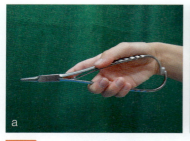 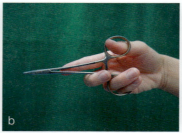 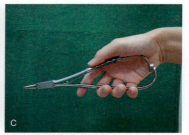

図4 持針器の持ちかた
a：マチュー型．b：ヘガール型．c：マチュー型で指をぬいた持ちかた．

ていることが多く，固い針を把持できるようになっていますが，縫合針のサイズにあった持針器を選択しないと先が開くなどのトラブルが生じるので，太い針を先端が繊細な持針器で把持しないでください（大まかな目安として，糸付き縫合針の場合5-0を目安に持針器のサイズを交換します）．また，針の先端を把持すると針が折れて，生体内に残存してしまうので危険です．

E 鉤

皮膚を牽引する際に使用します．単鉤と双鉤が代表的で，切開した部位の展開や皮下剝離の際に使用します．深い部位の展開には不向きです．

F 筋鉤

皮膚や組織にかけて牽引することで空間を確保し，術野を見やすくするために使用します．種類は様々あり，展開する部位，広さ，深さに応じて適切なものを選択しましょう．持ちかた，引きかた，先端の利かせかたに常に注意しますが，先端を利かせすぎて逆に視野が狭くならないようにします．

G 止血鉗子

モスキート鉗子とも呼ばれ，有鉤，無鉤，直型，曲型があります．止血や組織の剝離に使用します．

2 使いかた

A 切開

メス刃の大きさに応じた持ちかたでメスホルダーを把持し，しわの方向に沿って，皮膚に対して垂直に切開するのが基本です．頭部を代表とする有毛部では，切開線が隠れるように毛流に対しては垂直に，毛向に対しては毛囊損傷が生じないように平行に切開を加えます．

B 剝離

組織を展開するときや，縫合時に創縁の緊張が強い場合に行います．皮膚に鉤をかける，もしくは鑷子で皮下組織を把持して周囲の組織を損傷しないように剝離しましょう．剝離したあとには筋鉤を用いて術野を広げて展開します．

C 止血

創部の出血は腫脹，血腫，感染を引き起こし，創治癒遅延の原因になるため確実に止血を行いましょう．ガーゼ圧迫で止血できない場合には，バイポーラや電気メスを用いて止血します．出血源となっている血管を発見した場合は，無鉤の止血鉗子で血管を挟み結紮処置を行います．結紮糸の種類や太さは，結紮する血管の部位や太さで選択します．

D 縫合

「皮膚縫合」の項（→ 262 頁）を参照．

▶おわりに

病棟，救急室，手術室で常備されている器具は，施設によって異なります．器具の選びかた，使いかたも勤務する施設や指導医によって変わることもあるため，柔軟に対応しましょう．

そのため新しい施設で勤務するときには，物品の不足で処置が遅れることがないように事前に器具のセット内容や処置台の物品を確認しておくことが大切です．また，外傷の部位や創の範囲を縫合前に確認し，使用する器具をあらかじめイメージしておくとスムーズに処置を行えるでしょう．

（余川陽子，宮脇剛司）

11 皮膚縫合

傷が治るということは，創縁の間が瘢痕組織でつながるということです．創縁同士が離れている場合は創縁間に幅広い瘢痕が生じて治るため，時間がかかり傷も目立ちます．

一方，創縁同士が接していれば，わずかな瘢痕で創縁が接着されるので，治癒にかかる時間が短く傷も目立たなくなります．縫合の目的は，傷が治るまでの間，創縁が正しく接している状態を保つことです（図1）．縫合で準備すべき機材を表1に示します．

STEP1 創の評価
1-1 創縁の状態を確認する

いきなり縫うのではなく，まず創を観察することが大切です．創が緊張のかかる部位なのか，創縁の挫滅や汚染があるか，創面は垂直に切れているのか斜めか，といったことを観察してください．

1-2 縫合計画を立てる

離れている創縁のどことどこが合うのかをイメージします．部位によって皮膚にかかる緊張が異なるので，傷全体が均一に開いているとは限りません．皺や口唇縁などのランドマークを参考に，創縁を合わせる位置を決めます．そして，どこに真皮縫合をかければ最小限の縫合数で創縁を寄せられるか考えて，いよいよ処置に取りかかります．

STEP2 局所麻酔

「局所麻酔のしかた」の項（→248頁）を参照．

STEP3 ドレーピング

創部に汚染がある場合には洗浄してから消毒し，縫合用のドレープで創の周りを覆います．

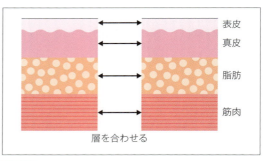

図1 縫合の目的：創が治るまでの間，創縁が接している状態を保つ

血流のよい組織が互いに安静に接触していれば，創はつく．

表1 準備すべき機材

・局所麻酔薬
・術野を覆うドレープ
・持針器
・有鉤鑷子
・糸切り用鋏
・縫合糸
・バイポーラ（必要に応じて）
・メス（必要に応じて）
・ガーゼ

STEP4 縫合の準備

創内に異物がないことを確認し，出血があれば止血します．

挫滅が強い創縁同士は縫合しても離開したり汚い傷跡になるため，縫合前に創縁をメスでリフレッシュ*してから縫合することがあります．また，創縁の緊張を減らすために，皮下剝離を行うこともあります．

＊創縁が表面から深部に向かってハの字状に70〜80°斜めになっているほうが縫合した際に隆起させやすくなります．このため創縁をリフレッシュする際には，よく切れる鋏で斜めに創縁を切除するか，15

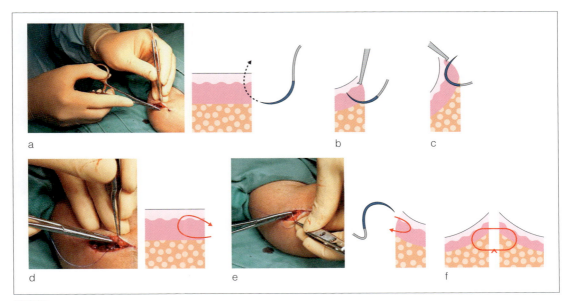

図2　真皮縫合：ねらったところにいかに糸をかけるか

番メスでまず垂直に真皮中層まで浅く切開を加え，そこからメスの刃を外側に少し傾けて脂肪層まで切除します．

STEP5　真皮縫合

真皮縫合の目的は創縁にかかる力をなくすことです．眼瞼，手掌，足底では縫合の結節が刺激になるため真皮縫合は行いません．

①まず皮下脂肪層から針を刺し，真皮を通して一度創縁に出します．次いで針を抜いた点と同じ深さで対側の創縁に針を刺し，真皮を通して皮下脂肪層に針を出します．

②針を刺す際には，針の曲線の回転中心をイメージしてその点を中心に針が回転するように針を進めていきます．針先は持針器を持っている右手だけではコントロールできないので，左手の鑷子で創面の角度を調整することが重要です（図2a）．創縁から離れた場所で最も浅い層を通るように糸をかけると創縁が盛り上がり，創部の減張に効果的です（図2b～d）．

③逆側の創縁にも同様に針を通します（図2e）．皮膚を鑷子で把持する際は，皮膚表面ではなく真皮に鑷子で引っ掛けるようにして損傷を避けます．

④糸を通し終わったらまず1回結び，創縁が合っているか確認して段差があれば糸をかけ直します（図2f）．

STEP6　皮膚縫合

真皮縫合で緊張が取れていれば，皮膚縫合の目的は創縁のずれの微修正と創縁位置の保持になります．

真皮縫合，皮膚縫合のいずれも組織を糸で締め付けて創縁の血流を阻害します．このため，縫合数は創縁の安静を保てる範囲なら少ないほどよいことになります（図3）．

縫合後は必ず組織が腫脹するので，腫れても締まりすぎないよう緩めに結びます．

皮膚縫合時に陥りやすいピットフォール（図4）

縫合後に段差が残っているのはもちろんですが，表皮が創縁に入り込んで縫われていることがあります．この場合，見かけ上は段差なくきれいに縫えているように見えるので，注意が必要です．表皮と真皮が接していても創は治りま

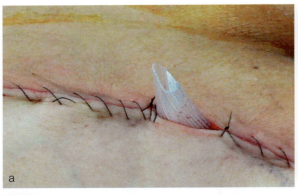
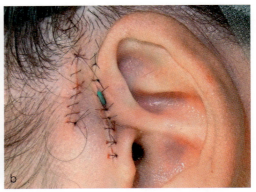

図3 創の安静が維持できる範囲で，縫合数は最小限に！
a：動きが少ない部位・血流のよくない部位→少しラフに縫合（殿部）．
b：安静が保ちにくい部位・血流のよい部位→少し密に縫合（耳前部）．

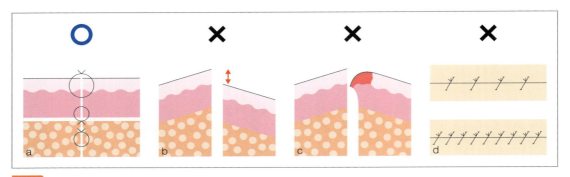

図4 ピットフォールズ
a：脂肪や筋肉は必要に応じて縫合．b：段差が残っている．
c：表皮が創内に入り込んでいる．d：細かければよいわけではない．

せん．また，必要以上に細かくきれいに縫い上げた傷は，血流障害で逆に汚い傷跡になってしまうことがあります．

STEP7 ドレッシング

縫合によって，創縁がきれいに合っていればガーゼ被覆で十分ですが，創縁の挫滅を伴っていたり皮膚欠損を残す場合には，乾燥を避けるために軟膏を用います．

STEP EXTRA 創治癒の確認

必ず縫合後の経過を観察することが，縫合と同じくらい重要です．創の場所・創縁の状態・体質・合併症など様々な要素が創治癒に影響するため，同じように縫合しても結果は異なります．縫合技術の習得には経験あるのみです．

参考文献

1) 山本有平（編）：縫合の基本手技．PEPARS 14 増大号，2007
2) 菅原康志：整容目的の皮膚縫合法．形成外科 47 増刊号：S156-159，2004
3) 木股敬裕：頭頸部外科に役立つ基本手技（講演）．第 3 回日本頭頸部癌学会教育セミナー，2012（DVD 化されています）

（西村礼司，宮脇剛司）

12 創部の消毒とガーゼ交換

第Ⅴ章 ■ 外科・救急手技・ベッドサイド手技

1 消毒について

　一次縫合されたキズは，基本的に術後24〜48時間後には創閉鎖により外界から遮断されます．つまり，術後24〜48時間以内の消毒は消毒薬の細胞障害作用によって，創傷治癒の重要な役割を担う線維芽細胞の機能を障害してしまいます．一方で48時間以降の消毒は創閉鎖が得られているため，消毒自体が無意味と考えられます．つまり，基本的に術後，創部に対する消毒は必要ありません．生理食塩水で十分です．筆者らの科では回診や外来などでの処置時には，生食綿球を作製し，用いています（図1）．病院の処置時には衛生面や，組織の浸軟する可能性を考慮して生理食塩水を使いますが，自宅ではシャワーが理想的です．消毒は必要ありません．

　どうしても消毒薬を使う場合は，その消毒部位と用途によって使い分けてください．病棟や外来でよく用いられる消毒薬には，ポビドンヨード（イソジン®），クロルヘキシジン（ヒビテン®），ベンゾザルコニウム塩化物（ザルコニン®）などがあります．各消毒薬の特徴を理解し，適切なものを必要な場面にのみ使いましょう（表1）．多くの消毒薬は血液などの有機物があると消毒効果が減弱します．そのため，漫然と消毒するのではなく，創部についた凝血塊を生理食塩水やシャワーなどで取り除くことが重要です．
　ポビドンヨード（イソジン®）は皮膚，粘膜，創部など幅広い部位に用いることができます．事前にヨードアレルギーの有無をチェックすることが重要です．また消毒効果はヨウ素の酸化効果によるため，塗布後30〜60秒ほど待つ必要があります．
　クロルヘキシジン（ヒビテン®）は適用濃度に

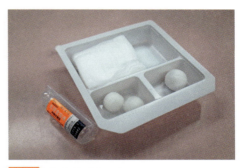

図1　生食綿球キット

注意が必要です．また，脳，脊髄などの中枢神経，耳（内耳，中耳，外耳），腟，膀胱，口腔などの粘膜面，眼への使用は禁忌となっています．
　ベンゾザルコニウム塩化物（ザルコニン®）も適用濃度に注意が必要です．また経口毒性があるため，口腔内への使用は注意してください．

2 ガーゼ交換について

　一昔前までは，「キズにはガーゼを当てて，毎日交換する」が当たり前でした．ガーゼは浸出液を吸い，創面をdryに保ちます．しかし，近年では創部の湿潤環境を保つことで，治癒が促進されるとされています．創部が乾燥すると痂皮が形成され，治癒が遅延する可能性があります．そのためわれわれ形成外科医は基本的に，一次縫合した創にはドレッシング材を用います．よいドレッシング材とは①適度な湿潤環境を保つことができるもの，②透明で，外部から創部を観察できるもの，③創部に固着せず，剝離刺激の少ないもの，④費用対効果の高いものと考えます．浸出液の量によってドレッシング材を検討してください．キズの状態が変われば，使うドレッシング材も変わります．詳細は

表1 消毒薬の適用

成分	消毒対象物			対象微生物								
	皮膚	損傷皮膚	粘膜	一般細菌	MRSA	緑膿菌	梅毒、トレポネーマ	結核菌	真菌	芽胞	HBV・HCV	HIV
エタノール	○	×	×	●	●	●	●	●	●	−	−	●
ポビドンヨード	○	○	○	●	●	●	●	●	●	▲	−	●
次亜塩素酸ナトリウム	○	○	○	●	●	●	●	●	●	▲	●	●
ベンザルコニウム塩化物	○	○	○	●	●	●	●		●			●
グルコン酸クロルヘキシジン	○	×	×	●	▲	▲	●	−	▲	−	−	−

○：使用可　×：使用不可　●：有効　▲：やや有効　−：効果なし

「外傷・熱傷の処置」の項（→ 269 頁）をご参照ください.

　ガーゼで創部を覆うシチュエーションとしては，①一次縫合が困難で軟膏を用いた保存療法を行う場合，②創面からの浸出液が非常に多く，高価なドレッシング材を頻回に交換する必要がある場合，③創内の血腫予防のため表層から圧迫をする場合などが考えられます．ガーゼに血液や浸出液がつくと，創部に固着しやすくなります．そのためガーゼ交換の際は，生食などで湿らせながら取るなど愛護的な操作を心がける必要があります．自宅で本人にガーゼ交換

してもらう場合は，シャワーなどで濡らしながら取ってもらうのもよい方法です.

　話は少し逸れますが，ガーゼ交換時に創部を観察することは SSI（surgical site infection：手術部位感染）の早期発見つながります．疼痛，圧痛，限局性腫脹，発赤，発熱，排膿などの所見を認めたら SSI を疑いましょう．深部感染ではしばしば臨床症状に乏しいことがあります．そのため SSI が疑われた場合，血液検査や画像検査を必要に応じて行い，上級医に相談しましょう.

（冨田祥一，宮脇剛司）

第Ⅴ章 ■外科・救急手技・ベッドサイド手技

13 術後の診察のポイント

　外科術後の患者の創部の診察に関して，説明をします．

　術後の創部の診察では，何をポイントにして診察をしますか？　という質問をすると，皆が口を揃えて①血腫，②感染などと答えてくれます．

　傷を診察すると，この2つが本当にわかるでしょうか？

　実はこの2つを理解するために，必ず必要なもう1つのポイントがあります．それは，通常の治りかたを知るということです．

　基本的に手術の術式というのは，決まっています．その決まった術式を行った患者が，術直後にどこを痛がっているのかを知らなければなりません．

　術直後で痛い場所というのは，手術で侵襲をかけている場所になります．筋鉤を強くかけた場所や，組織への侵襲が関係してきます．

　手術後1日目，2日目にどの場所を痛がるのか，どのくらい腫れるのかということを，毎症例診察をして頭に入れましょう．そのうえで，普通なら痛がらない場所を痛がる，痛みの場所や腫れの場所が出てきたときに，①や②の可能性を考えましょう．

　つまり，最初に戻りますが，何をポイントにして診察をしますか？　という問いかけの答えとしては，「普段と違う兆候を早く見つける」ということがポイントになります．

　ちなみに，腫れをみる際に診察の指標になることとしては，骨や大きな筋肉などの硬い組織と柔らかい組織のおりなす彎曲（角度）に注目しておくと，腫脹の増悪が起きているのか，わかりやすくなります．

　なお，術後だからといって，臥位になった状

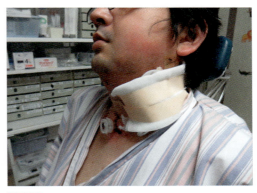

図1　処置されている物品の用意

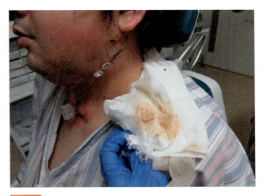

図2　浸出液の性状の記録

態で診察ばかりしていると，出血なども背面に回っていることもあるので，必要に応じて体位の変換を行いましょう．

● 包交のポイント

STEP1 まず患者に処置されている物品と同じものを用意（図1）

　この写真だと太めのマイクロポア2本とガーゼ2枚に耳の下に貼ってあるカラヤヘッシブ1枚になります．

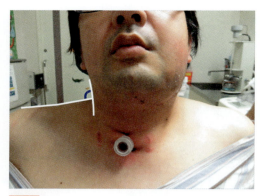

図3 視診

STEP2 ガーゼについている浸出液の性状の記録(図2)

1枚のガーゼの1/3量に膿が付着しています．

STEP3 視・触診

視診：発赤の広がり，左右差，筋肉と筋肉が作る角度(図3)

触診：圧痛，波動の有無(膿瘍の有無)，熱感，その他

これらのことに注意をして創部の評価をして，経過をみます．

ドレッシング材の選択に関しては，別の項に譲ります．

（大村和弘）

第Ⅴ章 ■ 外科・救急手技・ベッドサイド手技

14 外傷・熱傷の処置

1 外傷

外傷はガイドライン上，以下のように分類されています[1]．
①切創，裂創，擦過創，刺創，異物（汚染のない創）
②挫滅創，汚染創
③皮膚欠損創，剝脱創
④切断創
⑤動物咬創

実際にはこれらが混在することが多く，明確に処置が分類別に分かれているわけではありません．なお，本項での"外傷"は"感染のない急性創傷"として扱います．

A 保存治療

1 創部洗浄

消毒薬や局所抗菌薬投与は耐性菌を誘導する可能性があり，現在はあまり推奨されていません．むしろ大量の流水洗浄が有効です．水道水と生理食塩水では細菌除去効果に差はありませんが，水道水は組織が浸軟する可能性があるため，筆者の施設ではなるべく生理食塩水を用いるようにしています．なお，洗浄時に疼痛を伴う場合は創部にキシロカイン®ゼリーなども用いることがあります．

2 外用薬・被覆材

創傷管理の基本は油脂基剤もしくは被覆材により湿潤環境を保つことです．

感染が危惧される創部は被覆材による密封をいったん避けて，油脂製基剤とガーゼで被覆し，翌日に専門外来受診を勧めるとよいでしょう．

創傷被覆材は浸出液に応じて選択します．浸出液量に明確な基準はありませんが，同一被覆材で頻回の交換を要するのであれば，吸水性の高い被覆材への変更を検討するべきです．浸出液が多い場合はアルギン酸塩，キチン，ハイドロファイバー，ハイドロポリマー，ポリウレタンフォーム（図1）を用います．特にアルギン酸塩はゲル化時にカルシウムイオンを放出し，止血効果があります．浸出液が少ない場合はハイドロコロイド，ポリウレタンフィルムなどを用います（図2）．

B 外科的治療

1 皮膚欠損のない創

洗浄後は速やかにデブリードマンと異物除去を行いますが，顔面や手指の挫滅組織に関しては，可能な限り専門の上級医と相談して臨みましょう．過剰なデブリードマンは機能と整容性の低下を起こしかねません．

一般的に顔面・頭頸部であれば10〜12時間，体幹・四肢は6〜12時間以内に縫合することで，感染予防になります[2]．

2 皮膚欠損創，剝脱創

初期治療においては人工真皮が推奨されています．人工真皮は被覆が簡単で肉芽組織の再生を促す利点があります．以降の専門外来受診において，植皮や皮弁などの閉鎖がより容易になります．

3 切断創

手指，耳介などの切断創はマイクロサージャリーによる血管吻合をあらかじめ考慮しておきましょう．患者を受け入れる前に手術室および専門医が対応可能であるかの確認も必須です．特に母指切断，複数指切断は積極的に再接着術を試みるべき疾患であることは頭に入れておきましょう．また，再接着術は部分ないし完全壊死の可能性があることや，長期臥床と入院が必要であることを十分に理解してもらい，コンセンサスを得るようにしましょう．

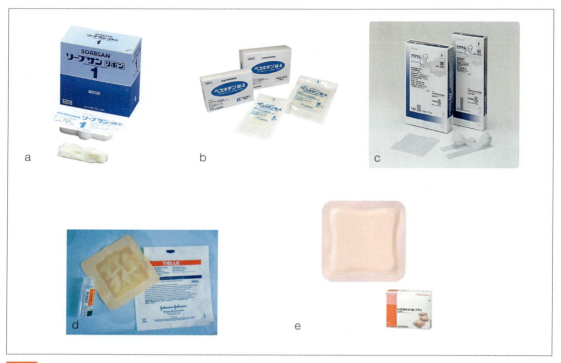

図1 浸出液が多い場合の被覆材
a：アルギン酸塩（ソーブサン）．b：キチン（ベスキチン®）．c：ハイドロファイバー®（アクアセル®）．
d：ハイドロポリマー（ティエール™）．e：ポリウレタンフォーム（ハイドロサイト）．

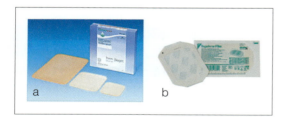

図2 浸出液が少ない場合の被覆材
a：ハイドロコロイド（デュオアクティブ®ET）
b：ポリウレタンフィルム（テガダーム™）

❹ 動物咬傷
　深さが不明な刺創例，手指受傷例，易感染な基礎疾患保有例などに対する一次縫合は，慎重に決定しましょう．広範で，皮下組織の断裂を伴うような深い創であれば最低限の縫合数で創縁を密着させる（＝ rough suture）ように心がけましょう．感染の危険性が高いと判断される場合は予防投与を検討すべきです．近年ではアモキシシリン/クラブラン酸配合薬が多くの施設で用いられています[3]．また破傷風予防接種や，輸入後間もない動物（犬以外も含む）の咬傷には狂犬病予防接種も考慮しましょう[4]．

2 熱傷

　口腔，咽頭内煤付着，嗄声，ラ音聴取は気道熱傷を疑います．知覚が未発達な幼児は炊飯器の蒸気を手掌で触り，深い熱傷を負うことも多いです．初期の段階で専門施設の受診を勧めるべきです．

　熱傷の初期治療は熱傷面積，深達度，重症度を分類することが基本です．熱傷面積は成人で9の法則，小児で5の法則が簡便で有用です．狭い範囲では手掌法を用いましょう．深達度は4段階に分類し（**表1**）[5]，重症度はArtzの基準

表1 熱傷の深達度分類

深達度	皮膚所見	疼痛症状	障害組織	治癒期間	瘢痕形成
Ⅰ度熱傷 (epidermal burn)	発赤，紅斑	熱感，疼痛	表皮	数日	なし
浅達性Ⅱ度熱傷 (subdermal burn：SDB)	紅斑，水疱，びらん	強い疼痛，灼熱感	有棘層，基底層	1～2週間	なし
深達性Ⅱ度熱傷 (deep dermal burn：DDB)	水疱，びらん，潰瘍	強い疼痛，灼熱感	乳頭層，乳頭下層	3～4週間	あり
Ⅲ度熱傷 (deep burn：DB)	蒼白，羊皮紙様，脱毛	無痛	真皮全層，皮下組織	1～3か月	あり

で分類します（**表2**）[6, 7]．これは入院適応も示しており，方針決定の目安になります．最低限これらを踏まえてカルテ記載をしましょう．特に深達度に関してはさまざまな機器を用いた推定方法があるものの，いまだに多くは肉眼的所見に頼ることが多いのが現状です．撮影条件を一定にして，経時的に写真で記録を残すこともよいフィードバックとなるため，習慣をつけておくとよいでしょう．

A 保存治療

初期治療の基本はワセリン，ステロイド，酸化亜鉛，ジメチルイソプロピルアズレンなどの油脂性基剤軟膏で対応し，創面の性状に合わせて変更していきます．

①壊死組織が存在する：カデキソマー・ヨウ素，デキストラノマー（**図3**），スルファジアジン銀，ブロメラインなど．

②感染している：カデキソマー・ヨウ素，スルファジアジン銀など．

③浸出液が多い：カデキソマー・ヨウ素，ブクラデシンナトリウムなど．

④浸出液が少ない：初期治療と同様，油脂性基剤軟膏を用いる．

Ⅱ度熱傷に対してはトラフェルミンを併用することで上皮化までの期間短縮，肥厚性瘢痕の抑制が期待できます[8, 9]．しかし本剤は熱傷潰瘍に適応がありますが，新鮮熱傷には保険適用外です，慎重に使用しましょう．

Ⅲ度熱傷では，広範囲の場合デブリードマンを行うまでの感染予防が重要です．乳剤性基剤で使用しやすく，抗菌作用をもつスルファジア

表2 Artz の基準

重症熱傷（専門施設での入院加療を要する）
・Ⅱ度熱傷面積30% 以上
・Ⅲ度熱傷面積10% 以上
・顔面、手足、会陰部のⅢ度熱傷
・気道熱傷の合併
・軟部組織の損傷や骨折の合併
・電撃傷
・化学熱傷
中等度熱傷（一般病院で入院加療を要する）
・Ⅱ度熱傷面積15～30% のもの
・Ⅲ度熱傷面積10% 以下のもの（顔面、手、足を除く）
軽度熱傷（外来で治療可能なもの）
・Ⅱ度熱傷面積15% 以下のもの
・Ⅲ度熱傷面積2% 以下のもの

ジン銀が最も効果的とされています．小範囲の場合は壊死組織除去を目的としたブロメライン，ソルコセリル軟膏が有効です．

被覆材は主に SDB と壊死組織除去後の DDB に用いますが，軟膏より優れた効果や，特定の製品を推奨するエビデンスはなく，被覆困難な広範囲症例には使用できない欠点があります．

B 外科的治療

漫然と保存治療を継続していると，感染や壊死の拡大を招き，治癒後も瘢痕拘縮となります．時期を逸しないデブリードマンと植皮・皮弁術が必要です．

❶ デブリードマン

DDB やⅢ度熱傷の創面は，以下の3つの領域に分かれます[10]（**図4**）．

①充血帯（zone of hyperemia）

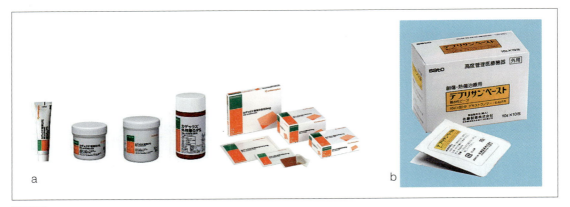

図3 浸出液が多い場合の被覆材
a：カデキソマーヨウ素（カデックス®）．b：デキストラノマー（デブリサン®）．

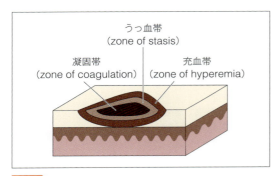

図4 DDB〜DBにおける熱傷範囲の模式図

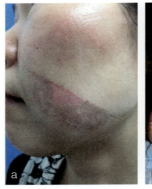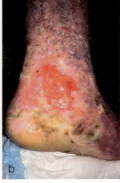

図5 実際のSDB, DDB
a：深達性Ⅱ度熱傷（SDB）．b：深達性Ⅲ度熱傷（DDB）．

②うっ血帯（zone of stasis）
③凝固帯（zone of coagulation）

　うっ血帯は3〜7日で凝固帯となり，凝固帯は7日以降に壊死します．熱傷におけるデブリードマンの目的は，その移行を予防することです．通常はメス，カミソリ，水圧式ナイフなどで点状出血が認められるまで接線方向に壊死組織をスライスしていきます（= tangential excision）．

❷ 植皮術・皮弁術

　顔面や頸部，四肢の関節にかかるDDB，DBに対しては積極的に植皮や薄い皮弁を移植し瘢痕拘縮の予防を考慮するべきです（図5）．

　広範囲熱傷に対しては救命目的でメッシュもしくはパッチグラフトが用いられます．近年では同種皮膚移植や自家培養皮膚移植の有用性も検討されてきています．

引用文献

1) 日本形成外科学会, 他（編）：形成外科診療ガイドライン2 急性創傷/瘢痕ケロイド．pp44-60, 金原出版, 2015
2) Nicks BA, et al：Acute wound management：revisiting the approach to assessment, irrigation, and closure considerations. Int J Emerg Med 3：399-407, 2010
3) Smith PF：Treating mammalian bite wounds. J Clin Pharm Ther 25：85-99, 2000
4) Presutti RJ：Bite wounds. Early treatment and prophylaxis against infectious complications. Postgrad Med 101：243-244, 246-252, 254, 1997

5) Heimbach D, et al：Burn depth；A review, World J Surg；16：10-15, 1992
6) Artz CP, et al：The Treatment of Burns. pp94-98, W.B. Saunders, Philadelphia, 1969
7) Moylan JA：First aid and transportation of burned pa tients. In：Artz CP, et al（eds）：Burns, A Team Approach. pp151-158, W.B. Saunders, Philadelphia, 1979
8) 森雄大, 他 熱傷創に対するトラフェルミン（フィブラス ト®スプレー）の検討. 熱傷 32：33-39, 2006
9) Akita, S et al：Basic fibroblast growth factor accelerate and improves second-degree burn wound healing. Wound Repair Regen 16：635-641, 2008
10) Janzekovic Z. A new concept in the early excision and immediate grafting of burns. J Trauma 10：1103-1108, 1970

（岸　慶太，宮脇剛司）

第Ⅴ章 ■ 外科・救急手技・ベッドサイド手技

15 包帯法と捻挫の基礎

1 骨折・捻挫の基礎と処置

ここでは骨折と捻挫について，基礎を確認しながら特に出会うことの多い足関節，前腕・手関節の処置についてみてみましょう．

A 骨折の基礎

骨折は過剰な外力が骨・関節に加わることにより起こり，時に血管・神経損傷などを伴うこともあるためプライマリの現場での適切な診断・処置を要します．

骨折の病態は様々であり，明らかな変形を伴う外傷や疼痛などがある場合はもちろん，そうでない骨折も多くあります．骨折が疑われる場合はまず局所の十分な観察を行います．視診上は明らかな腫脹・発赤などがなくとも，骨折の最大の特徴は圧痛点があることである（Malgaigne圧痛点）ため，丹念にその部位・分布を調べます．骨折が明らかであればその周囲に開放創がないかどうか，強い変形とそれに伴うしびれや麻痺などの神経症状がないかどうかを調べ，これらがみられれば早急に整形外科医にコンサルトします．特に開放創のある開放骨折では緊急手術の適応です．緊急性がなければ適宜シーネ固定し，整形外科の受診を指示します．

一方で外傷や転倒とそれに伴う強い圧痛など，臨床的に骨折が疑われるが単純X線上で明らかな骨折所見がみられない場合，「骨折がない」と患者さんに断言してはいけません．骨折のなかには単純X線上で転位や骨折が明らかでなく，時間とともに明らかになってくる場合（不顕性骨折）もあるため，このような場合は整形外科専門医がみても初回では診断がつかず，後日CTやMRIを撮影してようやくわかることがあります．そのため，「明らかな骨折はなさそうですが，骨折が隠れていることもあるので後日整形外科を受診してください」と説明・指示し，骨折が疑わしければ場合によりシーネ固定を行います．そうでなくとも固定することで痛みはやわらぐため，悩んだらとりあえず固定しておくのも一手です．

B 捻挫の基礎

捻挫は関節が生理学的範囲を超える動きを強制されたときに，関節の構成体の一部である靱帯や関節包，滑膜などが耐えきれずに破綻・損傷し，時に不安定性を呈する病態であり，プライマリの現場で特に接することが多くあります．そのため，包帯法による適切な固定・安定化による初期治療が重要です．ちなみに捻挫と鑑別すべき外傷として骨折があげられますが，一般的に捻挫は受傷した方向にストレスを加えると痛みを生じるのに対し，骨折の場合にはいずれの方向にストレスを加えても強い痛みがあるのが特徴です．捻挫はスポーツ傷害の30％を占め足関節，手指，膝関節の順に多いです．

C 骨折・捻挫に関わる手関節・足関節のみかた

1 手関節のみかた

図1a に，手関節診察のランドマークを示します．手関節は転倒の際に手をつくと母指基部（母指球）付近に応力が集中することが多いため，この部分の診察を学ぶことが重要です．母指を伸展し，手背側から長母指伸筋，短母指伸筋，長母指外転筋を触れます．長母指伸筋と短母指伸筋の間の部分が嗅ぎタバコ入れ（anatomical snuff box）と呼ばれ，舟状骨骨折の際に圧痛と腫脹がみられます．この骨折は単純X線でも非常にわかりにくく，圧痛を確認することで初めて診断に至ることも多くありま

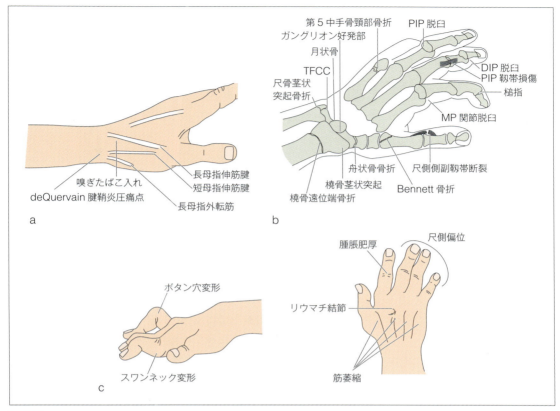

図1 手関節の診察
a：手関節診察のランドマーク．b：手関節の主要な外傷と部位．c：関節リウマチ性手指の所見

す．短母指伸筋と長母指外転筋の合流部（橈骨茎状突起）で腱鞘炎〔de Quervain（ド・ケルバン）腱鞘炎〕による圧痛を伴い，やはり手を使う職業などで罹患することが多い部分です．

図1bには手関節の外傷と部位を示します．各外傷の詳細は成書に譲りますが，橈骨遠位端骨折，尺骨茎状突起骨折などの骨折では同部に強い圧痛，腫脹や変形があることが特徴です．その他，各関節付近での靱帯損傷・骨折に注意します．手関節は単純X線で骨折線がはっきりしないこともあるため，痛みが強い場合はシーネ固定のうえ，後日整形外科外来受診を指示します．

図1cに，慢性炎症に伴う手指関節の一例として関節リウマチ性手指の所見を示します．関節リウマチでは多発性で左右対称性の関節腫脹・変形が近位指節関節（PIP）を中心に認められます．一方，変形性関節症では類似の所見が遠位指節関節（DIP）上にみられます（Heberden結節）．

❷ 足関節のみかた（捻挫を中心に）

足関節（図2）では，解剖学的に外果のほうが内果より下にあることから打返し（内反）の方向への負荷がかかりやすく，したがって内反強制（内くじき）での受傷が多いです．サッカーなどのスポーツ中に足関節捻挫をしたことのある人は，思い返せばほとんど内くじきでの受傷ではなかったでしょうか．

内反捻挫を見たときは足の外側の4か所，すなわち①外果の前下方（前距腓靱帯），②後下方（踵腓靱帯），③第5中足骨基部，④前距腓靱帯と第5中足骨の中間（二部靱帯付近）を中心

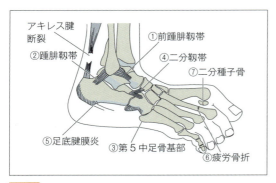

図2 足関節

足関節捻挫におけるチェックポイント．①，②の圧痛の場合は内反ストレス撮影を行って距骨上面の傾斜が開く場合は整形外科にてギプス・手術が必要になることがある．③の場合も同様であるが，④の場合は自然軽快することも多い．⑤の足底腱膜炎では踵骨の足底腱膜起始に圧痛を認める．⑥の中足骨骨幹部に圧痛があるときは疲労骨折を考える．⑦の二分種子骨は母趾MTP関節足底部に圧痛があるが，同部は痛風発作でも痛みが起こることが多い．この場合，熱感と腫脹が著明になることも多い．

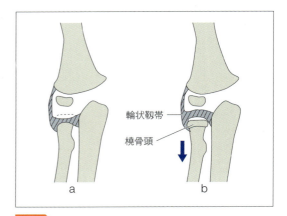

図3 肘内障の病態

a：正常．b：肘内障．橈骨頭を束ねる輪状靱帯が幼児では未熟であり，腕を引っ張るなどの牽引力で橈骨頭から逸脱することで前腕の回旋障害と痛みを生じる．年長児では起こりにくい．

に調べます．①，②の圧痛の場合は内反ストレス撮影を行って距骨上面の傾斜が開く場合は整形外科にてギプス・手術が必要になることがあります．③の場合も同様ですが，④の場合は自然軽快することも多いです．

これらのチェックポイントについて，腫脹と発赤，皮下血腫の有無，疼痛・圧痛の程度などを丁寧に観察します．

❸ 肘内障のみかた

幼児では橈骨頭が発育不十分であるため，これを束ねている輪状靱帯が容易に外れてしまい前腕の回旋障害を起こすことがあります（図3）．この状態が肘内障であり，患児は痛がって患肢を動かそうとしません．

ぐずる幼児を強引に連れて行こうと手を引っ張る，父親が子どもの腕をぶら下げる形で遊ぶ，などの牽引外力で生じます．痛みのために腕を動かさなくなることから，肩が外れた，という主訴で救急外来に来ることが多いのですが，実際にはほとんどが肘内障です．したがって初診医はまず肘内障を疑うべきですが，肘部の変形や腫脹，強い痛みを伴う場合などは上腕骨顆上骨折などの可能性も念頭に置きます．整復にあたっては図4に示すように母指を橈骨頭にあてがいながら前腕を回外・屈曲することで行います．橈骨頭はその付近に母指をあてがい，他動的に回内外させると連動して皮膚の深層で回転する骨性隆起として容易に触知されます（事前に自分の前腕で触知してみるとよいでしょう）．

整復完了は患児が痛みなく上肢（特に肘）を動かすことで確認されますが，たいていの場合整復の直後は涕泣のためはっきりしないことが多いです．効率よく確認するコツとしては整復後に待合室で10分程度待機してもらい，患児が落ち着いてから再診し，医師が患児を抱っこして少し離れたところから親に呼んでもらうことです．このときに患肢を健肢と同じように前方に差し出して親のほうに行こうとしているようなら整復の確認は終了です．輪状靱帯が発達する年長児頃までは再発することも多く，腕を強く引っ張るなどはしないよう指導します．ただし上腕骨顆上骨折の場合は疼痛部位は類似するが整復処置を行っても症状は改善しないため，整復手技で改善がない場合はシーネ固定のうえ，可及的に整形外科を受診させます．

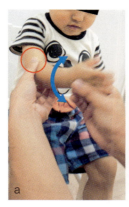 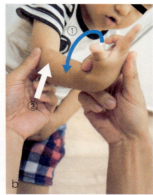 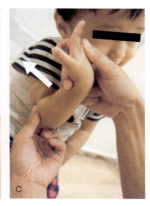

図4 肘内障の整復

a：橈骨頭はその付近に母指をあてがい，他動的に回内外させると連動して皮膚の深層で回転する骨性隆起として容易に触知される（自分の前腕で触知してみるとよい）．肘内障整復では幼児と向かい合い，橈骨頭の前面に拇指をあてがう．
b：腕を回外しながら（①）ゆっくり屈曲（②）していく．
c：すると整復音（クリック）を触知しながら整復される．もしクリックを感じないようであれば逆に回内しながら屈曲する．これを繰り返すことで整復される．

2 包帯法・関節固定の実際

A 包帯法・関節固定の目的

関節固定および包帯法は外傷・救急の初期対応では最も身近かつ手軽な手技の1つであり，専門科によらず確実に実施することが求められます．包帯法・関節固定をより効果的に行うためには，まずその目的をしっかりと理解しましょう．

①創傷保護：創傷を被覆し物理的バリアを設けることで外部からの刺激や細菌感染を含む異物による汚染を防止し，また創部からの滲出を吸収させる効果もあります．創傷のある場合は清潔操作にも注意します．
②支持：ガーゼやシーネ，ドレーンなどを身体に固定します．
③圧迫：浮腫や腫脹・出血の予防，治療に用います．末梢血管・循環障害がなければ弾性包帯を用いて末梢から中枢に向かって強めに巻き上げるのが有効です．末梢循環障害や組織脆弱性のある患者では過度に巻かないよう注意します．

④固定：患部の安静や固定，鎖骨骨折・肩甲骨骨折などの際に上肢を体幹に固定します（Desault固定，Velpeau固定など）．手術部位の固定や術創離開予防，患部の運動制限による安静保持などの役割も担います．

B 包帯の種類と巻きかた

1 包帯の種類

包帯の種類にはいくつかありますが，救急外来の場で使用する包帯には主に次のようなものがあります（図5）．

①伸縮包帯：木綿糸に特殊加工を施し，製品によってはゴム糸を織り込んだりすることで弾力性を実現した包帯であり，現在ではこれが主流です．熟練しなくともほどけにくい，圧迫による苦痛が少ない，ガーゼを固定する際にもずれにくいといった特徴があります．
②弾性包帯：伸縮包帯の厚手のもの．捻挫症例などで関節の強固な固定が不要な場合は厚めの弾力包帯を関節周囲に巻くことで固定効果が得られます．また捻挫の予防にも用いられます．そのほか，浮腫予防や筋挫傷における局所の圧迫にも有効です．

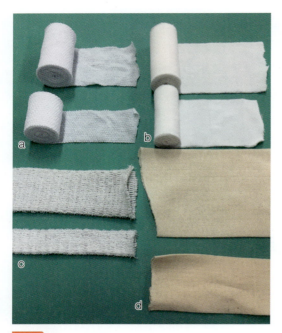

図5 包帯の種類
a：伸縮包帯．b：弾性包帯．c：チューブ包帯．d：ストッキネット．
それぞれ，太さにより複数の種類が用意されているため，病態や患部の広さ・大きさと目的に応じて使い分ける．

③チューブ包帯：細いものは指の創傷に対してガーゼの固定などに適しています．ストッキネットはガーゼ固定やギプス固定時にも用いることができるほか，上腕骨のVelpeau（ベルポー）固定（後述）などにも使用できるため汎用性が高いです．

包帯は，柔らかく伸縮性の高いものほど厚く巻いたときの圧迫力が強くなるため，指などの細い末梢部では循環障害を起こし運動の妨げになることがあります．このため包帯を巻いたあとも循環障害の有無を確認しやすいよう，末梢部分はできるだけ露出するようにします．また，巻く場所によって包帯の太さ・長さを選択し包帯の過不足に陥らないよう留意しましょう．

❷ 包帯の巻きかた

図6に包帯の基本的な巻きかたを示します．それぞれの巻きかたの特徴を踏まえ，最終的には適切な圧迫力と固定力を得ることが重要です．関節を含む部分は良肢位（後述）とし，運動可能な部分の動きは妨げないようにします．

また，上肢骨折や脱臼に対する上肢固定の処置として最も簡易な固定法は三角巾の使用ですが，図7に示すようなストッキネットによるVelpeau固定や弾力包帯・バストバンドを併用した上腕固定も有効です．

❸ シーネによる関節固定の概要

骨折や不安定性の強い捻挫などではシーネによる関節固定を行います．関節固定の原則は骨折部を挟んだ近位と遠位の2関節固定です．この際，図8に示すような機能的肢位（良肢位）で固定することで患者のADL障害を最大限防止するほか，固定に伴う関節の拘縮などがもたらす治療後の機能障害を予防します．

良肢位がとれたらシーネにて固定します．長さ・大きさがあらかじめ決められたソフトシーネが用意されている場合は，固定する関節の大きさと固定範囲を考えて使用する製品を選択し固定します．

近年は水で濡らすことで硬化する水硬性ファイバーグラススプリントも頻用されています（図9）．図10に頻度の高いシーネ固定である足関節，前腕部，肘関節の固定を示します．各関節とも上記の原則に則って良肢位にて固定しますが，この固定はあくまでプライマリでの応急処置であり，固定後適宜専門医にコンサルトしましょう．

▶ 足関節捻挫にみる関節固定の実践

救急外来で遭遇することも多い足関節捻挫を例に，包帯法を含む処置をみてみましょう．
捻挫とは関節が生理学的範囲を超える動きを強制されたときに関節の構成体の一部である靱帯や関節包，滑膜などが破綻・損傷し時に不安定性を呈する病態です．そのため，包帯法による適切な固定・安定化による初期治療が重要です．
関節捻挫の治療において重要なのがRICE療

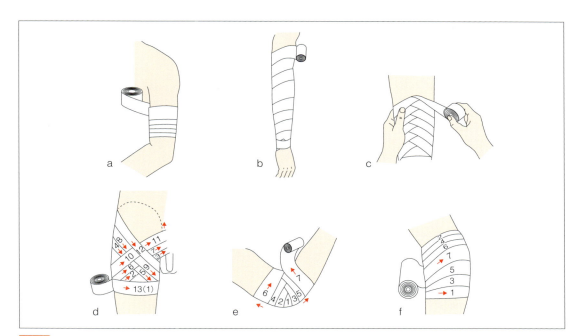

図6 包帯の巻きかた

包帯は遠位から近位に向けて，また過度な巻きすぎによる循環不全をきたさないよう注意しながら行う．
a：らせん巻（らせん帯）：末梢から中枢にかけてらせん状に1/2ずつ重ねながら巻く．シーネを一時的に固定したり，包帯を節約する場合に使用．
b：繰り返し巻（蛇行帯）：胸部，前腕のように上下の周囲に差がないときに包帯を重ねないで一定の間隔を空けて巻く．広い範囲のガーゼや副木などを患部に固定する．
c：折り返し巻（折転帯）：大腿や下腿，前腕のように上下の周囲に差があるときは交差による包帯同士の摩擦による固定を意識しながら巻く．
d：麦の穂巻（上行麦穂帯）：股関節，肩関節，足関節など大きく動く部分に有効．伸側で交差させながら8の字を描くように巻く．
e：亀の甲巻1（離開亀甲帯）：膝関節，肘関節に有効．中央から上下に（屈側で交差させながら）巻く．
f：亀の甲巻2（集合亀甲帯）：上と下から中央に巻く．

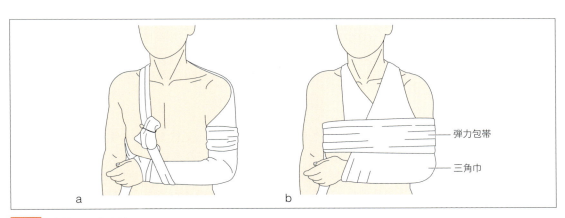

図7 上腕の固定方法

a：ストッキネットを用いたベルポー固定．簡便かつ確実な良肢位固定が得られるが施行には若干慣れが必要である．
b：三角巾と弾性包帯を併用した上腕固定であり簡便でありプライマリの現場では使いやすい．弾力包帯の代わりにバストバンドを用いてもよい．

15 包帯法と捻挫の基礎

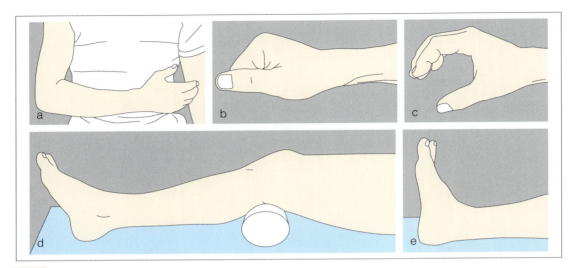

図8 代表的な関節の機能的肢位（良肢位）．
a：肘関節（90°屈曲，回内外中間位）．b：手関節（20°背屈位）．c：手指（物を把持する形）．
d：膝関節（15°屈曲位）．e：足関節（底背屈中間位）．

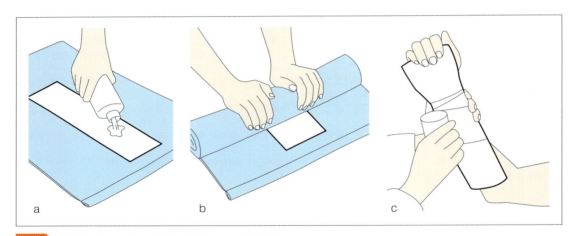

図9 水硬性ファイバーグラススプリントの使用法
片面を少量の水で濡らし(a)，余分な水分をタオルにて吸収する(b)．その後(c)濡れていない面を患部に当て，弾力包帯で固定する．濡らした水硬性ファイバーグラススプリントは，時間とともに発熱しながら硬化するため，硬化が完成するまでは良肢位を保つように注意する．

法です（図11）．これは Rest（安静：組織のさらなる損傷を防ぎ，止血を促進する），Ice（冷却：組織を冷却することによって腫脹，出血，痛み，炎症を少なくする．最大の効果を上げるには受傷後15分以内に冷却する），Compression（圧迫：内出血や腫脹を防止），Elevation（挙上：心臓より高く挙上することで静脈圧を下げ，さらに血液や体液を重量の方向へ下げる）という4つの処置を指します．

RICE療法の実施にあたっては，まず副子やテーピングで足関節を中間位（背屈0°）に固定し，弾性包帯で均等に圧迫します．その上からビニール袋に氷片を入れたものを損傷部に巻き付けて冷却し，机の上に高く上げるようにします．10～30分冷却して患部の感覚がなくなったら外し，30分程度おいてまた痛みが出てき

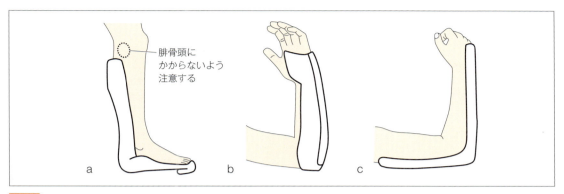

図10 頻度の高いシーネ固定
a：足関節：足関節周囲の骨折や靱帯損傷が適応．シーネ近位端が腓骨頭に当たらないよう注意する（腓骨神経麻痺の予防）．
b：前腕部：前腕骨の遠位端骨折が適応．
c：肘関節：肘関節周囲の骨折が適応．

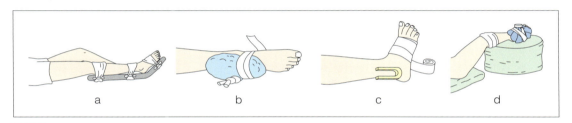

図11 RICE療法の実際
a：弾力包帯，テーピング，副木や足関節固定装具で固定する．
b：氷をビニール袋に入れ，タオルでくるんで冷やす．最初は約20分間，30分休んで以後継続的に受傷後24〜48時間まで．
c：足関節を良肢位にて弾力包帯で圧迫固定する．くるぶしをU字に採型したスポンジで保護してもよい．巻きかたは足先から中枢に向かって内巻きとし，足先の痛みやしびれのない程度の強さとする．
d：疼痛・腫脹の軽減と予防のため，患部を氷嚢で冷やし，心臓より高い位置に挙げるように指導する．

たら冷却します．ただし，就寝中は凍傷の予防のため冷却せずに圧迫包帯のみを使用します．

▶おわりに

本項では，捻挫・骨折の基礎と包帯法・関節固定の概要について述べました．救急外来やベッドサイドでの包帯法，関節固定は専攻科にかかわらず外傷の急性期を中心に求められる手技であり，患者の状態を把握しながら適切な包帯法を施行してください．包帯を巻くうえでは，実施の目的と部位を把握したうえで適切な方法を選択し，ある程度のテンションをかけて巻くなどの工夫をしないと，後日包帯が緩みシーネがずれ，患者にとってはただの「じゃまな布」「いらない棒」になってしまうので注意が必要です．

参考文献
1) 冨士武史，他（編）整形外科研修何でも質問箱 145 ─診療現場での？に答える．南江堂，2007
2) 大谷晃司：救急外来で役立つ！ シーネ固定をマスターしよう．レジデントノート 14：2896-2903，2013

（折田純久）

索　引

■ 和文

あ

アイコンタクト　9
アキレス腱反射　104
アクシデント　25
アセトン　180
アデノウイルス　118
アドソン型鑷子　258
アドバンス・ケア・プランニング　7, 36
アドレナリン　241, 243, 244
アドレナリン自己注射薬　245
アトロピン　245
アナフィラキシーショック　245
　──, 局所麻酔薬　249
アミオダロン　241, 243
アミド型, 局所麻酔薬　248
アルギン酸塩　269
アルコール　126
アルコール過敏症　156
アルコール固定　179
アルコール綿　156
　──, 圧迫用の　168
あいづち　9
編み糸　255
挨拶　9
悪性リンパ腫　85
握雪感　73
圧痕性浮腫　96
圧痛点　85, 274
穴あきドレープ　209

い

イソプロテレノール　244
イレウス　84
インシデント　25
インシデントレポート　27
インターフェロン　90
インフォームド・コンセント　4
インフルエンザ　23
インフレーションルーメン　202
いびき音　76
医師・患者関係　2
医師像, 望まれる　2

医療安全　25
医療過誤　25
医療行為　25
医療事故　25
医療紛争　25
医療面接　8
胃炎　84
胃管挿入　194
胃癌の腹膜浸潤　85
胃洗浄　194
胃蠕動音　84
胃内容物確認　194
異常眼球運動　59
異常
　── な呼吸音　112
　── な姿勢　112
異所性妊娠　121, 124
違法薬物　126
意識障害　98, 126
意思決定支援　7
意思決定プロセス　4
一次救命処置の継続　239
一次心肺蘇生法　237
　──, 一般市民（市民救助者）の　243
糸の種類　254
陰性波　136

う

ウイルス血症　107
ウイルス性発疹症　108
うっ血性心不全　75
うっ血帯　272
うっ血乳頭　60
右上斜筋麻痺　57
内くじき　275
促し　9

え

エアーウェイスコープ　222
エアウェイ　224
エアリーク　226
エステル型, 局所麻酔薬　248
エタノール綿　156

エチルアルコール　180
壊死性筋膜炎　97
永久歯　63
栄養失調　89
栄養障害　96
腋窩の触診　80
腋窩ブロック法　252
円刃刀　258
炎症性疾患　97
炎症性腫脹　45
炎症性乳癌　77
炎症反応, 関節　90
遠位指節関節　275
塩化ベンゾザルコニウム　265
嚥下障害　102

お

オピオイド製剤　94
汚染創　269
横紋筋肉腫　53
温度表　23

か

カットグット　255
カテーテルの留置位置　186
カデキソマー・ヨウ素　271
カテコラミン　244
カプノグラム　225
カラヤヘッシブ　267
カルシウム拮抗薬　97
ガーゼ　267
ガーゼ圧迫　260
ガーゼ交換　265
ガイドワイヤー挿入, 中心静脈穿刺　185
癌性腹膜炎　82
下大静脈の観察, 超音波　146
下咽頭梨状窩瘻　45
下顎骨　42
下顎骨関節突起　63
下顎頭　62
下肢 Mingazzini 試験　102
下肢静脈血栓症　148
下肢の膝立て　98

下斜視眼　53
下部胸郭の触診　72
下壁誘導　136
下方視　56
火炎固定　179
化膿性関節炎　91
仮性動脈瘤　171
価値判断　39
家族性疾患　14
家族歴　10, 14, 19
過剰共鳴音　73
過多月経　120
過敏性腸症候群　84
嗅ぎタバコ入れ　274
画像診断, ベッドサイドの　150
回転性めまい　99
開瞼困難　53
開口障害　49
開放型質問　8, 12, 127
開放骨折　274
解釈モデル　11, 14, 19
解離性大動脈瘤　89
外頸静脈　48
外頸静脈穿刺　162
外頸動脈　42
外肛門括約筋　206
外耳炎　50
外傷　269
外傷性ショック　246
外転神経麻痺　57
外尿道口の消毒　200
外用薬　269
咳嗽試験, 腹膜炎　83
踵落とし試験, 腹膜炎　83
喀痰　178
拡張期雑音　67, 68
拡張期ランブル　67, 68
角針　254
角針付ナイロン糸　256
角膜反射　56
顎炎　61
顎下三角　43, 45
顎下腺　42
顎下腺炎　50
顎下部　46
顎下リンパ節　61
顎関節脱臼　62
肩呼吸　112

活性酸素　220
活動電位　248
滑車神経麻痺　57
空嚥下　102
甘麦大棗湯　97
肝下縁触診　86
肝叩打診　83, 86
肝硬変　86, 95
肝腫大の評価　86
肝腫瘍　86
肝縦径　86
肝臓の診察　86
肝濁音域　86
肝被膜炎　82, 86
陥凹, 腹部　82
陥没呼吸　112
患者確認　9
間欠熱　23
間質性肺疾患　75
感覚鈍麻の検査　104
感染症診療　178
感染性心内膜炎　89
関節炎　91
　──, 血漿誘発性の　91
関節可動域　91
関節固定　277
関節診察の実際　90
関節痛　89, 91
関節の基本解剖構造　90
関節のみかた　89
関節リウマチ性手指　275
眼位　98
眼位検査　56
眼科　53
眼科剪刀　258
眼窩膿瘍　53
眼窩吹抜け骨折　59
眼窩蜂窩織炎　53
眼球運動　99
　── 検査　56
眼球運動制限　56
眼球・眼瞼結膜充血　108
眼球後退症　53
眼球穿孔　53
眼球突出　53
眼瞼下垂　53, 99
眼瞼結膜の蒼白　71
眼瞼びらん　108

眼瞼縫合　53
眼脂　108
眼底鏡　54
眼底検査　59
眼輪筋の筋力低下, 軽度の　100
眼裂狭小　99
顔面の左右差　100
顔面の痛覚　100

き

キーゼルバッハ部位　246
キサントクロミー　193
キチン　269
気管　42
気管カニューレ　235
気管呼吸音　74
気管支拡張症　75, 76
気管支呼吸音　74
気管支喘息　75
気管腫瘍　76
気管短縮　71
気管チューブ　152, 222
気管内異物　76
気胸　73, 151, 208
　── の有無の評価　145
気道, 小児の　112
気道確保　237
気道熱傷　270
気道閉塞解除法　114
希死念慮　129
起坐呼吸　112
既往歴　10, 14, 19
亀背　72
機能的肢位　278
偽眼瞼下垂　53
偽痛風　91
義歯不適合　65
脚ブロック　68
逆 Monro 点　214
逆三角針　254
吸気終末クラックル　75
吸気全汎性クラックル　75
吸気早期クラックル　75
吸気早中期クラックル　75
吸収性縫合糸　255
吸収性無気肺　220
吸入酸素濃度　218
急性眼球突出　53

急性期腰痛　94
急性心筋梗塞　70
　──，ST上昇型　66, 139
急性腎不全　96
急性前立腺炎　207
急性僧帽弁逆流症　66
急性大動脈解離　70
急性胆嚢炎　147
　──の超音波画像所見　148
急性虫垂炎　118
急性尿閉　201
急性膿胸　208
急性溶連菌感染後糸球体腎炎　96
巨大下腹部腫瘤　85
挙児希望　120
虚血性神経麻痺　57
虚血性心疾患　142
虚血判定基準　142
教育プラン　16, 19
共感　129
共感的態度　2, 9
共同偏視　98
共鳴音　73
狂犬病予防接種　270
協調運動　103
胸郭の左右差　72
胸腔ドレーン挿入　208
胸腔内チューブ　153
胸骨圧迫　237
　──のみのCPR　239
胸骨切痕　71
胸鎖乳突筋　42, 71
　──の緊張　76
胸鎖乳突筋後縁　43
胸水　73, 85, 150
　──の評価　152
胸水貯留　208
胸痛　70
胸腹部触診　73
胸部単純写真　150
胸部誘導　136
胸壁トンネル　210
胸膜摩擦音　76
強度遠視眼　53
強皮症　89
強力ネオミノファーゲンシー®　97
強彎針　254
鏡検　178, 181

仰臥位　205
凝固帯　272
局所浸潤麻酔　248, 250
局所性浮腫　96
局所麻酔　248
局所麻酔薬　248
　──の合併症　249
局所麻酔薬中毒　249
近位指節間関節　275
筋萎縮　89
筋炎　90
筋鉤　235, 260
筋挫傷　89
筋トーヌス　98
筋肉，四肢　89
筋把握痛　90
筋膜切開　89
筋力検査　102
筋力低下　90
菌血症　175
緊急気道確保
　──侵襲的　230
　──非侵襲的　224
緊急輸血　135
緊張性気胸　72, 145, 151, 208
緊張性胸水　72

く

クーパー靱帯　77
クーパー剪刀　258
クラミジア感染症　121
クリスタル紫液　179
クループ　76
グル音　84
グルカゴン　245
クレアチンキナーゼ上昇　90
クロルヘキシジン　265
クロルヘキシジンアルコール　175
クロルヘキシジン綿　156
グラム染色　178
グリーフケア　36
駆血帯　156
　──の巻きかた　158
口すぼめ呼吸　71
口の診療　49

け

ゲイン　143

形成剪刀　258
経過記録　19
経口エアウェイ　227
経鼻胃管　153
経鼻エアウェイ　224
経腟的超音波検査法　122
痙攣重積　117
痙攣の対処方法，小児　116
傾聴　127
稽留熱　23
頸管熟化の評価　122
頸管ポリープ　122
頸管無力症　123
頸静脈虚脱，吸気時の　71
頸動脈　42
頸部診察　42
血液型判定　132
血液培養　175
血液分布異常性ショック　245
血縁結婚　121
血痂　108
血管
　──，四肢　89
　──の触診方法，点滴挿入　163
　──を探すポイント，末梢静脈路
　の確保　159
血管外漏出　160
血管雑音　88
血管神経性浮腫　97
血管浮腫　97
血胸　208
血腫　267
血小板輸血　135
結婚年齢　120
結紮処置　260
結膜縫合　256
月経　10, 120
月経前浮腫　96
月経歴　120
研修医　38
検査データ　15, 19
牽引試験　59
嫌気ボトル　175
腱鞘炎　275
幻聴　128
限局性腹膜炎　82
現病歴　14

284　索引

こ

コカイン　248, 250
コミュニケーションエラー　25
コミュニケーションスキル　8
コルセット　94
コンタクトレンズによる眼瞼下垂
　　　　　　　　　　　　　53
コンタミネーション　175
コンパートメント症候群　89
コンベックス型プローブ　144
子どもへのアプローチ　32
呼気延長　71
呼気終末二酸化炭素濃度　243
呼気努力　73
呼吸
　―― に関する診察　71
　―― の深さ　71
呼吸音　74
　――, 異常な　112
呼吸回数　71, 76
呼吸窮迫　113
呼吸困難　71
呼吸困難時の危険な徴候　76
呼吸数　23
呼吸性変動, IVC 径の　147
呼吸努力　48
呼吸不全　113
呼吸補助筋　71, 73
股関節屈曲位　84
鼓音　73
鼓音帯　85
鼓音濁音境界線　85
鼓膜　52, 118
誤嚥性肺炎　65
口腔アフタ　108
口腔内　49
　―― の器官　61
口腔の診査　61
口唇びらん　108
叩打診, 腹膜炎　83
甲状腺機能亢進　89, 90
甲状腺機能低下症　90, 95
甲状腺腫瘍　76
甲状腺の診察　46
甲状腺眼症　53, 59
甲状軟骨　42
光覚　53
好気ボトル　175

交差適合試験　133
肛門括約筋　206
肛門鏡　206
肛門周囲の観察　204
肛門の構造　204
抗アクアポリン4抗体陽性脊髄炎
　　　　　　　　　　　　　60
抗菌薬　175
抗原抗体反応　132
拘束性換気障害　72
咬合　63
後交通動脈瘤　56
後腹膜炎　83
降圧薬　96
高血圧　96
　―― 患者　88
高血圧網膜症　60
高酸素血症　220
喉頭蓋炎　76
喉頭ファイバー　198, 236
項部硬直　98, 118
硬膜外膿瘍・血腫　93
硬膜外ブラッドパッチ　193
硬膜内くも膜下腔　192
構音障害　101
合成糸　255
骨折　90, 92, 274
根尖性歯根膜炎　61
根本原因分析　27

さ

サージカルマスク　175
サマリー　21
左脚ブロック　141
左心不全　75
左右総腸骨動脈　88
鎖骨　42
鎖骨上縁　43
鎖骨上窩　43, 45
　―― の診察　46
鎖骨上窩陥凹　76
　――, 吸気時の　71
挫滅創　269
再膨張性肺水腫　209
細胞外液　95
細菌性髄膜炎　118
細菌性肺炎　75
裁判外紛争解決　25

擦過創　269
雑剪　258
三角巾　278
三脚姿勢　112
産婦人科の問診　120
酸化亜鉛　271
酸素解離曲線　220
酸素投与器具　218
酸素投与法　218
酸素飽和度　218
酸素療法の目的　218

し

シーソー呼吸　72, 76
シーネ固定　274, 278
システムエラー　27
システムレビュー　14
ショック　89, 245
　―― の重症度, 小児　114
ジメチルイソプロピルアズレン
　　　　　　　　　　　　　271
ジャクソンリース回路　226
しびれ, 動脈血採血　172
子宮腟部　122
子宮腟部びらん　122
止血　258, 260
止血鉗子　260
四肢静脈内血栓　148
四肢の診察　89
四肢の動脈　89
死戦期呼吸　237
死の三兆　36
死亡診断書　37
弛張熱　23
刺創　269
肢誘導　136
指数弁　53
指導医　39
姿勢, 異常な　112
視診
　――, 眼科　53
　――, 胸部：心臓　66
　――, 胸部：肺　71
　――, 頸部　45
　――, 直腸診　206
　――, 乳房　77
視力検査　53
歯科　61

285

歯根膜炎　61
歯式　63
歯髄炎　61
歯槽骨炎　61
歯痛　61
試験管法，血液型判定　132
試験穿刺，腹腔穿刺　214
自己紹介　9
自己省察　39
自己振り返り　27
自殺企図者　129
自動体外式除細動器　237
自律尊重　3
耳下腺　42
耳下腺炎　50
耳管開口部　52
耳鏡　50
耳小骨　52
事前指示　7
持針器　258
色素沈着　89
舌　50
疾病診断　15
膝蓋腱反射　104
膝胸位　205
膝肘位　205
斜角筋　71
芍薬甘草湯　97
弱彎針　254
尺骨茎状突起骨折　275
手術部位感染　266
手動弁　53
主訴　14, 19
腫脹　45, 267
——，関節　90
腫瘍性腫脹　45
腫瘍性病変　45
収縮期雑音　68
周術期口腔機能管理　64
終末期　5
十二指腸炎　84
重症筋無力症　53, 58
重症脊椎疾患　93
重症多発外傷　143
重症薬疹　108
重点診察，身体所見　15
出血性ショック　246
出血斑　89

術後の創部の診察　267
純コレステロール結石　147
循環血液量減少性ショック　246
循環動態モデル　146
潤滑用ゼリー　227
初期計画　15
初期評価　15
初期プロブレムリスト　15
徐呼吸　71
徐脈性不整脈　142, 244
除細動　237, 239
小円刃刀　258
小柴胡湯　97
小青竜湯　97
小尖刃刀　258
小腸蠕動音　84
小腸ポリープ　118
小児　111
　　—— の Glasgow Coma Scale
　　　　　　　　　　　　　　　115
　　—— の意識レベルの評価　115
　　—— の気道　112
　　—— の診察　32
　　—— のバイタルサイン　112
小児患者の第一印象　111
小児診察のコツ　111
小脳扁桃ヘルニア　192
消化管運動の確認　84
消化管炎症の確認　84
消化管ガス　84
消化管蠕動　84
消化管蠕動音　83
消毒　265
消毒薬　156
症状　19
衝動性眼球運動　58
踵腓靱帯　275
上眼瞼挙筋麻痺　53
上肢 Barré 徴候　102
上肢固縮　104
上部胸郭の触診　72
上部尿路感染症，乳幼児の　119
上腕骨顆上骨折　276
上腕三頭筋反射　104
上腕動脈，動脈血採血　168
上腕二頭筋反射　104
常位胎盤早期剝離　121
静脈瘤　121

静脈ルート　48
静脈路確保，前腕以外の　162
触診
　　——，胸部：心臓　66
　　——，胸部：肺　72
　　——，頸部　45
　　——，乳房　78
植皮術　272
褥瘡　108
触覚　104
触覚振盪　73
心エコー　66
心音，過剰な　68
心窩部痛，産婦人科　121
心起電力　136
心原性ショック　245
　　——，小児の　246
心雑音　68
　　—— の音量　66
心室細動　239, 243
心室中隔穿孔　66
心室頻拍　240
心収縮不良　245
心静止　240, 243
心臓　66
心タンポナーデ　144, 149
心停止　244
　　——，小児患者における　111
　　—— の判断　237
心停止波形　239
心電図　136
心電図基本波形　136
心電図判読　137
心囊水　85
心肺蘇生法　237
心拍数　137
心不全　95
心膜摩擦音　68
心理検査　128
身体所見　15, 19
身体診察，浮腫　96
身体表現性障害　90
伸縮包帯　277
呻吟　112
神経　98
神経局所徴候　98
神経根　191
神経障害性疼痛　90

神経障害性疼痛，腰痛　94
神経損傷，動脈血採血　174
真皮縫合　256, 263
振動覚　106
進行乳癌　78
深頸部の診察　46
深部腱反射　98, 104
深部静脈血栓症　97
診断プラン　15, 19
診療録記載　14
新鮮凍結血漿輸血　135
人工呼吸　237
人工真皮　269
腎盂腎炎　83, 87
腎腫瘍　87
腎触診　87
腎双手診　87
腎臓の診察　87
腎動脈狭窄　88
腎動脈部　88
腎の位置異常　87
腎不全　95

す

スキンシップ　33
スクォーク　76
スクリーニング診察，身体所見　15
スタチン　90
ステロイド　271
ストッキネット　278
ストライダー　75
ストレスコーピング　12
ストレッサー　12
スニッフィングポジション
　　　　　　　　　112, 222, 229
スパイナルドレナージ　193
スピリチュアル・ケア　5
スプーン様爪　89
スライドガラス　178
スルファジアジン銀　271
水硬性ファイバーグラススプリント
　　　　　　　　　　　　　278
水痘　118
水痘帯状疱疹ウイルス　107
水分バランスの評価　152
水泡音　75
膵炎　83, 87
膵臓の診察　87

錐体外路症状　103
髄液の採取　192
髄膜徴候　98

せ

生活歴　14, 19
生食綿球　265
生理食塩水　265
正常呼吸音　74
声音振盪　73
声門　222
声門上器具　114, 227
性器出血　120
清潔操作　175, 183
精神科　126
精神科チーム医療　128
精神科面接　128
精神疾患の成因　126
脊髄円錐　188
切開　258, 260
切創　269
切断　258
切断創　269
切迫早産　123
切離　258
赤血球液　134
説明責任，医師の　4
截石位　205
鑷子　258
舌圧子　49, 50
舌縁　50
舌潰瘍　108
舌骨　42
舌触診　62
舌偏位　101
先天性斜視　56
先天性心疾患，チアノーゼを伴う
　　　　　　　　　　　　　89
舟状骨骨折　274
染色　179
浅大腿静脈　148
穿刺　160
　──，動脈血採血　168
穿刺血管の選択　157
穿刺針
　── の構造　158
　── の持ちかた　159
穿刺排液，腹腔穿刺　215

穿刺部位，動脈ライン　174
　── の決定，動脈血採血　167
　── の消毒　176
線維筋痛症　90
全血輸血　135
全身性エリテマトーデス　89
全身性浮腫　96
全身発疹症，発熱がある　108
全身薬疹　108
前距腓靱帯　275
前脛骨筋　102
前頸骨浮腫　95, 96
前庭眼反射障害　100
前庭神経炎　100
前立腺
　── の構造　204
　── の直腸診　206
前立腺癌　206
前立腺体積　207
前立腺肥大症　207
前腕皮静脈　158
善行　3
喘鳴　75
蠕動音　83

そ

ソルコセリル軟膏　271
鼠径部リンパ節腫大　121
鼠径ヘルニア嵌頓　118
爪甲下線状出血　89
双鉤　260
双合診　122
双指診，歯科　62
双手診　50
早期除細動　237
早期心不全　75
相対的循環血液量減少性ショック
　　　　　　　　　　　　　245
相対的徐脈　23
相対的瞳孔求心路障害　54
相対的頻脈　23
挿管　222
挿管困難　222
挿管手技　222
挿管チューブ，カフ付きの　223
創傷保護　277
創治癒の確認　264
創の評価　262

創部消毒　265
創部洗浄　269
僧帽筋　42
僧帽弁開放音　68
総合診療専門医　3
総腸骨動脈　88
足関節捻挫　278
足背動脈，動脈ライン　174
側臥位　205
側壁誘導　136

た

タモキシフェン　90
ダイレーター拡張，中心静脈穿刺
　　　　　　　　　　　185
ダブルプロダクト　141
多発性硬化症　58,60
打診，胸部：肺　73
打診痛，腹膜炎　82,83
唾液腺　50
唾液の嚥下　102
唾石　45
体液貯留　85
体温の推移　23
対光反応　54
対座法，視野検査　53
胎児心拍数モニタリング　124
胎児スクリーニング　124
胎児超音波　124
胎児の well-being　124
帯状疱疹　107
大泉門　118
大腿動脈，動脈血採血　168
大腿動脈穿刺の禁忌　168
大腸炎　84
大腸癌　85
大腸蠕動音　84
大動脈炎症候群　89
大動脈解離　92
大動脈触診，腹部　88
大動脈隣接腫瘤　85,88
大伏在静脈，静脈路確保　162
代償性ショック　114
代理人指名　7
第一眼位検査　56
濁音　73
脱水　89
胆石（症）　147

胆嚢炎　87,148
胆嚢胆石　148
胆嚢の診察　87
単鈎　260
短拇指伸筋　274
痰詰まり　76
断続性ラ音　75
弾機針　254
弾性包帯　277

ち

チアノーゼ　89
チーマンカテーテル　199
チェストドレーンバックチューブ
　　　　　　　　　　　211
チューブ包帯　278
腟円蓋　122
腟分泌物　122
腟壁　122
中耳炎　50
中斜角筋　71
中心静脈圧　147
中心静脈カテーテル　152
　── 挿入　182
中心静脈穿刺　182
中枢性めまい　100
中毒性表皮壊死融解症　108
虫垂炎　85
　──，妊婦の　121
虫垂膿瘍　85
肘内障　276
　── の整復　277
長母指外転筋　102,74
長母指伸筋　274
超音波ガイド下穿刺，中心静脈穿刺
　　　　　　　　　　　185
超音波検査　143
超音波装置の設定　143
腸炎　84
腸管穿刺　216
腸管蠕動　83
腸重積症　118
調律　137
聴診
　──，胸部：心臓　66
　──，胸部：肺　74
　──，背部の　74
聴診器　67

聴診三角　74
聴打診法　73
直像鏡　59
直腸・肛門病変　204
直腸診　204
　──，産婦人科　122
　──，前立腺の　206
直腸の構造　204
治療プラン　15,19

つ

椎間関節　93
痛覚　106
痛風　91
爪　89

て

デキストラノマー　271
デクビタス撮影　150
デスクトップ型超音波装置　144
デブリードマン　269,271
デュロキセチン　94
デルマトーム　90
手足口病　118
手関節診察のランドマーク　274
手袋　156
低アルブミン血症　95,96
低血圧性ショック　114
低血糖性片麻痺　98
低酸素血症　71,89,218
低心拍出量　246
笛音　75
鉄欠乏性貧血　89
天然糸　254
点滴の挿入　163
点滴漏れ　109
点滴ルート　157
電位依存性 Na^+ チャンネル　248
電位分布　136
電気ショック　237,239
電気メス　260

と

トーヌスの亢進　98
トラフェルミン　271
トレッドミル試験　141
トロッカーカテーテル　209
ド・ゲルバン腱鞘炎　275

ドパミン　244
ドブタミン　244, 245
ドライタップ　193
ドラッグスクリーニング　126
ドレーピング　183, 262
ドレーン
　── の接続　211
　── の挿入　211
ドレッシング　264
徒手筋力検査　102
塗抹　178
努力呼吸　112
疼痛誘発　91
統合失調症　126
頭蓋内圧亢進（症）　57, 118
頭頸部　42
橈骨遠位端骨折　275
橈骨茎状突起　275
橈骨頭　276
橈骨動脈
　──, 動脈血採血　168
　──, 動脈ライン　174
　── の側副血行路の評価　168
橈側皮静脈, 静脈路確保　162
糖尿病網膜症　60
橙皮様所見　78
同名半盲　54
動眼神経麻痺　53, 54, 56
　──, 散瞳を伴わない　57
動物咬創　269
動脈血採血　167
動脈血酸素分圧　218
動脈硬化　88
動脈触診　168
動脈穿刺　167
動脈ライン　167, 174
　── の物品準備　173
動脈瘤解離　93
動脈隣接腫瘍　85
動揺歯　65
道具の持ちかた　258
導尿　199
　── の手技, 女性における　201
　── の手技, 男性における　200
瞳孔　98
瞳孔緊張症　54
瞳孔検査　54
瞳孔反応　54

瞳孔輻湊反応　55
瞳孔不同症　54
特発性浮腫　97
突発性局所性浮腫　97

な

ナイロン　255
内頸静脈穿刺　182
内肛門括約筋　206
内反強制　275
内反ストレス撮影　276
内反捻挫　275
内容指示　7
軟口蓋偏位　101

に

ニアミス　25
二次心肺蘇生法　240
乳管　77
乳がん　120
乳酸アシドーシス　117
乳歯　63
乳腺組織　77
乳頭　77
乳頭分泌　78
乳腺炎, 授乳期の　77
乳び胸　208
乳房
　── の構造　77
　── の視触診　77, 79
乳房皮膚の発赤　77
尿管結石　93
尿酸ナトリウム沈着　91
尿蛋白　96
尿道カテーテル　199
尿道周囲膿瘍　201
尿道損傷　200
尿膜管膿瘍　82
尿路結石　87
妊娠合併症　120
妊娠・分娩歴　120
妊婦健診　123
妊婦の虫垂炎　121
認知機能低下　126

ね

ネフローゼ症候群　95, 96
ネラトンカテーテル　199

熱型分析　23
熱傷　270
熱傷面積　270
熱性痙攣　118
年齢別予測最大心拍数　141
粘液水腫　97
捻挫　274
捻髪音　75

の

ノルアドレナリン　244, 245
ノンストレステスト　124
脳血管障害　98
脳腫瘍　98
脳脊髄液減少症　193
嚢胞　45

は

ハイドロコロイド　269
ハイドロファイバー　269
ハイドロポリマー　269
ハイリスク妊娠　124
ハッカーの変法　179
バーミー法　179
バイオリン弓式, メスの持ちかた
　　　　　　　　　　258
バイタルサイン　70
　──, 小児の　112
　── の正常値, 小児　114
バイポーラ　260
バケツの取っ手運動　72
バソプレシン　245
バッグバルブマスク　226
パーソナルスペース　128
パドルモード　240
パルスオキシメータ　219
ばち状指　89
波動触知, 腹水　85
破傷風予防接種　270
破折歯　65
播種性血管内凝固症候群　213
馬尾神経　191
肺　71
肺炎　75
肺音の分類　74
肺血栓塞栓症　70
肺高血圧症　218
肺水腫　75, 76

肺胞呼吸音　74
肺胞酸素分圧　218
背部叩打診　83
背部の聴診　74
敗血症　65, 175
　── の定義，新しい　177
敗血症性ショック　245
敗血症性心筋障害　245
拍動性腫瘤　85
剝脱創　269
剝離　258, 260
発熱，関節　90
鼻カニューレ　218
鼻の麻酔　194
針
　── の選びかた　254
　── の種類　254
針刺し事故　175
針捨てボックス　175
針付モノフィラメント合成吸収糸
　　　　　　　　　256
反跳痛，腹膜炎　83
反応性腫脹　45
汎発性腹膜炎　82, 83
汎発疹　107

ひ

ヒューマンエラー　27
ヒドララジン　97
ビア樽状胸郭　72
ビデオ喉頭鏡　222
ピロリン酸カルシウム沈着　91
ピンチング　246
びらん　108
皮下気腫　73
皮下組織の縫合　256
皮下剝離　260
皮脂厚の計測，腹部　82
皮疹　107
皮膚　107
皮膚陥凹，乳房　78
皮膚筋炎　89
皮膚欠損創　269
皮膚視診，膵臓　87
皮膚常在菌　175
皮膚切開　258
皮膚分節　90
皮膚縫合　254, 256, 262, 263

非圧痕性浮腫　96
　──，全身性の　97
非吸収性縫合糸　254
非言語性コミュニケーション　8,
　126
非心原性肺水腫　75
非ステロイド性抗炎症薬　97
非定型肺炎　75
非特異的腰痛　93
皮弁術　272
被覆材　269
悲嘆の過程　36
鼻出血　246
鼻翼呼吸　112
膝踵試験　103
表皮壊死，剝離　108
表皮ブドウ球菌　175
表面麻酔　248, 250
標準三角針　254
病的体験　128
病理解剖　37
貧血　71
頻呼吸　71
頻脈　67
頻脈性不整脈　140

ふ

フィードバック　38
フェイスシールド　239
フェイスマスク　218
フェイバー法　179
フォーリーカテーテル　199
フクシン水溶液　181
フルリコイル　237
ブクラデシンナトリウム　271
ブピバカイン　248, 250
ブロメライン　271
プレガバリン　94
プレスキャン　183
プローブの形状，超音波　143
プロカイン　248, 250
プロフェッショナリズム，医師の
　　　　　　　　　　2
プロブレム　19
プロブレムリスト　15
不顕性骨折　274
不正性器出血　120
不整脈の鑑別手順，心電図　140

不定愁訴，産婦人科　120
負荷心電図　136, 141
浮腫　85, 95
　── の分類，成因からみた　95
　── の臨床症状　95
腹腔穿刺　213
腹腔内遊離ガス　151
腹水　82, 85, 213
　── の診察　85
腹部　82
腹部外観　82
腹部形態の変化　82
腹部血管の診察　88
腹部血管の聴診　88
腹部視診　82
腹部腫瘤の診察　85
腹部触診，腹部腫瘤　85
腹部深触診　84
腹部浅触診，腹膜炎　83
腹部大動脈瘤　85, 88, 92
腹部打診，消化管運動　84
腹部聴診
　──，消化管運動　84
　──，腹膜炎　83
腹部表皮の視診　82
腹部膨満感，産婦人科　120
腹壁ドームの形状の視診　82
腹膜炎の診察　82
腹膜癌　85
腹膜刺激症状　82
腹満感　213
輻湊検査　55
輻湊反応　54
腹筋痛　83
糞便　85

へ

ヘガール型，持針器　258
ヘモクロマトーシス　89
ヘルパンギーナ　118
ベベル　190
ベル型聴診器　67
ベンチュリーマスク　218
ペアン　233
ペーシング　9
ペンホールド式，メスの持ちかた
　　　　　　　　　258
閉塞性イレウス　84

閉塞性肥大型心筋症　68
壁側胸膜穿刺　210
臍の視診　82

ほ

ポータブル胸部単純写真　150
ポケットマスク　239
ポビドンヨード　175, 265
ポリウレタンフィルム　269
ポリウレタンフォーム　269
ポリグラクチン　256
ポリディオキサノン　256
ポンプの柄運動　72
保護者対応, 小児患者　119
母子健康手帳　123
包交　267
包帯
　── の種類　277
　── の巻きかた　278
包帯法　277
蜂窩織炎　89, 97
縫合　254, 258
縫合針の種類　255
傍正中部橋網様体障害　58
膀胱穿刺　201
膀胱直腸窩　204
　──, 超音波　144
膀胱瘻造設　201
膀胱瘻挿入キット　202
膨隆, 腹部　82
発疹の性状　107
発赤, 関節　90
頬粘膜　50

ま

マイクロサージャリー　269
マイクロポア　267
マスク換気　225
マチュー型, 持針器　258
マッカンドー型鑷子　258
マッキントッシュ型喉頭鏡　222
マックグラス　222
マニュアル除細動器　237, 240
マノメーター　188
マルティフィラメント　255
マンシェット　115
まつげ徴候　100
曲がりの剪刀　258

麻疹　118
麻痺性イレウス　84
麻痺性斜視　56
膜型聴診器　67
末梢血管拡張　245
末梢循環の Starling の法則　95
末梢静脈路の確保　156
末梢神経ブロック　250
末梢性めまい　99
末梢動脈閉塞　89
末端肥大症　89
丸針　254
　──, 針先端が鈍い　254
慢性眼球突出　53
慢性気管支炎　75
慢性腎不全　96
慢性心房細動　68
慢性尿閉, 神経因性による　201
慢性肺疾患　89
慢性閉塞性肺疾患　71

み

看取り　36
水・ナトリウム貯留　96
耳の診察　50
脈拍　23

む

むくみ　95
無傷針　254
無気肺　72
無歯顎　63
無脈性心室頻拍　240, 243
無脈性電気活動　240, 243

め

メイヨー剪刀　258
メス　258
メタノール固定　179
メチルパラベン　248
メッツェンバウム剪刀　258
メピバカイン　248, 250
めど通し針　254
めまい　100
滅菌ドレープ　190

も

モスキート鉗子　209, 260

モニタリング　15
モニタリングプラン　19
モノフィラメント　255
モノフィラメント合成吸収糸　256
モバイル型装置, 超音波　143
毛細血管再充満時間　114
妄想　128
問診
　──, 産婦人科の　120
　──, 乳房　77
問題志向型システム　14
問題志向型診療記録　14
門脈圧亢進症　96

や

薬剤血管外漏出　109
薬剤性過敏症症候群　108
薬剤熱　23
薬剤歴　90
薬疹　108
　──, 紅斑丘疹型の　108
薬物起因性浮腫　97

ゆ

有害事象　25
指(趾)関節ブロック　250
指鼻試験　103

よ

用手的陽圧換気　226
溶連菌　118
陽圧換気　224
陽性波　136
腰椎穿刺　188
腰椎穿刺後の頭痛　190, 193
腰椎穿刺針　188
腰痛　93
　──, 鑑別が必要な　92
　──, 急がない　94
　──, 急ぐ　93
　──, 産婦人科　120
　── の分類, 原因の明らかな　91
　── のみかた　93
　── を呈する重症脊椎疾患の red flags　92
腰部脊柱管狭窄症　193

ら

ラットリング　76
ラリンジアルマスク　114
卵巣腫瘍　83, 85
卵巣腫瘍の茎捻転　121

り

リザーバー付きフェイスマスク
　　　218
リスクマネジメント　25
リドカイン　248, 250
リニア型プローブ　144
リビング・ウィル　7
リンパ節腫大　108
リンパ浮腫　97
流水音　84
留置針　156
　── の準備　160
　── の太さ　156
両耳側半盲　54
良肢位　278
良性頭位変換性めまい　100
倫理　4
輪状甲状間膜穿刺・切開　230
輪状甲状靱帯切開　114
輪状軟骨　42, 71
臨終の立会いかた　36
臨床経過　19
臨床倫理コンサルテーション　5, 6

る

ルーチン診察, 身体所見　15
ルーメン内圧　202
ルゴール液　180
るいそう　82
涙小管損傷　53
類上皮腫, 医原性の　191

れ・ろ

裂創　269
連続性雑音　68
連続性ラ音　75
老人性眼瞼下垂　53

わ

ワセリン　271
腕神経叢ブロック　251
腕橈骨筋反射　104

■ 数字・欧文

数字

5 の法則　270
9 の法則　270
10 番メス　233
11 番メス　233
15 番メス　233, 262
Ⅰ音とⅡ音の判別　67
Ⅰ音の分裂　68
Ⅱ音　68

A

A 抗原　132
ABCCO　178
ABCDE アプローチ　112
ABO 血液型　132
ABO 不適合輸血　135
Addison 病　89
Adie 症候群　54
Advance Directive　7
AED（automated external
　　defibrillator）　237, 239
Allen テスト　168
ALS　240
anatomical snuff box　274
ANZYCS-CTG17　246
Argyll Robertson 瞳孔　54
Arm drop test　98
Artz の基準　270
asystole　240
AuraGain™　227
auscultation-percussion　73
AVPU 小児反応スケール　115

B

B 抗原　132
Babinski 徴候　98, 104, 118
Berry 靱帯　45
Bishop スコア　122
Blow out fracture　59
BLS（basic life support）　237
Borchers 法　64
Bruce 法　141

C

CCF（chest compression fraction）
　　　237
Chaddock の手技　104

CI（collapsibility index）　147
CK 上昇　90
closed question　127
CO_2 サンプリングチューブ　225
CO_2 ナルコーシス　219, 220
coarse crackles　75
cold shock　245
COPD（chronic obstructive
　　pulmonary disease）　71, 75
　── 急性増悪患者　220
Courvoisier 徴候　87
cover uncover test　56
CPR（cardioplumonary
　　resuscitation）　237
　──, 胸骨圧迫のみの　239
CRT（capillary refilling time）　114
Cullen 徴候　87
CV カテーテル挿入　185
CVP（central venous pressure）
　　　147

D

D 抗原　132
D-ダイマー　97
de Quervain 腱鞘炎　275
deep sulcus sign　151
delle　78
Desault 固定　277
DESIGN-R　108
DIC（disseminated intravascular
　　coagulation）　213
DIHS（drug-induced hypersensitivity
　　syndrome）　108
dimpling　78
DIP 関節　275
Dix-Hallpike 法　100
DNAR（do not attempt
　　resuscitation）オーダー　36
Douglas 窩　204
　──, 超音波　144
DRE（digital rectal examination）
　　　204
Duane 症候群Ⅰ型　57
dullness　73
DxP（Diagnostic Plan）　15, 19

E

early inspiratory crackles　75

early-to-mid inspiratory crackles
75
Enhanced ptosis 陽性　59
EtCO₂　243
ExP（Educational Plan）　16, 19
Extended FAST　145
eyeballing　149

F

FAST（Focused Assessment with Sonography for Trauma）　143
fast edema　96
fine crackles　75
FiO₂　218
Fisher 症候群　58
Fitz-Hugh-Curtis 症候群
82, 86, 121
Forced duction test　59

G

General Appearance　20
Glasgow Coma Scale，小児の　115
GOLD ガイドライン　220
Gottron 徴候　89
GQ1bIgG 抗体　58
Gray-Turner 徴候　87
Guillain-Barré 症候群　58

H

Hamman 徴候　76
head impulse test　100
Heberden 結節　275
Hippocrates 法　64
HOCM　68
holo-inspiratory crackles　75
Hoover 徴候　72
Horner 症候群　53, 54, 99
HPS　118
hyper-resonance　73

I

i-gel　227
inferior vena cava IVC　146
instructional directive　7

J

Jacoby 線　188
Japan Coma Scale　98

JATEC primary survey　145
Johnson の分類　76
Jolt accentuation　99

K

knee-chest position　205
knee-elbow position　205
KY ゼリー　227

L

Lanz 圧痛点　85
late inspiratory crackles　75
Levine 分類　66
lithotomy position　205
liver span　86
lung point sign　146
lung pulse　146
lung sliding　146

M

M モード画像　147
Malgaine 圧痛点　274
Marfan 症候群　89
McBurney 圧痛点　85, 214
Medical Interview　8
MLF 症候群　58
M & M（morbidity and mortality）カンファレンス　27
Monro 点　214
Monro-Richter 線　214
Morrison 窩，超音波　144
Müller 筋麻痺　53
Murphy 徴候　87
Myerson 徴候　103

N

negative feedback　38
non-pitting edema　96
NPPV　220
NSAIDs　94, 97
NST（non stress test）　124

O

Oberst 麻酔法　250
Objective　19
open question　8, 12, 127

P

P 波　136, 139
Paget 病　78
PALS（pediatric advanced life support）　111
PaO₂　218
PAO₂　218
paramedian approach　192
Parkinson 病　103
Parks three step test　57
PEA（pulseless electrical activity）
240
peau d' orange 所見　78
PICC カテーテル　182
PIP 関節　275
pitting edema　96
Plan　19
PLPH（post lumbar puncture headache）　190, 193
POC US（point of care ultrasound）
143, 149
POMR（Problem Oriented Medical Record）　14
POS（Problem Oriented System）
14
positive feedback　38
PPRF（paramedian pontine reticular formation）障害　58
pretibial edema　95, 96
proxy directive　7
pulseless ventricular tachycardia
240

Q

QRS 群　136, 139
QT 延長　140
QT 短縮　140
Queckenstedt 試験　192
quick SOFA　177
Quincke 浮腫　97

R

RA-IVC junction　147
rattling　76
Raynaud 現象　89
RCA（Root Cause Analysis）　27
relative afferent pupillary defect
54

resonance 73
Rh 血液型 132
rhonchi 76
RICE 療法 280
RIME モデル 21
ROM 制限 91
ROSE 試験 246
rough suture 270
Rovsing sign 84
RUSH（rapid ultrasound for shock and hypotension） 148

S

safe triangle 209
Schaeffer の手技 104
self-reflection 27
Sepsis-3 177
SGA（supraglottic airway device） 227
SHARE 5
Shared Decision Making 4
Sheffield 法 141
shifting dullness 82
―――, 腹水 85
Sims' position 205
SIRS（Systemic Inflammatory Response Syndrome） 177
SJS（Stevens–Johnson 症候群） 108
Skin to Center of Spinal Canal 188
slow edema 96

slow injection 250
SLR（straight leg raising）テスト 90
SMS（sonographic Murphy sign） 148
sniffing position 112, 222, 229
SOAP 19, 21
SOAP Ⅱ試験 246
SOFA（Sepsis-related Organ Failure Assessment）スコア 177
SPIKES 5
SPIN SNOUT の法則 70
splinter hemorrhage 89
Spurling テスト 90
squawk 76
SSI（surgical site infection） 266
ST 上昇 70, 139
ST 低下 139
standing-up position 205
Starling の法則, 末梢循環の 95
stridor 75
Subjective 19
Swan-Ganz カテーテル 153

T

T 波 136
tangential excision 272
TEN（toxic epidermal necrolysis） 108
THR（target heart rate） 141

Tinel 徴候 90
Todd 麻痺 98
tonic 54
tonic pupil 54
traumatic tap 192, 193, 215
Trendelenburg 位 183
triple airway maneuvers 224
tripod position 112
Turner 症候群 121
two-point compression method 148
TxP（Therapeutic Plan） 15, 19
tympany 73

U・V

U 波 136
Valsalva 洞動脈瘤破裂 68
Velpeau 固定 277, 278
VF（ventricular fibrillation） 239
Virchow リンパ節 43
VT（ventricular tachycardia） 240

W・Z

warm shock 245
Wharton 管開口部 50
wheezes 75
WPW 症候群 142
Zone B 187